医師として
知らなければ
恥ずかしい
50の臨床研究

50 Studies Every Doctor Should Know
The Key Studies that Form the Foundation of
Evidence Based Medicine
Revised Edition

編 **Michael E. Hochman, MD, MPH**
Medical Director for Innovation, AltaMed Health Services
Robert Wood Johnson Foundation Clinical Scholar
Department of Internal Medicine, University of California, Los Angeles
Los Angeles, California

訳 **谷口俊文**
千葉大学医学部附属病院

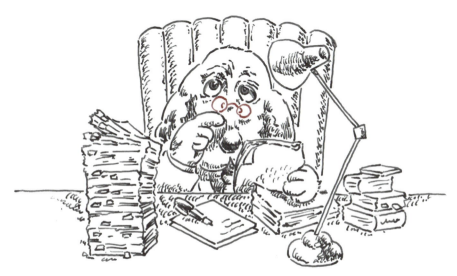

メディカル・サイエンス・インターナショナル

This book is dedicated to my family—Mom, Steve, Jess, Emma, and Henry.

Authorized translation of the original English Edition,
"50 Studies Every Doctor Should Know: The Key Studies that Form the Foundation of Evidence Based Medicine", Revised Edition
edited by Michael E. Hochman

© Oxford University Press 2014
All rights reserved.

本書は2013年に英文出版された50 Studies Every Doctor Should Know: The Key Studies that Form the Foundation of Evidence Based Medicine, Revised Editionの翻訳であり，オックスフォード大学出版局との契約により出版されたものである。

50 Studies Every Doctor Should Know: The Key Studies that Form the Foundation of Evidence Based Medicine, Revised Edition was originally published in English in 2013. This translation is published by arrangement with Oxford University Press.

© First Japanese Edition 2015 by Medical Sciences International, Ltd., Tokyo

Printed and Bound in Japan

訳者序文

　我々は論文という海の中，「患者への最高のケア」を目標に航海している。インターネットの普及，オープンアクセス・ジャーナルが次々と出てくるなか，航海しなければならない海はますます広がり，荒くなってきている。この荒海を真っ向から突き進むことができるのはEBM(evidence-based medicine)を理解して使いこなしている医師である。患者のケアに役立つ論文を探し出し，批判的吟味をこなし，患者と情報を共有しながら治療をナビゲートしている。しかしながら，従来のEBMの手法では，この新時代の荒海を航海するのは容易ではなく，何かしらの助けが必要となってくる。

　Hochmanによるこの本は「米国における」医師として知らなければならない50の最重要論文を厳選して概要がわかりやすいように紹介したもので，批判的吟味および患者への適用までEBMの一連の流れを学習できる。1つの章ですべて完結できるものではないが，「患者への最高のケア」という目標に到達するための道標としては有用なのではないだろうか。この道標はトピックとなっている疾患のランドマークスタディーであり，患者への最高のケアを提供するうえで知らないわけにはいかない。

　ただし，注意しなければならないことがある。この本はあくまでも「米国」の本であり，日本人には当てはまらないこともあるかと思う。また，原本が出版されたときと，この訳本の出版までの間に，すでに多くの論文が発表されており，ランドマークスタディーをより強固なものにする研究もあれば，その結果を覆す論文もある。これらに関しては訳者のわかる範囲で注釈をつけさせていただいた。

　この本が，実際の臨床現場でよく遭遇する疾患をもつ患者への最高のケアを提供するための，EBMを使用した学習のきっかけになることを願う。

平成27年11月吉日
訳者　谷口俊文

原著序文

　医学部3年生の頃，人類の歴史におけるすべての医学論文を知っていそうな先輩のレジデントに，医学部を卒業するまでに読んでおくべき重要な論文リストをもっていないかと聞いた。「心配しなくても，重要な論文にはいずれ出会うよ」と彼はいった。

　しかし，重要な論文を拾い上げるのは難しく，有名な論文を知らないことを指導医によく怒られた。もっと困ったことに，私は医学論文を中途半端に理解していたので，臨床的判断に自信がもてず，そして新しい研究結果の重要性を理解することができなかった。かなりの努力の後，レジデントの頃になってやっと，不安を感じることなく医学論文を読むことができるようになった。

　そして，一般内科医として実践を積むにつれ，エビデンスに基づく診療の土台となる重要な医学論文を知るまでに悪戦苦闘したのは私だけではないことに気がついた。一緒に働いているたくさんの学生やレジデントの多くが，医学論文を読むことに圧倒されていて，どんな研究成果がすでに発表されているかがよくわかっていないため，新しい研究結果を理解することができないとのことだった。加えて，何年もの経験がある医師も含めてたくさんの医師が，医学論文についてのいいかげんな知識しかなく，エビデンスではなく自身の経験に基づいて臨床的判断を行っていた。

　私は，医療者（そして，医学研究に興味のある一般の読者）が，臨床診療を形づくった有名な研究を簡単に知ることができる助けになればと思って，この本 ――「医師が知らなければ恥ずかしい50の臨床研究」を簡潔にまとめたもの ―― を執筆した。加えて，それぞれの論文の最後に，読者が臨床的判断に研究結果を応用する練習ができるように臨床症例を掲載した（とはいっても，重要な論文を知るだけでは十分でなく，実際の臨床現場で研究結果を応用しなければならないのだが）。研究は，シンプルかつ魅力的になるよう，重要なポイントを目立たせ，不要な部分は除いた。あなたが要約を読んで，医学論文が思っていたほど難しいものではないと思うことを願っている。

　どのように50の論文を選んだか気になることだろう。もちろん，選択に完璧な基準はない。いろいろ悩んで同僚たちにも相談し，医学領域で，影響力が大きくて議論があると個人的に思ったものを選んだ。

この本が 2012 年に最初に発行されて，たくさんの医師がこの本をシリーズ化するのを手伝うといってくれた．今後，シリーズ化できることを祈っている．現在，作成しているのは "50 Studies Every Internist Should Know"*である．もし，あなたの専門分野について書くことに興味があればご連絡ください（50studies@gmail.com）．

　読者の皆さまが，これらの重要な医学論文を楽しみながら読むこと，そして，この本が EBM を実践するうえでの理解と実践の土台となることを期待しています！

Michael E. Hochman, MD, MPH

＊訳注：MEDSi から出版予定．

献辞

　この本の「小児科」のSECTIONを執筆するに当たり，Dr. Carlos Lernerと(妻の)Dr. Jessica Matthew Hochmanの力を借りた．2人に感謝する．

　さらに，Robert Wood Johnson Foundation Clinical Scholars programにも謝意を表したい．この本を執筆していたとき，フェローとして参加させていただいた．また，Clinical Scholars programのDr. Ken Wellsには，アドバイスをいただき，支援していただいた．

　Cambridge Health AllianceとLos Angeles County+University of Southern California Medical Centerの医学生とレジデントにも感謝したい．特に，Dr. Behzad Yasharは，執筆中，私を励ましてくださった．

　最後に，この本で取り上げた臨床研究の45人の著者に御礼申し上げる．私がまとめた彼らの臨床研究の内容に誤りがないかを，快く確認してくださった．43人のお名前は以下のとおりである(お2人からは名前を出さないように頼まれた)．著者の皆様にご協力いただいたことに深く感謝したい．しかしながら，この本で述べた見解は下記の著者らの見解を示すものではなく，内容が誤りがないと彼らが保証しているわけではない．もし，誤りがあるとすれば，すべてこの本の著者である私の責任である．

- Dr. William C. Knowler, Diabetes Prevention Program Writing Committee for: Reduction in the incidence of type 2 diabetes with lifestyle intervention or metformin. *N Engl J Med.* 2002 Feb 7; 346 (6): 393-403.
- Dr. Frank M. Sacks, first author of: Comparison of weight-loss diets with different compositions of fat, protein, and carbohydrates. *N Engl J Med.* 2009 Feb 26; 360: 859-873.
- Dr. Charles H. Hennekens, principle investigator of the Physicians' Health Study Research Group and chairman of the Steering Committee for: Final report on the aspirin component of the ongoing Physicians' Health Study. *N Engl J Med.* 1989 Jul 20; 321 (3): 129-135.
- Dr. Paul M. Ridker, first author of: A randomized trial of low-dose aspirin in the primary prevention of cardiovascular disease in women. *N Engl J Med.* 2005 Mar 31; 352 (13): 1293-1304.
- Dr. Rowan T. Chlebowski, member of the Women's Health Initiative Steering Committee

for: Risks and benefits of estrogen plus progestin in healthy postmenopausal women: principal results from the Women's Health Initiative randomized controlled trial. *JAMA.* 2002 Jul 17; 288 (3): 321-333.
- Dr. Fritz H. Schröder, first author of: Prostate-cancer mortality at 11 years of follow-up. *N Engl J Med.* 2012 Mar 15; 366 (11): 981-990.
- Dr. Debra S. Echt, first author of: Mortality and morbidity in patients receiving encainide, flecainide, or placebo. *N Engl J Med.* 1991 Mar 21; 324 (12): 781-788.
- Dr. William C. Cushman, member of the ALLHAT Group Steering Committee for: Major outcomes in high-risk hypertensive patients randomized to angiotensin-converting enzyme inhibitor or calcium channel blocker vs diuretic: The antihypertensive and lipid-lowering treatment to prevent heart att ack trial (ALLHAT). *JAMA.* 2002 Dec 18; 288 (23): 2981-2997.
- Dr. Paul M. Ridker, principle investigator, trial chair, and first author of: Rosuvastatin to prevent vascular events in men and women with elevated C-reactive protein. *N Engl J Med.* 2008 Nov 20; 359 (21): 2195-2207.
- Dr. Brian Olshanksy, member of the AFFIRM investigators for: A comparison of rate control and rhythm control in patients with atrial fibrillation. *N Engl J Med.* 2002 Dec 5; 347 (23): 1825-1833.
- Dr. Isabelle C. Van Gelder, chair of the Writing Committee and chair of the Steering Committee for the RACE II Study Group, and first author of: Lenient vs. strict rate control in patients with atrial fibrillation. *N Engl J Med.* 2010 Apr 15; 362 (15): 1363-1373.
- Dr. John Wikstrand, coauthor of: Effects of controlled-release metoprolol on total mortality, hospitalizations, and well-being in patients with heart failure: The metoprolol CR/XL randomized intervention trial in congestive heart failure. *JAMA.* 2000 Mar 8; 283 (10): 1295-1302.
- Dr. William E. Boden, cochair for the COURAGE Trial Research Group, and first author of: Optimal medical therapy with or without PCI for stable coronary disease. *N Engl J Med.* 2007 Apr 12; 356 (15): 1503-1516.
- Dr. Anne L. Taylor, Chair of the A-HeFT Steering Committee and first author of: Combination of isosorbide dinitrate and hydralazine in blacks with heart failure. *N Engl J Med.* 2004 Nov 11; 351 (20): 2049-2056.
- Dr. Emanuel Rivers, first author of: Early goal-directed therapy in the treatment of severe sepsis and septic shock. *N Engl J Med.* 2001 Nov 8; 345 (19): 1368-1377.
- Dr. Paul C. Hébert, first author of: A multicenter, randomized, controlled clinical trial of transfusion requirements in critical care. *N Engl J Med.* 1999 Feb 11; 340 (6): 409-417.
- Dr. Christian Richard, first author of: Early use of the pulmonary artery catheter and outcomes in patients with shock and acute respiratory distress syndrome. *JAMA.* 2003 Nov 26; 290 (20): 2713-2720.
- Corine van Marrewijk, first author of: Effect and cost-effectiveness of step-up vs. step-down treatment with antacids, H2-receptor antagonists, and proton pump inhibitors in patients with new onset dyspepsia (DIAMOND study): a primary-care-based randomized controlled trial. *Lancet.* 2009 Jan 17; 373: 215-225.

- Dr. Dwight E. Moulin, first author of: Randomised trial of oral morphine for chronic non-cancer pain. *Lancet.* 1996 Jan 20; 347: 143-147.
- Dr. Philip J. Devereaux, first author of: Effects of extended-release metoprolol succinate in patients undergoing non-cardiac surgery (POISE trial): a randomised controlled trial. *Lancet.* 2008 May 31; 371 (9627): 1839-1847.
- Dr. Patrick W. Serruys, first author of: Percutaneous coronary intervention vs. coronary-artery bypass grafting for severe coronary artery disease. *N Engl J Med.* 2009 Mar 5; 360 (10): 961-972.
- Professor Alison Halliday, Principle Investigator for the MRC Asymptomatic Carotid Surgery Trial (ACST) Collaborative Group and first author of: Prevention of disabling and fatal strokes by successful carotid endarterectomy in patients without recent neurological symptoms: randomized controlled trial. *Lancet.* 2004 May 8; 363 (9420): 1491-1502.
- Dr. Robert B. Litchfield, coauthor of: A randomized trial of arthroscopic surgery for osteoarthritis of the knee. *N Engl J Med.* 2008 Sep 11; 359 (11): 1097-1107.
- Professor Jeremy Fairbank, first author of: Randomised controlled trial to compare surgical stabilization of the lumbar spine with an intensive rehabilitation programme for patients with chronic lower back pain: the MRC spine stabilisation trial. *BMJ.* 2005 May 28; 330 (7502): 1233.
- Dr. Bernard Fisher, first author of: Twenty-year follow-up of a randomized trial comparing total mastectomy, lumpectomy, and lumpectomy plus irradiation for the treatment of invasive breast cancer. *N Engl J Med.* 2002 Oct 17; 347 (16): 1233-1241.
- Dr. Lars Sjöström, first author of: Effects of bariatric surgery on mortality in Swedish obese subjects. *N Engl J Med.* 2007 Aug 23; 357 (8): 741-752.
- Dr. Alejandro Hoberman, first author of: Treatment of acute otitis media in children under 2 years of age. *N Engl J Med.* 2011; 364 (2): 105-115.
- Dr. Jack L. Paradise, first author of: Effect of early or delayed insertion of tympanostomy tubes for persistent otitis media on developmental outcomes at the age of three years. *N Engl J Med.* 2001 Apr 19; 344 (16): 1179-1187.
- Dr. Paul M. O'Byrne, coauthor of: Early intervention with budesonide in mild persistent asthma: a randomized, double-blind trial. *Lancet.* 2003 Mar 29; 361: 1071-1076.
- Dr. Peter S. Jensen, a principal collaborator for the Multimodal Treatment Study of Children with Attention-Deficit/Hyperactivity Disorder Cooperative Group and the corresponding author for: A 14-month randomized clinical trial of treatment strategies for attention-deficit/hyperactivity disorder. *Arch Gen Psychiatry.* 1999 Dec; 56: 1073-1086.
- Dr. Kreesten Meldgaard Madsen, first author of: A population-based study of measles, mumps, and rubella vaccination and autism. *N Engl J Med.* 2002 Nov 7; 347 (19): 1477-1482.
- Dr. Jeffrey (Jerry) G. Jarvik, first author of: Rapid magnetic resonance imaging vs radiographs for patients with low back pain: a randomized controlled trial. *JAMA.* 2003 Jun 4; 289 (21): 2810-2818.
- Dr. Frans J. Th. Wackers, principal investigator and chair of DIAD and senior author of: Cardiac outcomes after screening for asymptomatic coronary artery disease in patients

with type 2 diabetes: the DIAD study: a randomized controlled trial. *JAMA*. 2009 Apr 15; 301 (15): 1547-1555.
- Dr. Menno V. Huisman, corresponding author of: Effectiveness of managing suspected pulmonary embolism using an algorithm combining clinical probability, D-dimer testing, and computed tomography. *JAMA*. 2006 Jan 11; 295 (2): 172-179.
- Dr. Nathan Kuppermann, first author of: Identification of children at very low risk of clinically-important brain injuries after head trauma: a prospective cohort study. *Lancet*. 2009 Oct 3; 374: 1160-1170.
- Dr. Werner Hacke, Chair of the Steering Committee for the European Cooperative Acute Stroke Study (ECASS) and first author of: Thrombolysis with alteplase 3 to 4.5 hours after acute ischemic stroke. NEJM. 2008 Sep 25; 359 (13): 1317-1329.
- Dr. Herbert C. Schulberg, first author of: Treating major depression in primary care practice. *Arch Gen Psychiatry*. 1996 Oct; 53: 913-919.
- Dr. Charles M. Morin, first author of: Behavioral and pharmacological therapies for late-life insomnia: A randomized controlled trial. *JAMA*. 1999 Mar 17; 281 (11): 991-999.
- Dr. Robert Reid, first author of: The Group Health medical home at year two: cost savings, higher patient satisfaction, and less burnout for providers. *Health Aff (Millwood)*. 2010 May; 29 (5): 835-843.
- Dr. Brian Jack, first author of: A reengineered hospital discharge program to decrease rehospitalization. *Annals of Internal Medicine*. 2009 Feb 3; 150: 178-187.
- Dr. Peter Pronovost, first author of: An intervention to decrease catheter-related bloodstream infections in the ICU. *N Engl J Med*. 2006 Dec 28; 355 (26): 2725-2732.
- Dr. Jennifer S. Temel, first author of: Early palliative care for patients with metastatic non-small-cell lung cancer. *N Engl J Med*. 2010 Aug 19; 363 (8): 733-742.
- Dr. C. Patrick Chaulk, first author of: Eleven years of community-based directly observed therapy for tuberculosis. *JAMA*. 1995; 274: 945-951.

目次

SECTION 1　予防医学 ··· 1

1. 糖尿病の予防：糖尿病予防プログラム　2
2. 食事療法の比較　6
3. アスピリンによる心血管疾患の一次予防：Physicians' Health Study と Women's Health Study　12
4. 閉経後ホルモン療法：Women's Health Initiative (WHI)　17
5. 前立腺がんスクリーニングのランダム化試験　22
6. マンモグラフィーによる乳がんスクリーニングのコクランレビュー　27
7. ヒトパピローマウイルスワクチン：FUTURE II 試験　32

SECTION 2　内科 ·· 37

8. 心筋梗塞後の抗不整脈薬：CAST 試験　38
9. 高血圧の第1選択薬：ALLHAT 試験　42
10. CRP 高値の健康な患者へのスタチン：JUPITER 試験　47
11. 心房細動のレートコントロール vs. リズムコントロール：AFFIRM 試験　51
12. 心房細動のレートコントロールは緩やかがよいか，厳格がよいか：RACE II 試験　56
13. 収縮性心不全治療での β 遮断薬：MERIT-HF 試験　60
14. 安定冠動脈疾患の初期治療：COURAGE 試験　65
15. 2型糖尿病患者の高血糖治療：UKPDS 試験　70
16. 2型糖尿病患者の血糖管理での強化療法 vs. 保守的標準療法：ACCORD 試験　76
17. アフリカ系米国人における心不全試験：A-HeFT 試験　80
18. HIV 感染者に対する抗レトロウイルス薬による早期治療 vs. 治療延期：NA-ACCORD 試験　84
19. 透析の早期導入 vs. 導入延期戦略：IDEAL 試験　90
20. 敗血症の早期目標指向型治療　94

21. 重症患者における赤血球輸血：TRICC 試験　99
22. 重症患者における肺動脈カテーテル　104
23. ディスペプシアに対するステップアップ療法 vs. ステップダウン療法：DIAMOND 試験　108
24. 非がん性慢性疼痛に対するオピオイド使用　113

SECTION 3　外科　119
25. 非心臓手術時の周術期 β 遮断薬：POISE 試験　120
26. 重症冠動脈疾患に対するステント留置 vs. 冠動脈バイパス術：SYNTAX 試験　125
27. 無症候性頸動脈狭窄症に対する頸動脈内膜摘除術：ACST 試験　130
28. 膝関節鏡視下手術の臨床試験　135
29. 慢性腰痛に対する手術 vs. リハビリテーション：MRC 脊椎固定術試験　139
30. 侵襲性乳がんに対する乳房切除術 vs. 乳腺腫瘍摘出術：B-06 試験　145
31. 肥満治療手術の長期的効果：スウェーデン肥満者(SOS)試験　150

SECTION 4　産科　155
32. カナダ多施設過期妊娠試験　156
33. 早期分娩における出産前糖質コルチコイド投与　161

SECTION 5　小児科　165
34. 小児における急性中耳炎の治療　166
35. 小児の持続性中耳炎における早期鼓膜チューブ留置　171
36. 軽度持続性喘息に対する吸入ステロイド薬：START 試験　176
37. 注意欠陥多動性障害の小児に対する集学的治療：MTA 試験　181
38. MMR ワクチンと自閉症　187

SECTION 6　放射線科　193
39. 腰痛に対する MRI 検査　194
40. 無症状の糖尿病患者における冠動脈疾患スクリーニング：DIAD 試験　200
41. 急性肺塞栓症の診断：Christopher 試験　204
42. 頭部 CT 検査を必要としない低リスク頭部外傷の小児を特定する　210

SECTION 7　神経内科・精神科　217
43. 急性虚血性脳卒中後 3 〜 4.5 時間以内の血栓溶解：ECASS III 試験　218
44. うつ病の初期治療　223
45. 高齢者の不眠症に対する行動療法 vs. 薬物療法　229

SECTION 8　医療制度，社会制度に基づいた診療　……………………235

46. グループヘルスによるメディカルホームのデモンストレーション　236
47. 退院時の医療連携を改善するためのプログラム：プロジェクト RED　241
48. 集中治療室(ICU)におけるカテーテル関連血流感染を減らす：
    キーストーン・ICU プロジェクト　245
49. 非小細胞肺がんに対する早期緩和医療　250
50. バルチモアでの直接服薬確認療法(DOT)による結核治療　254

付録：臨床研究に関する質問　259
索引　275

注意

本書に記載した情報に関しては，正確を期し，一般臨床で広く受け入れられている方法を記載するよう注意を払った。しかしながら，著者(訳者)ならびに出版社は，本書の情報を用いた結果生じたいかなる不都合に対しても責任を負うものではない。本書の内容の特定な状況への適用に関しての責任は，医師各自のうちにある。

　著者(訳者)ならびに出版社は，本書に記載した薬物の選択，用量については，出版時の最新の推奨，および臨床状況に基づいていることを確認するよう努力を払っている。しかし，医学は日進月歩で進んでおり，政府の規制は変わり，薬物療法や薬物反応に関する情報は常に変化している。読者は，薬物の使用に当たっては個々の薬物の添付文書を参照し，適応，用量，付加された注意・警告に関する変化を常に確認することを怠ってはならない。これは，推奨された薬物が新しいものであったり，汎用されるものではない場合に，特に重要である。

SECTION 1

予防医学

Preventive Medicine

糖尿病の予防
糖尿病予防プログラム

Preventing Diabetes

> 我々の研究結果では，2型糖尿病の発症を遅らせる，もしくは予防するには，メトホルミンと生活習慣改善の2つが効果的な方法だった．生活習慣改善が特に効果的で，3年間の介入で7人あたり1人の糖尿病発症を防ぐことができた．
>
> —— The Diabetes Prevention Program Research Group[1]

研究課題：2型糖尿病は，メトホルミン投与と生活習慣改善で予防または発症を遅らせることができるのか[1]。

研究資金提供：米国国立衛生研究所（National Institutes of Health：NIH），米国インディアン医療サービス局（Indian Health Service：IHS），米国疾病管理予防センター（Centers for Disease Control and Prevention：CDC），米国臨床試験センター（General Clinical Research Center Program），米国糖尿病学会（American Diabetes Association），Bristol-Myers Squibb社，Parke-Davis社

研究開始：1996年

研究発表：2002年

研究実施場所：米国の27医療機関

研究対象：25歳以上の成人，BMI（body mass index）24 kg/m^2 以上，空腹時血清血糖値95〜125 mg/dL，75 g経口ブドウ糖負荷試験で2時間後の血糖値140〜199 mg/dLの基準を満たす者

研究除外対象：すでに糖尿病の診断を受けている，耐糖能を変化させる薬を服用している，重傷疾患により余命が限られていたり臨床試験参加が困難

被験者数：3,234人

研究概要:

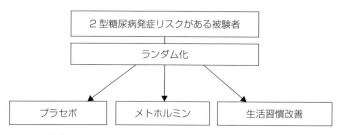

図 1.1　臨床試験デザインの概要

介入内容: プラセボ群に割り付けられた被験者は，標準的な生活習慣改善の指導を受けた．メトホルミン群に割り付けられた被験者は，標準的な生活習慣改善の指導に加え，メトホルミン 850 mg を 1 日 2 回服用した．生活習慣改善群に割り付けられた被験者は生活習慣改善強化プログラム(体重 7% 以上の減量，食事摂取の改善，週に 150 分以上の運動の目標を達成するように，ケースマネージャーによる 1 対 1 の指導)を受けた．生活習慣改善強化プログラムでは，24 週間で 16 回の講習，その後は個人指導(通常月 1 回)とグループ指導を受けた．

経過観察: 平均 2.8 年

エンドポイント(評価項目):
　一次アウトカム:糖尿病(2 回の測定で次のいずれかに該当する場合:空腹時血糖 126 mg/dL 以上，または 75 g 経口ブドウ糖負荷試験で 2 時間後の血糖値が 200 mg/dL 以上)

結果

- 平均的な生活習慣改善群の被験者は研究期間中に 5.6 kg 減量したのに対して，メトホルミン群では 2.1 kg，プラセボ群では 0.1 kg であった($P<0.001$)．
- 生活習慣改善群の被験者はメトホルミン群とプラセボ群に比べて有意に運動が多く，研究最後の面談では 58% もの被験者が最低でも週 150 分の運動を報告した．
- メトホルミン群の被験者は生活習慣改善群と比べて消化器症状が約 6 倍多くみられた．筋骨格系症状は，生活習慣改善群のほうがメトホルミン群より約 1.2 倍多くみられた．
- 生活習慣改善群は研究期間中の糖尿病発症率がいちばん低かった(表 1.1 参照)．

表 1.1　3 年間での糖尿病の累積発生率

プラセボ	メトホルミン	生活習慣改善
28.9%[a]	21.7%[a]	14.4%[a]

[a] 差は統計学的に有意である。

批判と制限事項：生活習慣改善群の被験者は減量のみならず，食事や運動のパターンで大幅な改善を認めており，これらはこの臨床試験における被験者が非常に意欲的であったことを示唆する。このような改善は他の集団では認められない可能性がある。さらに，この臨床試験では生活習慣改善やメトホルミンによる介入が糖尿病関連微小血管障害など臨床的ハードエンドポイントの減少につながったのかを評価していない。

関連研究と有用情報：
- いくつかの研究が，生活習慣改善の介入が糖尿病発症リスクのある患者で糖尿病の発症を遅らせることを示している[2]。
- 最近発表された糖尿病発症予防プログラム (Diabetes Prevention Program) に参加している被験者の 10 年間追跡評価では，糖尿病累積発症率はプラセボ群と比べて生活習慣改善群で 34%，メトホルミン群で 18% の低下が維持されていることを示した[3]。
- ある費用対効果分析では，糖尿病発症予防プログラムで使用された生活習慣改善介入は 10 年間継続して費用対効果が優れており，メトホルミン群はプラセボ群と比べてわずかに費用対効果が上回っていることを示した[4-7]。

要点と結果による影響：糖尿病発症を 3 年間で 1 人予防するためには，7 人に生活習慣改善強化プログラムによる介入をするか，14 人にメトホルミンによる治療をする必要がある。すなわち，糖尿病の予防または発症を遅らせるためには，生活習慣改善による介入が適している。

臨床症例　　糖尿病の予防

症例病歴：
　54 歳の女性が空腹時血糖値 116 mg/dL を 2 回示し，境界型糖尿病と診断された。彼女は BMI 29 kg/m^2 と体重過多で，運動はあまりしないという。
　この女性の担当医として，あなたは糖尿病発症リスクを減らすために減量と運動療法を推奨した。しかし彼女はあまり気が乗らず，生活習慣改善に関しては「忙しいからできない」という。また，「生活改善しても何も変わらないわよ」

ともいう。

糖尿病発症予防プログラムの結果に基づき,糖尿病の予防のために生活習慣を改善する効果についてどのように説明したらよいだろうか。

解答例:

糖尿病発症予防プログラムは,生活習慣改善が薬物療法よりも明らかに糖尿病発症リスクを低減させることを示している。あなたはその患者に対して「とてもよくデザインされた研究による科学的根拠があり,生活習慣改善が効果的である」ことを伝えればよい。

この女性は多忙で生活習慣改善強化プログラムには参加できないかもしれないので,彼女自身でやりやすいような簡単な生活習慣改善(たとえば,1日30分歩くなど)を推奨してもよい。無理なく達成できる目標(たとえば,3か月後の来院時までに2.5〜5kg減量する)を設定させるのもよいだろう。

文献

1. Diabetes Prevention Program Research Group. Reduction in the incidence of type 2 diabetes with lifestyle intervention or metformin. *N Engl J Med*. 2002; 346 (6): 393-403.
2. Tuomilehto J et al. Prevention of type 2 diabetes mellitus by changes in lifestyle among subjects with impaired glucose tolerance. *N Engl J Med*. 2001; 344 (18): 1343.
3. Diabetes Prevention Program Research Group. 10-year follow-up of diabetes incidence and weight loss in the diabetes prevention program outcomes study. *Lancet*. 2009; 374 (9702): 1677-1686.
4. Diabetes Prevention Program Research Group. The 10-year cost-effectiveness of lifestyle intervention or metformin for diabetes prevention: an intent-to-treat analysis of the DPP/DPPOS. *Diabetes Care*. 2012; 35 (4): 723-730.
5. Li G et al. The long-term effect of lifestyle interventions to prevent diabetes in the China Da Qing Diabetes Prevention Study: a 20-year follow-up study. *Lancet*. 2008; 371 (9626): 1783.
6. Saito T et al. Lifestyle modification and prevention of type 2 diabetes in overweight Japanese with impaired fasting glucose levels: a randomized controlled trial. *Arch Intern Med*. 2011; 171 (15): 1352.
7. Davey Smith G et al. Incidence of type 2 diabetes in the randomized multiple risk factor intervention trial. *Ann Intern Med*. 2005; 142 (5): 313.

2 食事療法の比較
A Comparison of Different Dieting Strategies

あらゆる食事療法は，それが減量のためであると熱意をもって根気よく指導すれば，効果がみられるであろう．どの種類の食事療法かは重要ではない．
— Sacks et al.[1]

研究課題：食事の種類は何がよいのか．低脂肪食か，低タンパク食か，または低炭水化物食か[1]．

研究資金提供：米国国立心肺血液研究所 (National Heart, Lung, and Blood Institute：NHLBI) の General Clinical Research Center Program, 米国国立衛生研究所 (National Institutes of Health：NIH)

研究開始：2004 年

研究発表：2009 年

研究実施場所：ハーバード大学公衆衛生大学院 (Harvard School of Public Health)，ブリガム・アンド・ウィメンズ病院 (Brigham and Women's Hospital)，ペニントン・バイオメディカル・リサーチセンター (Pennington Biomedical Research Center)，ルイジアナ州立大学 (Louisiana State University)

研究対象：30〜70 歳の成人，BMI (body mass index) 25〜40 kg/m^2，一斉送付広告受領後に自発的に臨床試験参加を希望した者

研究除外対象：糖尿病患者，不安定な心血管疾患を有する患者，体重に影響のある薬剤を服用中の患者，面接とアンケートで「やる気がない」と判定された者

被験者数：811 人

研究概要：

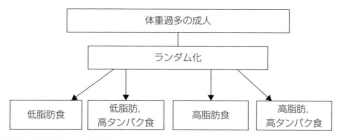

図2.1　臨床試験デザインの概要

介入内容：4つの群に割り付けられたすべての被験者に，栄養と行動カウンセリングなどのグループ指導を行った。この指導は最初の6か月は4週間で3回，6か月から2年までは4週間で2回行われた。さらに，2年間の全期間にわたり，8週間に1回の個人指導が行われた。

患者は各グループで異なる指導を受けたが，どの群に割り付けられたかは告知されておらず，割り付けられた食事内容に沿うように指導された。食事療法の内容は個別化され，各患者のベースラインより750 kcal少ない食事が推奨された。

4つの群の食事は下記のように設定した。
- 低脂肪食：脂質20％，タンパク質15％，炭水化物65％
- 低脂肪，高タンパク食：脂質20％，タンパク質25％，炭水化物55％
- 高脂肪食：脂質40％，タンパク質15％，炭水化物45％
- 高脂肪，高タンパク食：脂質40％，タンパク質25％，炭水化物35％

上記に加え，すべての食事に対して，8％以下の飽和脂肪酸，20 g以上の食物繊維，低コレステロール，グリセミック指数（glycemic index：GI）の低い炭水化物を含む食事を推奨した。

経過観察：2年

エンドポイント（評価項目）：

一次アウトカム：2年間にわたる体重変化

二次アウトカム：腹囲の変化，低比重リポタンパク（low-density lipoprotein：LDL）値と高比重リポタンパク（high-density lipoprotein：HDL）値の変化，血圧の変化，メタボリック症候群罹患率の変化，食事に対する満足感

結果

- 研究を完結した患者の平均年齢は 52 歳，平均 BMI は 33 kg/m^2 で，36％が高血圧を有していた。
- 患者の体重減少のほとんどは，食事療法を開始して 6 か月以内に起こった。
- すべての食事療法で平均腹囲の適度な減少が認められた。しかし，各グループ間では差を認めなかった。
- 体重減少は各グループ間で有意差が認められなかった（表 2.1 参照）。
- 低脂肪食は他の高脂肪食のグループに比べてわずかに LDL 値に好影響を与えた。
- 炭水化物が最も多く含まれる食事は，最も少なく含まれる食事よりも LDL 値に好影響を与えた。炭水化物が最も少なく含まれる食事は，最も多く含まれる食事よりも HDL 値に好影響を与えた。
- すべてのグループにおいて，血圧が 1〜2 mmHg 低下し，メタボリック症候群の罹患率は低下した。グループ間での差は認められなかった。
- 渇望，満腹感，空腹感，食事満足感のスコアは，6 か月，2 年の時点においてグループ間でほぼ同じだった。
- 食事指導への出席率が高い患者ほど体重減少が大きかった。出席率は 4 つのグループでほぼ同じであった。

表 2.1　異なる食事療法でみられる体重減少

食事グループ	体重減少(kg)	P 値
タンパク質含有量		
高(25%)	3.6	0.22
低(15%)	3.0	
脂肪含有量		
高(40%)	3.3	0.94
低(20%)	3.3	
炭水化物含有量		
高(65%)	2.9	0.42
低(35%)	3.4	

批判と制限事項：各食事療法に対するコンプライアンスは不完全で，すなわち，多くの患者は推奨された栄養バランスの食事を摂取しなかった。しかしながら，臨床試験ではなく実際の診療現場でも食事療法のコンプライアンスは不完全なものなので，この研究は「実際の臨床現場」の結果を反映しているといえるだろう。
　臨床試験に参加したすべての被験者は一斉送付された郵便広告の受領後に自発的

に参加を希望した人たちだったため，減量のためのモチベーションが高かったのではないだろうか。試験以外の環境でここまでモチベーションが高いことは少ないので，この研究で得られた結果は実際の臨床とは異なる可能性がある。

患者は減量のためのカウンセリングを研究期間の2年間を通じて定期的に受けてきた。こうしたサービスはすべての医療機関にあるわけではない。

関連研究と有用情報：
- 異なる食事療法の効果を比較した他の研究では，低炭水化物食は，一般的な低脂肪食よりも短期的には体重減少が大きかったが，長期的（1年以上の追跡）には差がなかったことを報告している[2-7]。
- 異なる食事療法による心血管疾患や死亡率などの「ハードアウトカム」への影響を検討した質の高い研究は，存在しない。
- どのような食事療法がいちばんいいのか確実なことはいえないため，ほとんどのガイドラインは必要な栄養分を含む健康的な食品を適度に摂取してさえいれば，本人が継続して守ることのできそうな食事療法を自分で選択するように提案している[8]。

要点と結果による影響： 脂質，タンパク質と炭水化物の比率が違う4つの食事療法は，2年間で適度な体重減少を認めることができた。それぞれの群で有意な差は認められなかった。患者が減量することを希望している場合は，必要な栄養分を含む健康的な食品を適度に摂取していれば本人がやりやすい食事療法を選択すればよい。

臨床症例　異なる食事療法

症例病歴：

40歳の男性が長年体重を落とすことに苦労していた。彼はよくある低脂肪食を何回も試してみたが，すぐに体重が元に戻ってしまう。BMIは37.0 kg/m^2 で，高血圧と空腹時血糖の上昇がある。彼はあなたに「アトキンスダイエット」や「ゾーンダイエット」（両方とも米国でよくある低炭水化物食）＊などのはやりの減量食事療法(fad diet)を新たに始めるべきかどうか相談してきた。

この臨床試験の結果を踏まえて，あなたは何を伝えるべきか。

解答例：

「アトキンスダイエット」は患者の炭水化物摂取量をできるだけ抑えるため，炭水化物含有量が非常に低い食事であり，その一方で，「ゾーンダイエット」は炭水化物40％，タンパク質30％，脂質30％という構成を推奨している。

現在ある科学的根拠のなかでは，どれかの食事療法が他よりも優れているということはなさそうである。アトキンスダイエット，ゾーンダイエット，低カ

ロリーウェイトウォッチャーダイエット (Weight Watcher diet) とオーニッシュ低脂肪食 (Ornish diet) を直接比較した 1 つの臨床試験の結果では，この 4 つの食事療法はみな同様であった[9]。

　この患者は巷でよくみられる低脂肪食による減量に成功していないので，他の食事療法を試してみるのは理にかなっているかもしれない。ただし，どの食事療法を選択しようとも，必要な栄養分を含んだ健康的な食品を十分摂取しなければならない（アトキンスダイエットには，特に初期段階で健康的な食品が十分量含まれないことを問題視している専門家もいる）。また，こうしたはやりの食事療法は費用がかかることもあるため，どれくらいお金がかかるのかも考慮に入れるよう忠告すべきである。

　さらに，この患者は BMI が 35 kg/m^2 を超えており，肥満関連合併症（高血圧と耐糖能異常）があるので，肥満外科手術を考慮してもよいかもしれない（第 31 章参照）。

＊**訳者注** ── アトキンスダイエットは，Robert Atkins により開発された低炭水化物を特徴とする減量食事療法。誘導段階，減量段階，前体重維持段階，体重維持段階の 4 段階に分かれる。2003 〜 2004 年頃をピークに米国で流行した。ゾーンダイエットは，Barry Sears により提唱された減量食事療法。日本でも広く紹介されているので興味があれば検索していただきたい。同じくウェイトウォッチャーやオーニッシュ低脂肪食なども米国で流行した減量のための食事療法である。

文献

1. Sacks FM et al. Comparison of weight-loss diets with different compositions of fat, protein, and carbohydrates. *N Engl J Med.* 2009; 360: 859-873.
2. Shai I et al. Weight loss with a low-carbohydrate, Mediterranean, or low-fat diet. *N Engl J Med.* 2008; 359 (3): 229.
3. Gardner CD et al. Comparison of the Atkins, Zone, Ornish, and LEARN diets for change in weight and related risk factors among overweight premenopausal women: the A to Z Weight Loss Study: a randomized trial. *JAMA.* 2007; 297 (9): 969.
4. Samaha FF et al. A low-carbohydrate as compared with a low-fat diet in severe obesity. *N Engl J Med.* 2003; 348 (21): 2074.
5. Foster GD et al. A randomized trial of a low-carbohydrate diet for obesity. *N Engl J Med.* 2003; 348 (21): 2082.
6. Yancy WS et al. A low-carbohydrate, ketogenic diet vs. a low-fat diet to treat obesity and hyperlipidemia: a randomized, controlled trial. *Ann Intern Med.* 2004; 140 (10): 769.
7. Nordmann AJ et al. Effects of low-carbohydrate vs low-fat diets on weight loss and cardiovascular risk factors: a meta-analysis of randomized controlled trials. *Arch Intern Med.* 2006; 166 (3): 285.
8. National Institutes of Health, National Heart, Lung, Blood Institute and the North American Association for the Study of Obesity. Practical guide identification, evaluation

and treatment of overweight and obesity in adults, Publication no. 00-4084. Washington, DC: Author, 2000.
9. Dansinger ML et al. Comparison of the Atkins, Ornish, Weight Watchers, and Zone diets for weight loss and heart disease risk reduction: a randomized trial. *JAMA*. 2005; 293 (1): 43-53.

アスピリンによる心血管疾患の一次予防

Physicians' Health StudyとWomen's Health Study

Aspirin for the Primary Prevention of Cardiovascular Disease

SECTION 1　予防医学

> Physician's Health Study は，男性で明らかに心筋梗塞のリスクが減ることを示したが，脳卒中と全心血管疾患による死亡に関するエビデンスは不透明のままである……予想どおり，アスピリンの服用は上部消化管出血と出血関連のトラブルのリスクが増加した。
>
> —— The Physicians' Health Study Research Group[1]

> Women's Health Study では，アスピリンは脳卒中のリスクを減少させたが，心筋梗塞と心血管関連死のリスクは変わらなかった……また予想どおり，出血や潰瘍などの副作用の頻度は増加していた。
>
> —— Ridker et al.[2]

研究課題：いかにも健康そうな成人男性がアスピリンを服用することで，心血管疾患予防の効果はあるのか[1,2]。

研究資金提供：[Physician's Health Study] 米国国立衛生研究所 (National Institutes of Health：NIH)，[Women's Health Study] 米国国立心肺血液研究所 (National Heart, Lung, and Blood Institute：NHLBI)，米国国立がん研究所 (National Cancer Institute：NCI)

研究開始：[Physician's Health Study] 1982 年，[Women's Health Study] 1992 年

研究発表：[Physician's Health Study] 1989 年，[Women's Health Study] 2005 年

研究実施場所：[Physician's Health Study] 郵送書類による募集に応じた全米のいかにも健康そうな男性医師が対象，[Women's Health Study] 郵送書類による募集

に応じた全米のいかにも健康そうな女性医療者が対象

研究対象：[Physician's Health Study]いかにも健康そうな40〜84歳までの男性医師，[Women's Health Study]いかにも健康そうな45歳以上の女性医療者

研究除外対象：すでに心血管疾患，がん，他の慢性疾患を患っている者，もしくはすでにアスピリンか非ステロイド性抗炎症薬(nonsteroidal anti-inflammatory drugs：NSAIDs)を服用している者は2つの研究から除外された。また，どちらの研究でも，試験導入期間にプロトコルへのコンプライアンスが悪そうだと判断された者はランダム化前に除外された。

被験者数：[Physician's Health Study] 22,071人の男性，[Women's Health Study] 39,876人の女性

研究概要：

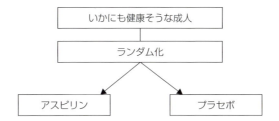

図3.1　臨床試験デザインの概要

介入内容：[Physician's Health Study]アスピリン投与群の患者にはアスピリン325 mgを隔日投与した。[Women's Health Study]アスピリン投与群の患者にはアスピリン100 mgを隔日投与した。また，両方の試験ともコントロール群にはプラセボを隔日投与した。

経過観察：[Physician's Health Study]約5年，[Women's Health Study]約10年

エンドポイント(評価項目)：心筋梗塞，脳卒中，心血管関連死，副作用としての出血

結果

- 両方の試験でアスピリンにより心血管イベントのわずかな減少がみられたが，同

時に出血イベントの増加もみられた（**表3.1**，**表3.2**参照）。
- 両方の試験でアスピリンは高齢者（男性50歳以上，女性65歳以上）で最も有効性が認められた。

表3.1　Physician's Health Study の主な所見

アウトカム	アスピリン群	プラセボ群	P値
心筋梗塞	1.3%	2.2%	<0.00001
脳卒中	1.1%	0.9%	0.15
心血管死	0.7%	0.8%	0.87
消化管潰瘍	1.5%	1.3%	0.08
輸血を要する出血	0.4%	0.3%	0.02

表3.2　Women's Health Study の主な所見

アウトカム	アスピリン群	プラセボ群	P値
心血管イベント[a]	2.4%	2.6%	0.13
脳卒中	1.1%	1.3%	0.04
心筋梗塞	1.0%	1.0%	0.83
心血管死	0.6%	0.6%	0.68
消化管潰瘍	4.6%	3.8%	<0.001

[a] 心筋梗塞，脳卒中，心血管死を含む。

批判と制限事項：Physician's Health Study ではアスピリン325 mgが隔日投与され，Women's Health Study では100 mgが隔日投与された。実際の臨床現場では，多くの患者がアスピリン81 mgを毎日服用するよう処方されている（最適なアスピリン投与量に関するデータは少ない）。

両方の試験はあまり一般性がない。両試験はともに対象が社会的に裕福な患者層であった。さらに，試験導入期間に服薬のコンプライアンスが悪い患者は除外されている。実際の診療における一般的な患者はもっとコンプライアンスが悪いことが予想され，「現場」でのアスピリンの有効性はさらに低い可能性がある。

関連研究と有用情報：
- アスピリンと心血管疾患の予防に関する他の臨床試験では，この試験と同じようにアスピリンは心血管イベントを減少させるが，出血リスクを増加させることも

示した[3]。
- アスピリンの効用が男性と女性で違うかは不明である。あるメタ解析の結果では，アスピリンは男性では心筋梗塞の予防効果が，女性では脳卒中の予防効果がより高いことを示した[4]。ただし，これが少々結論を急ぎすぎているという他の専門家の意見もある[5]。
- アスピリンは血管疾患がある高リスク患者における心血管イベントの予防にも有効であり[6]，絶対的な効果はこうした患者群のほうが大きい。

米国心臓協会(American Heart Association：AHA)は初回心血管イベントの10年リスクが10%を超える健康な男性と女性に対して，アスピリンを毎日服用することを推奨している。米国予防医学専門委員会(US Preventive Services Task Force：USPSTF)では下記の状況下で，心血管疾患の一次予防のために低用量アスピリン(75 mg)を毎日服用することを推奨している。

- 女性で55〜79歳，虚血性脳卒中のリスクが消化管出血リスクよりも高い(すなわち，脳卒中リスクが高く出血リスクが低い女性ならばアスピリンのよい適用になるし，出血リスクが高く脳卒中リスクが低い女性ならば適用とはならないだろう)。
- 男性で45〜79歳，心筋梗塞のリスクが消化管出血リスクよりも高い(すなわち，心筋梗塞リスクが高く出血リスクが低い男性ならばアスピリンのよい適用になるし，出血リスクが高く心筋梗塞リスクが低い男性ならば適用とはならないだろう)。

要点と結果による影響：いかにも健康そうな男性と女性でアスピリンは心血管疾患のわずかな減少をもたらすが，出血リスクを増加させる。男性ではより大きな心筋梗塞の予防効果が，女性では脳卒中の予防効果が大きくなる可能性があるが，結論はまだわかっていない。アスピリン使用は，心血管疾患リスク因子があり，消化管出血リスクが低い場合には，心血管疾患の一次予防として考慮すべきである。

> **臨床症例　アスピリンによる心血管疾患の一次予防**
>
> **症例病歴：**
> 　60歳の女性で高血圧と脂質異常症，肝硬変，食道静脈瘤，再発性消化管出血の病歴がある患者が，心血管疾患のリスクを下げるためにアスピリンを服用すべきか聞いてきた。Women's Health Study に基づいて，あなたはどう答えるべきか。

> **解答例：**
> Women's Health Study は，45 歳以上の女性医療者が毎日アスピリンを服用した場合に心血管疾患リスクをわずかに減少させることができるが，同時に出血リスクを増加させることを示した。USPSTF は 55 ～ 79 歳の女性に対して，心血管疾患リスクが消化管出血リスクよりも高いと考えられる場合に，低用量アスピリンを毎日服用することを推奨している。
>
> この症例の患者は心血管疾患のリスク因子があり，アスピリンの服用も考慮できそうである。ところが，彼女は消化管出血リスクが多くあるため，アスピリン療法は危険だろう。すなわち，この患者ではアスピリン服用によるリスクのほうが，ベネフィットを上回ってしまう可能性がある。

文献

1. The Physicians' Health Study Research Group. Final report on the aspirin component of the ongoing Physicians' Health Study. *N Engl J Med.* 1989; 321 (3): 129-135.
2. Ridker PM et al. A randomized trial of low-dose aspirin in the primary prevention of cardiovascular disease in women. *N Engl J Med.* 2005; 352 (13): 1293-1304.
3. Antithrombotic Trialists' (ATT) Collaboration. Aspirin in the primary and secondary prevention of vascular disease: collaborative meta-analysis of individual participant data from randomised trials. *Lancet.* 2009; 373 (9678): 1849.
4. Berger JS et al. Aspirin for the primary prevention of cardiovascular events in women and men: a sex-specific meta-analysis of randomized controlled trials. *JAMA.* 2006; 295 (3): 306.
5. Hennekens CH et al. Sex-related differences in response to aspirin in cardiovascular disease: an untested hypothesis. *Nat Clin Pract Cardiovasc Med.* 2006; 3: 4-5.
6. Berger JS et al. Low-dose aspirin in patients with stable cardiovascular disease: a metaanalysis. *Am J Med.* 2008; 121 (1): 43.

閉経後ホルモン療法
Women's Health Initiative（WHI）

Postmenopausal Hormone Therapy

Women's Health Initiative（WHI）は，健康な閉経後女性のために健康問題に対する重要な答えを導き出してくれている――慢性疾患を予防するためにエストロゲン-プロゲスチンを使用してはならない．
―― Fletcher and Colditz[1]

研究課題：閉経後女性は，心血管疾患と骨折の予防のためにホルモン併用療法をするべきか[2]．

研究資金提供：米国国立心肺血液研究所（National Heart, Lung, and Blood Institute：NHLBI）

研究開始：1993 年

研究発表：2002 年

研究実施場所：米国の 40 医療機関

研究対象：50 〜 79 歳の閉経後女性

研究除外対象：子宮摘出術の手術歴がある者，余命 3 年未満と考えられる重篤な病気の患者，がんの既往歴がある者

被験者数：16,608 人

研究概要：

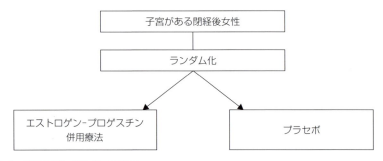

図 4.1　臨床試験デザインの概要

介入内容： ホルモン併用療法群の患者には結合型ウマエストロゲン 0.625 mg とメドロキシプロゲステロン酢酸エステル 2.5 mg を毎日投与した。コントロール群の患者はプラセボの錠剤を投与した。

経過観察： 平均 5.6 年（8.5 年の治療が計画されていたが，初期結果においてリスクがベネフィットを上回ることが判明し，早期終了となった。また，当初は経過観察は 5.2 年と報告されていたが，WHI 運営委員会の委員である Dr. Rowan Chlebowski によると，より正確には 5.6 年であるという）

エンドポイント（評価項目）：
　一次アウトカム：冠動脈疾患（非致死または致死性心筋梗塞）と侵襲性乳がん
　他の主要アウトカム：脳卒中，肺塞栓症，股関節部骨折，死亡，ホルモン併用療法のリスクとベネフィットをまとめたグローバル・インデックス

結果

- ホルモン併用療法にて心血管疾患と乳がんが増加したが，股関節部骨折は減少した（**表 4.1** 参照）。

表 4.1 WHI の主な結果

アウトカム	ホルモン併用療法群[a]	プラセボ群[a]	統計学的有意差の有無[b]
心筋梗塞	0.37%	0.30%	ボーダーライン
脳卒中	0.29%	0.21%	あり
静脈血栓塞栓症	0.34%	0.16%	あり
侵襲性乳がん	0.38%	0.30%	ボーダーライン
股関節部骨折	0.10%	0.15%	あり
死亡率	0.52%	0.53%	なし

[a] パーセントは平均年率,すなわち 1 年間でアウトカムがあった人の割合を表している。
[b] 詳細な P 値は報告されていない。

- ホルモン併用療法のリスクとベネフィットをまとめたグローバル・インデックス・スコアは,ホルモン併用療法が全体的にわずかに有害であることを示した。

批判と制限事項:この研究はホルモン併用療法の 1 種類の投与量,1 種類の製剤しか試験していない。エストロゲンとプロゲスチンをさらに低用量にしたり,異なる製剤を使用するとリスクとベネフィットが違ってくる可能性もある。

関連研究と有用情報:
- ホルモン併用療法を評価したさらに別の研究では,一般的に WHI と結果は同じである[3]。
- WHI が行われる前の観察研究(ケース・コントロールとコホート研究)では,ホルモン併用療法が心血管疾患を減少させることを示した[4,5]。現在では,これらの観察研究でホルモン併用療法を使用していた女性は,使用していない女性よりも健康であったため,ホルモン併用療法が心血管疾患を減少させるかのように間違った結論を導いたと考えられている。
- HERS 試験(Heart and Estrogen / Progestin Replacement Study)は,心臓病を患っている女性のなかでは,ホルモン併用療法を使用した患者は静脈血栓塞栓症の割合が高いことを示した[6]。
- WHI は子宮摘出術の手術歴がある患者で(プロゲスチンなしの)エストロゲン療法を単独に評価している。この研究では,エストロゲン療法を使用した患者で脳卒中が増加したが,心筋梗塞と乳がんの割合はエストロゲン治療群とプラセボ群であまり変わらなかった[7]。
- WHI の患者の 11 年間に及ぶ経過観察では,ホルモン併用療法を使用して乳がんを発症した患者は,プラセボと比べてステージが進行し,乳がんによる死亡率も

高かった[8]。
- 最新のデータによると，閉経直後にホルモン併用療法を開始すれば，有害性は少なく，ベネフィットすらある可能性が示されている[9,10]。ただし，このデータは予備検討のもので議論の余地がある。

要点と結果による影響：WHI は，ホルモン併用療法のリスク（心血管疾患と乳がん）がベネフィット（骨折の減少）を上回ることを示した。しかしながら，絶対リスクは小さいため，ホルモン併用療法は閉経後の症状に対する選択肢としてはまだ残っている。ただし，ホルモン併用療法を使用するのは，他の治療法が奏効しなかった場合に限ったほうがよいだろう。WHI は医学界に重要な教訓を与えてくれた。つまり，特に難しい状況ではない限り，新しい治療法を標準化するためにはケース・コントロールやコホート研究ではなく，ランダム化比較試験が必要であるということである。

臨床症例　閉経後ホルモン療法

症例病歴：

52 歳の女性で子宮の手術歴はない。1 年前の閉経後から，のぼせやほてりが持続する不快な症状，また腟の乾燥を訴え受診。リラクゼーション法で改善がなく，症状をコントロールするためにホルモン療法について説明を求めてきた。

WHI の結論に基づき，ホルモン療法のリスクについて何を説明すべきだろうか。

解答例：

WHI は長期（5 年以上）エストロゲン-プロゲスチン併用療法が，心筋梗塞，脳卒中，静脈血栓塞栓症，乳がんが増えること，そして股関節部骨折が減ることを示した。しかし，これらのリスクの絶対的増加はわずかであり，短期的（2〜3 年が望ましい）なホルモン療法であれば，他の治療法で改善しない閉経後の不快な症状の治療として許容できるだろう。

WHI の女性被験者はホルモン療法を平均 5.6 年間受けた。短期的な治療であれば，そのリスクはもっと低いはずである。さらに，この研究の被験者は結合型ウマエストロゲン 0.625 mg とメドロキシプロゲステロン酢酸エステル 2.5 mg を毎日投与された。これよりも低い投与量を使用すれば，より安全になるのではないかと考える専門家もいるが，これをサポートするデータはない。また，最新のデータによると閉経直後のさらに若い年齢で開始すれば，より安全なのではないかと示されている。

文献

1. Fletcher SW, Colditz GA. Failure of estrogen plus progestin therapy for prevention. *JAMA.* 2002; 288: 366-368.
2. The Women's Health Initiative Investigators. Risks and benefits of estrogen plus progestin in healthy postmenopausal women: principal results from the Women's Health Initiative randomized controlled trial. *JAMA.* 2002; 288 (3): 321-333.
3. Nelson HD et al. Menopausal hormone therapy for the primary prevention of chronic conditions: a systematic review to update the U.S. Preventive Services Task Force recommendations. *Ann Intern Med.* 2012; 157 (2): 104.
4. Stampfer M, Colditz G. Estrogen replacement therapy and coronary heart disease: a quantitative assessment of the epidemiologic evidence. *Prev Med.* 1991; 20: 47-63.
5. Grady D et al. Combined hormone therapy to prevent disease and prolong life in postmenopausal women. *Ann Intern Med.* 1992; 117: 1016-1037.
6. Hulley S et al. Noncardiovascular disease outcomes during 6.8 years of combined hormone therapy: Heart and Estrogen/progestin Replacement Study follow-up (HERS II). *JAMA.* 2002; 288 (1): 58-66.
7. Anderson GL et al. Effects of conjugated equine estrogen in postmenopausal women with hysterectomy: the Women's Health Initiative randomized controlled trial. *JAMA.* 2004; 291 (14): 1701-1712.
8. Chlebowski RT et al. Estrogen plus progestin and breast cancer incidence and mortality in postmenopausal women. *JAMA.* 2010; 304 (15): 1684-1692.
9. Salpeter SR et al. Brief report: Coronary heart disease events associated with hormone therapy in younger and older women: a meta-analysis. *J Gen Intern Med.* 2006; 21 (4): 363.
10. Schierbeck LL et al. Effect of hormone replacement therapy on cardiovascular events in recently postmenopausal women: randomised trial. *BMJ.* 2012; 345: e6409.

前立腺がんスクリーニングのランダム化試験

The European Randomized Study of Screening for Prostate Cancer(ERSPC)

> European Randomized Study of Screening for Prostate Cancer(ERSPC)は，スクリーニング群において前立腺がんによる死亡率の相対リスク減少が21％であることを示した……ただし，この減少はさまざまなリソースを使用した結果，達成できたものである……全死亡率は割り付け群間で有意差はなかった。
>
> —— Dr. Anthony B. Miller[1]

研究課題：前立腺特異抗原(prostate-specific antigen：PSA)を使用した前立腺がんのスクリーニングは有効だろうか[2,3]。

研究資金提供：Europe Against Cancer，欧州連合(European Union：EU)，施設の助成金，Beckman Coulter 社(PSA 検査の製造会社)から無制限の助成金

研究開始：1991 年

研究発表：2012 年

研究実施場所：欧州 7 か国(オランダ，ベルギー，スウェーデン，フィンランド，イタリア，スペイン，スイス)にある多数の施設

研究対象：55 〜 69 歳の男性

被験者数：162,388 人

研究概要：

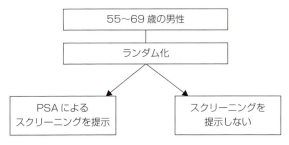

図 5.1　臨床試験デザインの概要

介入内容： 国によって研究プロトコルが若干異なった。スクリーニング群では多くの場合，被験者はスクリーニングを 4 年ごとに行うことを勧められ，そのほとんどが PSA 検査のみによるスクリーニングであった（直腸診と経直腸超音波検査を行った被験者もいる）。PSA 3.0 ng/mL 以上で，前立腺生検を勧めた。しかし国によっては，より高いカットオフ値（多くの場合，4.0 ng/mL 以上）が使用された。生検を受けた被験者のほとんどが，経直腸超音波ガイド下で 6 か所を生検された。生検が陽性であった場合は，その担当医の判断で治療が行われた（すなわち，標準的な治療プロトコルは指定されていなかった）。

　コントロール群では，研究の一環として，PSA スクリーニングは勧められていなかったが，治療プロトコルとは別に，PSA スクリーニングを受けていた男性がごくわずかいた。

経過観察： 11 年（中央値）

エンドポイント（評価項目）：
　一次アウトカム：前立腺がんによる死亡
　二次アウトカム：前立腺がんの診断，全死亡率

結果

- スクリーニング群の 82.2％は最低でも 1 回のスクリーニングを受け（すなわち，17.8％がスクリーニングを拒否した），その平均回数は 2.3 回であった。
- スクリーニング検査の 16.6％が陽性であった（PSA 3.0 ng/mL 以上）。
- スクリーニング陽性のうち 85.9％が生検を受けることに同意し，生検を受けた者の 24.1％ががんと診断された。
- 全体ではスクリーニング群の 9.6％が前立腺がんと診断され，コントロール群で

は6.0%であった。
- スクリーニング群で発見された前立腺がんはコントロール群と比べて進行していなかった(より早期のステージと低いGleason分類)。
- 研究者らは,前立腺がんによる死亡を1人救うためには936人のスクリーニングが必要で,さらに追加で33人が前立腺がんと診断されなければならないと計算した(12年以上のフォローアップデータを含む)。
- 前立腺がんによる死亡率は,スクリーニング群がコントロール群と比べてわずかに減少が認められたが,全死亡率に差はなかった(表5.1参照)。

表5.1 臨床試験の主な結果[a]

アウトカム	スクリーニング群	コントロール群	P値
前立腺がん死亡率	0.39	0.50	0.001
全死亡率	18.2	18.5	0.50

[a] 事象率は1,000人-年ごと,すなわち1,000年の参加時間ごとに起こる死亡数である。たとえば,1,000人-年に0.39の死亡ということは,平均して,10年間臨床試験に参加している100人に0.39人の死亡があったということである。

批判と制限事項:コントロール群の被験者のなかには(約20%),研究プロトコル外の医師から前立腺がんスクリーニングを受けていた可能性がある(これを「コンタミネーション」と呼んでいる)。研究者らはコンタミネーションがどれくらいの割合で起きたのかを推測しなかった。もし頻繁に起こっていたのなら,このスクリーニングのリスクとベネフィット両方の過小評価につながっているであろう。

これはまだ継続されているERSPCの予備報告である。将来的には,長期的なフォローアップデータが解析されるはずである。より長期的な経過観察を行うことでスクリーニングがよりよい評価を受ける可能性がある。

この研究の被験者男性はだいたい4年に1回スクリーニングされているが,多くの他の国(米国など)ではもっと頻繁にスクリーニングされている(たとえば,1〜2年おき)。さらに頻繁にスクリーニングをすれば,スクリーニングのベネフィットが向上することが推測される。ただし,偽陽性による害も増える可能性がある(すなわち,患者の生涯で絶対に悪影響がないような早期がんの過剰診断や過剰治療)。

スクリーニングが陽性となった患者のほとんどが6か所生検を受けたが,泌尿器科ではさらに広範囲の生検が推奨されている。広範囲生検では,前立腺がん診断の感度が向上するが,偽陽性が増えることにもなる。

この研究はスクリーニング群とコントロール群間の全死亡率のわずかな低下を検出するための検出力が適切でなかった。

関連研究と有用情報：
- 早期前立腺がんは通常，手術もしくは放射線療法で治療する〔「積極的な監視 (active surveillance)」での観察も推奨されている方法ではある〕。手術と放射線療法による合併症は，尿失禁，性機能不全，腸障害である。
- ERSPC 試験のデータを使用したシミュレーション解析によれば，スクリーニング施行による前立腺がんの過剰診断と過剰治療は，生活の質 (QOL) に悪影響を及ぼし，スクリーニングのベネフィットを部分的に打ち消す可能性がある[4]。
- この研究が行われた一施設から 14 年間のフォローアップデータが報告された。この報告によると，患者は 2 年おきにスクリーニングを受け，前立腺がんによる死亡が大幅に減少した (前立腺がんによる死亡を 1 人救うために 293 人のスクリーニングが必要で，さらに追加で 12 人が前立腺がんと診断されなければならない)。しかしながら，全死亡率の低下はみられなかった[5]。
- 米国で行われたもう 1 つの大きなランダム化比較試験では，1 年に 1 回の PSA 検査と直腸診による前立腺がんのスクリーニングにベネフィットを見いだせなかった。ただし，コントロール群の患者のなかには研究プロトコル外の医師からスクリーニングを受けた者がいるため，その影響も考えられる[6,7]。
- 2012 年に米国予防医学専門委員会 (US Preventive Services Task Force：USPSTF) は，ルーチンに前立腺がんスクリーニングを行うことに反対するガイドラインを出した。スクリーニングによる害 (不要な手術や放射線療法) がスクリーニングのベネフィットを上回る可能性があるからである[8]。

要点と結果による影響： PSA を使用した前立腺がんスクリーニングを 4 年に 1 回行うことで，前立腺がんによる死亡をわずかではあるが有意差をもって減少させるが，おそらく不要な前立腺がんの診断と治療の増加にもつながる。全死亡率はスクリーニングで変わらなかったが，この解析を行うためには検出力が足りない。ERSPC 試験はまだ継続されており，将来的には長期的なフォローアップデータの解析が出てくるだろう。それまでの間，USPSTF はルーチンのスクリーニングを推奨しないことにした。

臨床症例　　前立腺がんのスクリーニング

症例病歴：
　50 歳のアフリカ系米国人男性で，父親は 64 歳のときに前立腺がんで亡くなった。患者は定期健診のためにあなたのクリニックを受診した。ERSPC 試験の結果に基づき，あなたは彼に前立腺がんのスクリーニングを勧めるべきか。

解答例：
　ERSPC 試験は，4 年に 1 回 PSA による前立腺がんスクリーニングを受けると

わずかに前立腺がんによる死亡を減らすことができるが，前立腺がんの（おそらく不必要な）診断と治療が大幅に増えるということを示した。スクリーニングによって全死亡率は影響がなかったが，この解析のためには検出力が足りなかったのであろう。ERSPCと米国の大規模な臨床試験の結果に基づき，USPSTFはルーチンのスクリーニングをしないことを推奨した。

しかしながら，この症例の患者は前立腺がんの発症リスクが特に高い（アフリカ系米国人，前立腺がんの家族歴はリスクが高い）。そのため，専門家によってはスクリーニングを推奨するかもしれない。

一方，PSAスクリーニングが高リスク患者で危険ながん病変を検出するのに有効であるエビデンスは存在しない。PSA値は白人よりも黒人で高く示す傾向があり，この症例の患者が自身の一生に影響を及ぼさない遅延発育型前立腺がんのために，不適切に前立腺がんと診断されるリスクも高い（ERSPCでは黒人の割合，前立腺がんの家族歴をもつ患者の割合などは示されてない）。

そのため，この患者をスクリーニングすべきか否かに正解はない。あなたはこの患者に，前立腺がんのスクリーニングはもはやほとんどの男性に推奨されていないこと，ただし，彼の場合はリスクが高いため，スクリーニングを考慮してもよいことを告げるべきだろう。患者がスクリーニングを希望すれば，あなたはスクリーニングをすることのリスク（不必要な診断が下されるリスク，生涯において全く影響を与えることがないと思われる遅延発育型前立腺がんをわざわざ治療してしまうリスク）を説明してから，検査をすべきである。

文献

1. Miller AB. New data on prostate-cancer mortality after PSA screening. *N Engl J Med*. 2012; 366 (11): 1047-1048.
2. Schröder FH et al. Screening and prostate-cancer mortality in a randomized European study. *N Engl J Med*. 2009; 360 (13): 1320-1328.
3. Schröder FH et al. Prostate-cancer mortality at 11 years of follow-up. *N Engl J Med*. 2012; 366 (11): 981-990.
4. Heijnsdijk EA et al. Quality-of-life effects of prostate-specific antigen screening. *N Engl J Med*. 2012; 367 (7): 595-605.
5. Hugosson J et al. Mortality results from the Göteborg randomised population-based prostate-cancer screening trial. *Lancet Oncol*. 2010; 11 (8): 725-732.
6. Andriole GL et al. Mortality results from a randomized prostate-cancer screening trial. *N Engl J Med*. 2009; 360: 1310-1319.
7. Andriole GL et al. Prostate cancer screening in the randomized Prostate, Lung, Colorectal, and Ovarian Cancer Screening Trial: mortality results after 13 years of follow-up. *J Natl Cancer Inst*. 2012; 104: 1-8.
8. Chou R et al. Screening for Prostate Cancer: A Review of the Evidence for the U.S. Preventive Services Task Force. *Ann Intern Med*. 2011; 155 (11): 762-771.

6 マンモグラフィーによる乳がんスクリーニングのコクランレビュー
The Cochrane Review of Screening Mammography

> 10年間でスクリーニングを受けた女性の2,000人に1人が，寿命を延ばすことができるだろう……そして10人の健康な女性が，もしスクリーニングを受けていなければ乳がんと診断されず，無駄な治療を受けずに済んだであろう。
> —— Gøtzsche and Nielsen[1]

研究課題：マンモグラフィーによる乳がんスクリーニングは有効なのだろうか[1]。

研究資金提供：コクラン共同計画（政府・大学・病院・義援金・寄付によって支えられている非営利組織。コクラン共同計画は商業的資金を受け取らない）

研究開始：最初の試験は1963年に始まり，最近の試験は1991年

研究発表：それぞれの試験が論文として発表されたのは，1970年代，1980年代，1990年代，2000年代である。このコクランレビューは2011年に発表された。

研究実施場所：スウェーデン，米国，カナダ，英国

研究概要：この研究は，乳がんの診断がされていない女性に対する，マンモグラフィーを使用したスクリーニングに関するランダム化比較試験のメタ解析である。

解析対象となった臨床試験：厳密な調査によると，合計11のランダム化比較試験がみつかった。しかし，そのうち3つは試験方法に問題があり，1つはバイアスがあったため除外された。そのため，下記の7つの試験がメタ解析に含まれた（括弧内は実施国と開始年）。
- Health Insurance Plan 試験（米国，1963年）
- Malmö 試験（スウェーデン，1978年）
- Two-County 試験（スウェーデン，1977年）
- Canadian 試験（異なる年齢群の2つの試験）（カナダ，1980年）

- Stockholm 試験(スウェーデン, 1981 年)
- Göteborg 試験(スウェーデン, 1982 年)
- United Kingdom age 試験(英国, 1991 年)

介入内容：7つのすべての試験で，被験者の女性はマンモグラフィーによる乳がんスクリーニングを受けるか(スクリーニング群)，受けないか(コントロール群)をランダム化された。スクリーニング群に割り付けられた女性は2〜9回(試験によって異なる)のスクリーニングを受けた。

結果

表 6.1 解析結果のまとめ(13 年間の経過観察)

アウトカム	スクリーニングによる相対リスク(95% 信頼区間)
乳がんによる死亡率	
7つすべての試験	0.81 (0.74〜0.87)
適切な方法による3つの試験	0.90 (0.79〜1.02)
全死亡率	
7つすべての試験	信頼できない[a]
適切な方法による3つの試験	0.99 (0.95〜1.03)
外科治療[b]	
7つすべての試験	1.35 (1.26〜1.44)
適切な方法による3つの試験	1.31 (1.22〜1.44)
放射線療法	
7つすべての試験	1.32 (1.16〜1.50)
適切な方法による3つの試験	1.24 (1.04〜1.49)

[a] 研究者らはこの数字が信頼できなかったため，報告しないことにした。
[b] 乳房切除術と乳腺腫瘤摘出術。

- 13 年間の経過観察で，599,090 人の女性のデータが入手できた。
- 研究者らは7つの試験のうち，3つが適切なランダム化の方法をとっていたと判断した。これらの3つの試験では，292,153 人の女性のデータが入手できた。
- マンモグラフィーによる乳がんスクリーニングは，乳がんによる死亡率を減少させるが，全死亡率には影響がなかった。

批判と制限事項：このメタ解析に含まれる各試験は方法に欠点が指摘されている。これらの欠点がスクリーニングに有利な結果を示したり，コントロール群に有利な結果を示すバイアスを与えた可能性がある。

- コントロール群とスクリーニング群への割り付けで，意図的に差をつけるような割り付けがされたケースが多かった。たとえば，Two-County 試験では，試験開始前に乳がんと診断されている被験者がコントロール群に多く割り付けられており，スクリーニング群には少ない。このような違いが結果にバイアスを与える可能性がある。
- 乳がんによる死亡率の決定は，多くの試験でバイアスがあるか不正確であったことが考えられる。死亡原因を決定する医師が，患者がスクリーニング群とコントロール群のどちらに割り付けられているか知っていた場合が多く，このことが判断に影響を及ぼした可能性がある。さらに，検死解剖は少数にしか行われておらず，多くの死亡原因が不正確であった可能性もある。
- 専門家によっては，このマンモグラフィーによるスクリーニングの試験を批判している。いくつかの試験では，コントロール群に割り付けられていた女性が試験終了前にスクリーニングを受け始めたからである。スクリーニングのベネフィットが明らかになるまでは数年かかることが予想されるので，これが試験の結果に直接影響を与えたとは考えにくい。それでもやはり，コントロール群の患者がマンモグラフィーを受けたことにより，この試験におけるスクリーニングのベネフィットが部分的に解釈困難な結果となってしまった可能性はある。
- この試験でマンモグラフィーを受けた女性のなかには，標準的な 2 方向ではなく，1 方向のマンモグラフィーを受けた者がいる。1 方向のフィルムのほうが，がん病変を検出することが難しい可能性はある。
- これらの試験はすべて数年前に行われた。近年，乳がん治療の進歩はめざましく，現在の治療の選択肢があれば，乳がんの早期発見のベネフィットは少なくなるのではないかと考える専門家もいる[2]。

関連研究と有用情報：
- 最近のモデル的研究により，マンモグラフィーによるスクリーニングを 2 年に 1 回受けることで，「毎年スクリーニングを受けるベネフィットを，リスクを増やすことなく達成できる」ことを示した。さらに，この研究は，40〜49 歳の女性におけるマンモグラフィーはわずかなベネフィットしかないわりに偽陽性が高いことも示している[3]。
- 表 6.2 に，2 つの主要団体から出ている乳がんスクリーニングのガイドラインを示す。

表 6.2　主要な乳がんスクリーニングガイドライン

ガイドライン	推奨
米国予防医学専門委員会（USPSTF）	・50〜74歳までの女性には，2年に1回のスクリーニングを推奨する ・50歳未満でスクリーニングを開始するか否かは，個別に判断すべきである
米国がん協会（ACS）	・健康である限りは，40歳からマンモグラフィーを毎年行うことを推奨する

要点と結果による影響：ほとんどのマンモグラフィーによるスクリーニングに関する試験は，方法に重大な欠陥がある。これらの欠陥を考慮に入れながらも，このコクランレビューではマンモグラフィーによるスクリーニングによって乳がんによる死亡率がわずかだが低下する一方，全死亡率が低下することはなかったことを示している。さらに，マンモグラフィーによるスクリーニングは，乳がん発症の可能性が低いと考えられる多くの患者に対して，不必要な乳がんの診断を下し治療まで行うことにつながっている。この研究の著者らによると，10年間で2,000人にマンモグラフィーによるスクリーニングを行うと，1人が寿命を延ばすことになり，10人が不必要な乳がん治療を受けることになるとしている。マンモグラフィーによるスクリーニングの適正使用はまだまだ議論の余地がありそうである。

臨床症例　マンモグラフィーによる乳がんスクリーニング

症例病歴：

　68歳の女性で，慢性閉塞性肺疾患，糖尿病，骨粗鬆症を治療している患者が，定期的な診察のためにあなたのクリニックを訪れた。あなたが，マンモグラフィーをそろそろしなければならないことを告げると，彼女は反論した。「こんなにたくさんの病気を治療しているのに，なんでさらに病気を探さなければならないの？」

　マンモグラフィーに関するコクランレビューに基づき，あなたはマンモグラフィーによる乳がんスクリーニングについてどのようにリスクとベネフィットを説明すべきだろうか。

解答例：

　マンモグラフィーに関するコクランレビューは，マンモグラフィーによる乳がんスクリーニングで乳がんによる死亡率は少しだけ低下するが，全死亡率を低下させることはできなかったことを示した。さらに，乳がんを発症することはないと考えられる相当数の女性に不必要な乳がんの診断と治療をすることにつながる。女性によっては，このベネフィットとリスクのバランスがつり合っ

ておらず，スクリーニングを受ける価値がないと考えるかもしれない。

　この症例の女性は他の重要な疾患を患っており，さらに病気を「探す」ことをしたくないという。そのため，この女性がスクリーニングを受けないと判断することは合理的な考え方だ。この患者の健康状態はすでにあまりよくないので，マンモグラフィーによるスクリーニングを受けること自体が適切な判断ではないかもしれない。スクリーニングによるベネフィットは数年先でしかみられず，彼女はベネフィットに気づくまで長く生きられないかもしれない。これを裏づけるかのように，米国がん協会（American Cancer Society：ACS）はスクリーニングを全般的に健康な女性のみに推奨している。

文献

1. Gøtzsche PC, Nielsen M. Screening for breast cancer with mammography. *Cochrane Database Syst Rev.* 2011; 1: CD001877.
2. Welch HG. Screening mammography—a long run for a short slide? *N Engl J Med.* 2010; 363 (13): 1276-1278.
3. Mandelblatt JS et al. Effects of mammography screening under different screening schedules: model estimates of potential benefits and harms. *Ann Intern Med.* 2009; 151: 738-747.

ヒトパピローマウイルスワクチン
FUTURE II 試験

The Human Papillomavirus Vaccine

FUTURE II 試験では，ワクチン接種された女性の 3.6％が平均 3 年でグレード 2 か 3 の子宮頸部上皮内腫瘍（cervical intraepithelial neoplasia：CIN）もしくは上皮内腺がん（adenocarcinoma in situ：AIS）の診断を受け，ワクチン接種されなかった女性では 4.4％であった。まだ答えのわからない，ワクチンの有効性，防御有効期間，時間経過とともに現れるかもしれない副作用などに関する重要な疑問に対して，慎重なアプローチをとる必要がある。

—— Sawaya and Smith-McCune[1]

研究課題：ヒトパピローマウイルス（human pappilomavirus：HPV）6，11，16，18 型に対して 4 価の HPV ワクチンは安全で有効なのだろうか[2]。

- HPV-16 と HPV-18 は子宮頸がんの 70％の原因となる。
- HPV-6 と HPV-11 は多くの肛門性器疣贅の原因である。

研究資金提供：Merck 社

研究開始：2002 年

研究発表：2007 年

研究実施場所：先進国と発展途上国を含む 13 か国，90 施設

研究対象：15 〜 26 歳の女性

研究除外対象：妊娠している，ベースラインで Pap（Papanicolaou）テスト（子宮頸部細胞診）の異常がある，性的パートナーが 4 人より多い

被験者数：12,167 人

研究概要：

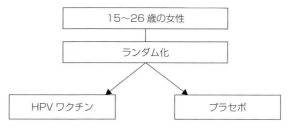

図7.1　FUTURE II 試験デザインの概要

介入内容： HPVワクチン接種群に割り付けられた女性は，登録時，2か月後，6か月後にワクチン接種を受けた。プラセボ群に割り付けられた女性は同じスケジュールでプラセボを接種された。

両群の女性は，ベースライン，そして3回のワクチン（もしくはプラセボ）接種をしてから1，6，24，36，48か月後にPapテストと肛門性器のスワブ（anogenital swab）にてHPV DNA検査を受けた。

Papテストで異常が認められた場合は，標準的なプロトコルに従って治療した。

経過観察： 平均3年

エンドポイント（評価項目）：

一次アウトカム：子宮頸部上皮内腫瘍（CIN）グレード2か3，上皮内がん（AIS），侵襲性子宮頸がんを含む，HPV-16とHPV-18による高悪性度子宮頸部病変発症の複合エンドポイント

二次アウトカム：HPVのタイプを問わず，高悪性度子宮頸部病変の発症

- CINは異形成前がん病変であり，子宮頸部の扁平上皮がんへと進行する（米国でも最もよくみられる子宮頸がんのタイプである）。
- CINは1〜3のグレードに分かれる。CIN 1は悪性度病変で元に戻ることが多いため，注意深く経過観察をするのみである。CIN 2とCIN 3は高悪性度病変であり，治療しないと侵襲性子宮頸がんへと進行することが多い。
- AISは腺がんへと進行する別の種類の異形成前がん病変である（米国では子宮頸がんの約25％を占める）。

結果

- 両群ともに試験期間中は浸潤性子宮頸がんの発症例はなかった。
- ワクチンの副作用は限定的ではあったが，ワクチン接種群のほうが，接種部位の

痛み，季節性アレルギー，首の痛みがわずかにプラセボ群よりも多かった。
- HPV ワクチンは，ベースラインですでに HPV-16 または HPV-18 の感染を認める患者で，高悪性度子宮頸部病変の発症を抑制する効果は認められなかった。
- ワクチン接種を受けた患者の 99％は接種後に HPV 中和抗体を検出することができたが，24 か月後に HPV-18 に対する抗体を検出できた女性は 68％しかいなかった。
- HPV ワクチンは，HPV-16，-18 による高悪性度病変のみならず，どのタイプの HPV による高悪性度病変でも発症率が低かった（表 7.1 参照）。

表 7.1　FUTURE II 試験の主要結果のまとめ[a]

アウトカム	HPV ワクチン群	プラセボ群	P 値[b]
HPV-16，-18 による高悪性度病変[c]	<0.1	0.3	有意差あり
HPV（タイプを問わない）による高悪性度病変[d]	1.3	1.5	有意差あり

[a] 事象率は 100 人-年ごと，すなわち，100 年の参加時間ごとに起こるイベント数である。たとえば，100 人-年に 0.3 のイベントということは，平均して，2 年間臨床試験に参加している 50 人に 0.3 人のイベントがあったということである。
[b] 実際の P 値は報告されていない。
[c] ベースラインとワクチン接種後 1 か月の検査にて HPV-16 と HPV-18 が陰性の患者で，研究のプロトコルに厳密に従った患者のみを含む。
[d] 参加した患者すべてを含む。これにはベースラインの検査にて HPV-16 と HPV-18 が陽性の患者も，研究のプロトコルに厳密に従わなかった患者も含む。この解析のほうが実際の臨床現場を再現しているかもしれない。

批判と制限事項：HPV ワクチンによって高悪性度病変の発症率が有意差をもって低下したとはいえ，絶対リスク減少は決して大きくはない（3 年間の経過観察で，グレード 2 もしくは 3 の CIN，または AIS から 1 人救うためには，129 人にワクチンを接種しなければならない）[1]。専門家によっては，この効果は比較的小さいため，HPV ワクチンの長期的な安全性や有効性が不透明なままワクチン接種の正当性を認めるわけにはいかないとしている。

　HPV ワクチンは前がん子宮頸部病変の減少につながったが，子宮頸がんの減少につながったわけではない（有効な子宮頸がんスクリーニングがあるため，子宮頸がんの発症率はきわめて低い）。前がん病変の多くは子宮頸がんそのものに進行しないことも多いため，有効な子宮頸がんスクリーニングをしていれば子宮頸がんの発症率は，この試験の HPV ワクチン群における前がん子宮頸部病変の発生率よりもだいぶ少なくなるだろう。

　HPV ワクチンの臨床的有効性はこの試験期間中は衰えることはなかったが，24 か月後には，たった 68％の患者しか HPV-18 に対する抗体を検出できるレベルで

維持していなかった。3年以上の経過観察でHPVワクチンの有効性を検証するためには，FUTURE IIのフォローアップデータが必要になるだろう。

関連研究と有用情報：
- FUTURE I試験ではFUTURE II試験よりも少ない患者が参加したが，HPVワクチンにより，CIN 1～3の複合発生率と肛門性器や腟疣贅の絶対リスクのわずかな減少を認めた[3]。
- Patricia試験は，HPV-16とHPV-18に対する2価のHPVワクチンがCIN 2を予防するのにわずかに有効であったことを示した。
- 別の試験では，4価のHPVワクチンによるHPV感染率と，16～26歳の男性[4]での外性器病変の発生と，肛門上皮内腫瘍（肛門がんの前がん病変）の減少を示した[5]。
- HPVワクチンが2006年に市場導入された後，ワクチンでカバーされるタイプのHPV保有率が10代女性の間で11.5％から5.1％まで減少した[6]。
- 米国では4価と2価のHPVワクチンが認可されており，11～12歳の女児と，接種歴のない26歳以下の女性に接種が推奨されている。また，4価のHPVワクチンは9～26歳の男性に接種することも認可されている。

要点と結果による影響： 4価のHPVワクチンは15～26歳の女性において，子宮頸がんへと進行しうる高悪性度子宮頸部病変の絶対リスクをわずかに減少させることができた。このワクチンは，青年期と若年成人の男性・女性両方に接種することが推奨されている。専門家によっては，ワクチンの有効性の絶対ベネフィットが少ないことと，ワクチンによる防御有効期間が不明であり，安全性もまだ不透明なため正当性を認められないとして慎重な姿勢をとる者もいる。

臨床症例　HPVワクチン接種

症例病歴：
　あなたは12歳の女児の年1回の定期健診を行っている。あなたが米国疾病管理予防センター（Centers for Disease Control and Prevention：CDC）が11～12歳の女児にHPVワクチンを推奨していることを告げると，彼女は少し不安な様子をみせた。彼女は「注射がキライなの。本当にこの予防接種必要なの？」と聞いてきた。問診をさらに進めると，彼女は現在，性行為をしておらず近い将来もする予定はないという。

　FUTURE II試験の結果に基づき，彼女にHPVワクチンのリスクとベネフィットをどのように説明したらよいのだろうか。

解答例：

　FUTURE II 試験は，4 価の HPV ワクチンが子宮頸がんへと進行しうる高悪性度子宮頸部病変を予防することの有効性を示した。女性は性行為を始める年齢の前，すなわち，HPV に感染するリスクの前にワクチン接種をするのが最もベネフィットとして大きいだろう。この女児の主治医として，あなたは彼女が性行為を近い将来する予定がないといっても，性行為を始める年齢の前にワクチン接種を受けるのがいちばん効果的であろうことを強調してもよいかもしれない。

　一方で，ワクチンの絶対ベネフィットは比較的わずかである。さらに，このワクチンが長期的にみて安全なのか，HPV 感染予防に効果があるかどうかはわからない。

　こうした状況の場合，ワクチンを患者（とその家族）に推奨しつつも，接種しないのも合理的な考えであることを告げるのがよいのではないだろうか。彼女がワクチン接種を受けても受けなくても，適齢〔米国産科婦人科学会（American College of Obstetricians and Gynecologists：ACOG）によると 21 歳〕に達したら Pap テストを定期的に受けるべきである。

文献

1. Sawaya GF, Smith-McCune K. HPV vaccination—More answers, more questions. *N Engl J Med.* 2007; 356: 1991-1993.
2. The Future II Study Group. Quadrivalent vaccine against human papillomavirus to prevent high-grade cervical lesions. *N Engl J Med.* 2007; 356: 1915-1927.
3. Garland SM et al. Quadrivalent vaccine against human papillomavirus to prevent anogenital disease. *N Engl J Med.* 2007; 356: 1928.
4. Giuliano AR et al. Efficacy of quadrivalent HPV vaccine against HPV Infection and disease in males. *N Engl J Med.* 2011; 364 (5): 401.
5. Palefsky JM et al. HPV vaccine against anal HPV infection and anal intraepithelial neoplasia. *N Engl J Med.* 2011; 365 (17): 1576-1585.
6. Markowitz LE et al. Reduction in human papillomavirus (HPV) prevalence among young women following HPV vaccine introduction in the United States, National Health and Nutrition Examination Surveys, 2003-2010. *J Infect Dis.* Epub 2013 Jun 19.

SECTION 2

内科
Internal Medicine

心筋梗塞後の抗不整脈薬
CAST 試験

Arrhythmia Suppression following Myocardial Infarction

CAST 試験では，心筋梗塞後に抗不整脈薬である encainide とフレカイニドを使用すると死亡率が上昇することを示した。

— Echt et al.[1]

研究課題：Cardiac Arrhythmia Suppression Trial (CAST) 発表前に心室不整脈抑制のために多用されていた抗不整脈薬は，心筋梗塞後の患者の生存率を改善できるのか[1,2]。

研究資金提供：米国国立心肺血液研究所 (National Heart, Lung, and Blood Institute：NHLBI)

研究開始：1987 年

研究発表：1991 年

研究実施場所：米国の複数施設

研究対象：心筋梗塞後 (6 日〜2 年以内) で，携帯型心電図監視にて心室期外脱分極が 1 時間に平均 6 つ以上，さらに駆出分画率低下を認める患者

研究除外対象：継続する心室頻拍の患者。さらに試験開始前の予備試験でこの試験で使用する薬剤を投与され反応が悪かった (不整脈が効果的に抑制されなかった) 患者

被験者数：2,653 人

研究概要:

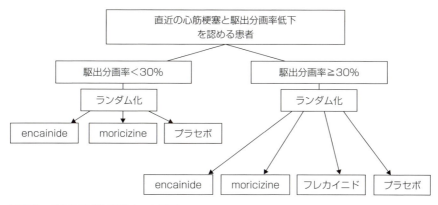

図 8.1　CAST 試験デザインの概要

介入内容: 駆出分画率が 30% 未満の患者は,encainide,moricizine,プラセボのいずれかを投与されるようにランダム化した(この患者群は,急激な左室機能不全のリスクがあるため,フレカイニドは投与されなかった)。駆出分画率が 30% 以上の患者は,研究対象の 3 剤(encainide,フレカイニド,moricizine)もしくはプラセボにランダム化した。

経過観察: encainide 群とフレカイニド群は平均 10 か月,moricizine 群は 18 か月

エンドポイント(評価項目):
　一次アウトカム:不整脈による死亡および心臓死
　二次アウトカム:すべての原因による死亡および心臓死

結果

- encainide とフレカイニドを含む群は CAST I,moricizine を含む群は CAST II と呼ばれた。
- CAST 試験のすべての群は最終的には早期終了の決定がなされた。これは研究対象薬が死亡率の上昇に寄与していることが明らかになったためである(moricizine は CAST II にて死亡率の有意な上昇は認められなかったが,中間報告のデータで死亡率の上昇を示していた。**表 8.1**,**表 8.2** 参照)。

表 8.1 CAST I の主要結果のまとめ

アウトカム	encainide 群	フレカイニド群	プラセボ群	P 値 (治療薬 vs. プラセボ)
不整脈による死亡または心臓死	6.7%	4.3%	2.2%	0.0004
すべての原因による死亡または心臓死	10.2%	5.9%	3.5%	0.0001

表 8.2 CAST II の主要結果のまとめ

アウトカム	moricizine 群	プラセボ群	P 値
不整脈による死亡または心臓死	9.1%	7.7%	0.40
すべての原因による死亡または心臓死	16.2%	13.1%	報告なし

関連研究と有用情報：
- EMIAT 試験[3]と CAMIAT 試験[4]では，心筋梗塞後の心室不整脈抑制にアミオダロンを用いた．これらの試験では不整脈による死亡率のわずかな低下を認めたが，すべての原因による死亡率の低下は認められなかった．
- アミオダロンは長期的な副作用を考慮すると，不整脈抑制のために使用が推奨される場面はわずかしかない．現在では，β遮断薬と適切な状況下での植え込み型除細動器が，心筋梗塞後の不整脈による死亡を予防するための第 1 選択となっている．

要点と結果による影響：心筋梗塞後の心室不整脈は心臓死につながり，抗不整脈薬はこの不整脈を効果的に抑制できる．しかし，CAST で使用された抗不整脈薬は患者を心臓死から救うことはできず，それどころか，これらの薬剤は心臓死亡率を上昇させてしまった．CAST は実際の臨床現場の判断を変えただけでなく（心筋梗塞後の患者に抗不整脈薬を投与することは頻繁にあった），さらに深い意義をもたらした．つまり，新しい治療法を臨床で取り入れるためには，プラセボと臨床的なハードエンドポイントを用いるような綿密に設計された臨床試験デザインが重要であることを知らしめた．

臨床症例　　心筋梗塞後の抗不整脈薬

症例病歴：
　60歳の女性で6か月前に心筋梗塞を起こした患者が，肺炎のため入院した。心室期外収縮のショートラン（3～5連続の心拍）が認められた。この心室期外脱分極による症状は全くない。
　CASTの結果に基づき，これらの心室期外収縮を治療すべきだろうか。

解答例：
　CASTは心筋梗塞後の心室期外収縮に抗不整脈薬を用いると死亡率が上昇することを示した。この結果から，すべての心筋梗塞後の患者に推奨されるように，この患者にβ遮断薬以外の抗不整脈薬の投与をしてはならない。心室期外収縮の原因となるような代謝異常がないか，電解質を検査すべきである。

文献

1. Echt DS et al. Mortality and morbidity in patients receiving encainide, flecainide, or placebo. *N Engl J Med.* 1991; 324 (12): 781-788.
2. The Cardiac Arrhythmia Suppression Trial II Investigators. Effect of the antiarrhythmic agent moricizine on survival after myocardial infarction. *N Engl J Med.* 1992; 327: 227-233.
3. Julian DG et al. Randomised trial of effect of amiodarone on mortality in patients with left-ventricular dysfunction after recent myocardial infarction: European Myocardial Infarct Amiodarone Trial Investigators (EMIAT). *Lancet.* 1997; 349 (9053): 667-674.
4. Cairns JA et al. Randomised trial of outcome after myocardial infarction in patients with frequent or repetitive ventricular premature depolarisations: Canadian Amiodarone Myocardial Infarction Arrhythmia Trial Investigators (CAMIAT). *Lancet.* 1997; 349 (9053): 675-682.

高血圧の第1選択薬
ALLHAT 試験

9

Choosing First-Line Therapy for Hypertension

ALLHAT 試験の結果からいえることは，高血圧の薬物療法にはまずサイアザイド系利尿薬を考えねばならないということだ。降圧効果，イベント数の減少，忍容性などたいへん素晴らしく，何といっても低価格である。

—— The ALLHAT Investigators[1]

研究課題：高血圧の第1選択薬は何か。サイアザイド系利尿薬か，もしくは他の新しい降圧薬か[1]。

研究資金提供：米国国立心肺血液研究所 (National Heart, Lung, and Blood Institute：NHLBI)

研究開始：1994 年

研究発表：2002 年

研究実施場所：米国，カナダ，プエルトリコ，米領バージン諸島にある約 600 の一般内科と専門科クリニック

研究対象：55 歳以上のステージ 1 か 2 の高血圧で，心血管リスク因子〔心筋梗塞か脳卒中の既往，左室肥大，2 型糖尿病，現在喫煙している，高比重リポタンパク (high-density lipoprotein：HDL) 値 35 mg/dL 未満，動脈硬化〕が最低 1 つ以上ある者

研究除外対象：症候性心不全，駆出分画率 35％未満，血清クレアチニン 2 mg/dL 以上の患者

被験者数：33,357 人 (最初に 42,000 人以上の患者が登録されたが，ドキサゾシンが他の研究対象薬よりも劣っていることがわかった時点で，ドキサゾシン投与群の試験が早期中断された)

研究概要：

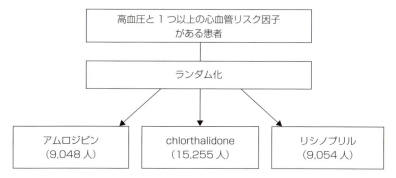

図 9.1　ALLHAT 試験デザインの概要

- chlorthalidone に多くの人数が割り付けられたのは，この薬が属するクラス(サイアザイド系利尿薬)が当時の高血圧の第 1 選択薬として確立していたからである。chlorthalidone に多くの患者が割り付けられたことで，他の薬剤との差を見いだすための統計学的検出力を高めた。

介入内容：患者を二重盲検法で，サイアザイド系利尿薬(chlorthalidone，初回 12.5 mg で最大 25 mg)，カルシウム拮抗薬(アムロジピン，初回 2.5 mg で最大 10 mg)，アンジオテンシン変換酵素(angiotensin-converting enzyme：ACE)阻害薬(リシノプリル，初回 10 mg で最大 40 mg)のいずれかにランダム化して割り付けた。

　ランダム化後は，それまで服用していた降圧薬をすべて中止し，すぐに割り付けられた薬の服用を開始した。すべての患者において血圧目標値は 140/90 未満で，この目標値を達成できるように服薬量は調整した。

　割り付けられた治療薬で血圧目標値が達成できない場合は，非盲検でさらに薬剤を追加した(これらはすべての群に同様に投与した)。

経過観察：平均 4.9 年

エンドポイント(評価項目)：
　一次アウトカム：致死性冠動脈性心疾患と非致死性心筋梗塞の複合エンドポイント
　二次アウトカム：心不全，脳卒中，すべての原因による死亡

結果

- 5年経過後，chlorthalidone 群は 68.2%が血圧目標値を達成し，対してアムロジピン群は 66.3%（$P=0.09$），リシノプリル群は 61.2%（$P<0.001$）であった。
- chlorthalidone は心血管疾患を予防するのにアムロジピンやリシノプリルと比べて同等の有効性，さらにいくつかの因子ではより優れていたことを示した（表 9.1 参照）。

表 9.1 ALLHAT の主要結果のまとめ[a]

アウトカム	chlorthalidone	アムロジピン	リシノプリル	P値[b]
心不全	7.7%	10.2%	8.7%	<0.001, <0.001
脳卒中	5.6%	5.4%	6.3%	0.28, 0.02
全死亡	17.3%	16.8%	17.2%	0.20, 0.90
致死的冠動脈性心疾患と非致死性心筋梗塞	11.5%	11.3%	11.4%	0.65, 0.81

[a] 事象率は 100 人あたりの 6 年間のイベント。
[b] chlorthalidone vs. アムロジピン, chlorthalidone vs. リシノプリル。

批判と制限事項：すべての ALLHAT 研究者は，サイアザイド系利尿薬としていちばん研究されている chlorthalidone を選択したが，米国ではこれより効果の弱いヒドロクロロチアジドがより一般的に使用されている。ALLHAT の結果はヒドロクロロチアジドには当てはまらないかもしれない。

関連研究と有用情報：
- ALLHAT 開始当初に含まれていたドキサゾシン群は，chlorthalidone がドキサゾシンと比べて心血管イベントを有意に減少させることを示した初期データが出た後で中止された[2]。
- ACCOMPLISH 試験は，ヒドロクロロチアジドとアムロジピン（両方ともベナゼプリルとの併用）を心血管疾患の高リスクである高血圧患者で比較検討した結果，アムロジピンの優位性を示した[3]。多くの専門家は，ALLHAT と ACCOMPLISH の違いは ALLHAT が chlorthalidone を使用し，ACCOMPLISH ではヒドロクロロチアジドを使用したことによるものだと考えている。さらに，ACCOMPLISH で使用されたヒドロクロロチアジドの投与量（12.5〜25 mg）が推奨量よりも少ないのではないかと疑視する専門家もいる。

- 最近の解析によると，ALLHATでchlorthalidoneがアムロジピンやリシノプリルと同等の有効性を示したにもかかわらず，米国においてサイアザイド系利尿薬の使用は期待どおりには増加しなかった[4]。
- 米国高血圧合同委員会（Joint National Committee on Prevention, Detection, Evaluation, and Treatment of High Blood Pressure：JNC）では，ほとんどの患者においてサイアザイド系利尿薬を高血圧の第1選択薬として推奨している[5]。

要点と結果による影響：ALLHATは，安価なサイアザイド系利尿薬であるchlorthalidoneが，高リスクを有する高血圧患者の第1選択薬としてアムロジピンやリシノプリルと同等の有効性があること（いくつかの因子ではより優れていたこと）を示した。サイアザイド系利尿薬は高血圧の患者に対して依然として第1選択薬として推奨されている。

臨床症例　高血圧に対する第1選択薬の決定

症例病歴：
60歳の男性で糖尿病を治療中。血圧を何回か計測して平均162/94 mmHgであったため高血圧と診断された。全くの無症状であり，調子はよいという。ルーチンの検査は中等度のタンパク尿を除いて基準値範囲内である。
ALLHATの結果に基づくと，この患者はどのように治療すべきだろうか。

解答例：
ALLHATではサイアザイド系利尿薬（chlorthalidone）が，高リスクを有する高血圧患者において他の第1選択薬と同等の有効性があることを示した。そのため，JNCはほとんどの患者の高血圧治療にサイアザイド系利尿薬を第1選択薬として推奨している。
この症例の患者は糖尿病性腎症（タンパク尿のため）がある。JNCはこのような患者の高血圧治療にはサイアザイド系利尿薬よりも，アンジオテンシン受容体拮抗薬（angiotensin receptor blocker：ARB）もしくはACE阻害薬を第1選択薬として推奨している。なおかつ，この患者はステージ2の高血圧（収縮期血圧160 mmHg以上，または拡張期血圧100 mmHg以上）であり，JNCでは初期治療として2剤の併用を推奨している。したがって，この患者はサイアザイド系利尿薬（多くの専門家はchlorthalidoneがヒドロクロロチアジドよりも優れているとしている）とARBもしくはACE阻害薬の両方を開始しなければならない。

文献

1. ALLHAT Officers and Coordinators for the ALLHAT Collaborative Research Group. Major outcomes in high-risk hypertensive patients randomized to angiotensin-converting enzyme inhibitor or calcium channel blocker vs diuretic: the antihypertensive and lipid-lowering treatment to prevent heart attack trial (ALLHAT). *JAMA.* 2002; 288 (23): 2981-2997.
2. The ALLHAT Officers and Coordinators for the ALLHAT Collaborative Research Group. Major cardiovascular events in hypertensive patients randomized to doxazosin vs chlorthalidone: the antihypertensive and lipid-lowering treatment to prevent heart attack trial (ALLHAT). *JAMA.* 2000; 283: 1967-1975.
3. Jamerson K et al. Benazepril plus amlodipine or hydrochlorothiazide for hypertension in high-risk patients. *N Engl J Med.* 2008; 359 (23): 2417-2428.
4. Stafford RS et al. Impact of the ALLHAT/JNC7 dissemination project on thiazide-type diuretic use. *Arch Intern Med.* 2010; 170 (10): 851-858.
5. Chobanian AV et al. The Seventh Report of the Joint National Committee on Prevention, Detection, Evaluation, and Treatment of High Blood Pressure: the JNC 7 report. *JAMA.* 2003 May 21; 289 (19): 2560-2572.

10 CRP高値の健康な患者へのスタチン
JUPITER試験

Statins in Healthy Patients with an Elevated C-Reactive Protein

> 高感度C反応性タンパク（C-reactive protein：CRP）が上昇している健康な患者のランダム化比較試験では、ほとんどの被験者が基準値範囲内の脂質値であったにもかかわらず、ロスバスタチンがメジャーな心血管疾患イベントを有意に減少させたことを示した。
>
> — Ridker et al.[1]

研究課題：スタチンは、CRPが上昇しているが脂質値が正常な健康人に効果があるのだろうか[1]。

研究資金提供：AstraZeneca社

研究開始：2003年

研究発表：2008年

研究実施場所：26か国，1,315施設

研究対象：50歳以上の男性と60歳以上の女性で、心血管疾患の既往がなく、低比重リポタンパク (low-density lipoprotein：LDL) 値130 mg/dL未満、高感度CRP 2.0 mg/L以上。この試験にスクリーニングされた患者のCRP中央値は1.9 mg/L（半数以上が試験のCRP基準値よりも低い値を示していた）。

研究除外対象：中性脂肪500 mg/dL以上、脂質低下の薬物療法中または服薬歴がある、アラニンアミノトランスフェラーゼ〔alanine aminotransferase：ALT (GPT)〕・クレアチンキナーゼ・クレアチニンの上昇、糖尿病患者、コントロールされていない高血圧、試験参加前5年以内のがんの既往。4週間の予備試験でプラセボ薬を80％以上服用できなかった患者も、試験薬のコンプライアンスが悪いことが予想されるため除外された。

被験者数：17,802 人

研究概要：

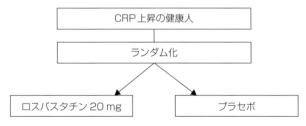

図10.1　JUPITER 試験デザインの概要

介入内容：患者はロスバスタチン 20 mg またはプラセボを服用するようにランダムに割り付けられた。

経過観察：中央値 1.9 年

エンドポイント（評価項目）：
　一次アウトカム：非致死性心筋梗塞，非致死性脳卒中，不安定狭心症のため入院，動脈血行再建，心血管死
　二次アウトカム：すべての原因による死亡

結果

- LDL の基礎値（ベースライン）の中央値は両群ともに 108 mg/dL であった。12 か月後，ロスバスタチン群の中央値は 55 mg/dL でプラセボ群の中央値は 110 mg/dL であった。
- CRP の基礎値の中央値はロスバスタチン群で 4.2 mg/L，プラセボ群で 4.3 mg/L であった。12 か月後，ロスバスタチン群の中央値は 2.2 mg/L でプラセボ群の中央値は 3.5 mg/L であった。
- 糖尿病の発症率は試験期間中，ロスバスタチン群のほうがプラセボ群よりもわずかに高かった（3.0% vs. 2.4%，$P = 0.01$）。
- ロスバスタチンはプラセボよりも心血管イベントを有意に減少させた（表10.1 参照）。

表 10.1　JUPITER 試験の主要結果のまとめ[a]

アウトカム	ロスバスタチン群	プラセボ群	P値
一次複合アウトカム	0.77	1.36	<0.00001
心筋梗塞	0.17	0.37	0.0002
脳卒中	0.18	0.34	0.002
死亡	1.00	1.25	0.02

[a] 事象率は 100 人-年であり，これは試験参加時間 100 年に起こるイベントの数である。たとえば，0.77 イベント/100 人-年とは，2 年間の試験期間中に被験者 50 人に平均して 0.77 イベント発生したということである。

批判と制限事項：ロスバスタチンの絶対ベネフィットは少なかった。つまり，1 つの心血管イベントを予防するのに 95 人の患者が 2 年間治療されなければならない。そのため，CRP が上昇している健康な人を対象にした場合，スタチンのベネフィットが，長期間投与による副作用のリスクを上回るかは議論の余地がある。

さらに，スタチンの適用を CRP で決定すべきかどうかもはっきりしない。CRP 値が基準値範囲内にある患者も，上昇している患者と同じくらいスタチンによるベネフィットがある可能性がある。

関連研究と有用情報：
- ほかにも心血管疾患の既往のない患者におけるスタチンの効果を示唆する試験が存在する。しかしながら，そのような患者におけるスタチンの絶対ベネフィットはきわめて小さい[2,3]。
- 米国疾病管理予防センター (Centers for Disease Control and Prevention：CDC)，米国心臓協会 (American Heart Association：AHA) や他の団体においても，中等度の心血管リスクを有する患者 (10 年で 10〜20％) でスタチンを使用すべきか検討するために CRP の測定を考慮してもよいとしている[4]。しかし，米国予防医学専門委員会 (US Preventive Services Task Force：USPSTF) は心血管リスクを評価するための CRP 測定を推奨していない[5]。

要点と結果による影響：スタチン療法は，CRP 値が上昇しており脂質値が基準値範囲内の健康な患者での心血管イベントを減少させたが，絶対ベネフィットは小さかった。この研究では，どの患者がスタチンを服用すべきかを決定するために CRP 測定が必要かどうかを評価していない。

臨床症例　CRP が上昇している健康な患者へのスタチン

症例病歴：

70 歳の女性で高血圧の治療中，かつ喫煙者である。定期健診のためにあなたの外来を受診した。彼女の総コレステロール値は 180 mg/dL，高比重リポタンパク（high-density lipoprotein：HDL）は 48 mg/dL，LDL は 120 mg/dL であった。JUPITER の結果に基づくと，彼女の心血管リスクを評価するために CRP を測定すべきだろうか。また，もし彼女の CRP が上昇していたら，スタチンを開始すべきか。

解答例：

JUPITER は，CRP 2.0 mg/L 以上の患者でわずかであるがスタチンの有意な効果を示した。被験者には CRP が上昇している患者しか含まれておらず，患者がスタチンを服用すべきかを決定するために CRP 測定が重要かは評価していない。

USPST のガイドラインでは，心血管リスクの評価に CRP 測定は推奨していない。しかしながら，CDC と AHA のガイドラインでは，中等度の心血管リスク（10 年で 10 ～ 20%）を有する患者でスタチンを使用すべきか検討するために CRP 測定を考慮してもよいとしている。CRP を測定した場合，治療決定の補助となる可能性はある（すなわち，スタチンを開始するかどうか）。

この症例の患者は中等度の心血管リスク（フラミンガム・リスクスコアによると 10 年で約 10%）を有する。CDC と AHA のガイドラインに従うならば，CRP を測定して上昇していればスタチンを開始してもよい。または，USPST のガイドラインに従い，CRP を測定しないという選択肢を選んでもよい。

文献

1. Ridker PM et al. Rosuvastatin to prevent vascular events in men and women with elevated C-reactive protein. *N Engl J Med.* 2008; 359 (21): 2195-2207.
2. Taylor F et al. Statins for the primary prevention of cardiovascular disease. *Cochrane Database Syst Rev.* 2011.
3. Ray KK et al. Statins and all-cause mortality in high-risk primary prevention: a meta-analysis of 11 randomized controlled trials involving 65,229 participants. *Arch Intern Med.* 2010; 170 (12): 1024.
4. Pearson TA et al. Markers of inflammation and cardiovascular disease: application to clinical and public health practice: A statement for healthcare professionals from the Centers for Disease Control and Prevention and the American Heart Association. *Circulation.* 2003; 107 (3): 499.
5. US Preventive Services Task Force. Using nontraditional risk factors in coronary heart disease risk assessment: US Preventive Services Task Force recommendation statement. *Ann Intern Med.* 2009; 151 (7): 474.

心房細動のレートコントロール vs. リズムコントロール

AFFIRM 試験

Rate Control versus Rhythm Control for Atrial Fibrillation

> 心房細動と心血管リスク因子がある高齢者では，洞調律に戻し維持する方針は，心室拍数をコントロールする方針と比べて明らかなベネフィットはなかった。
> —— The AFFIRM Investigators[1]

研究課題：心房細動の患者はレートコントロール（心拍数調節）すべきか，リズムコントロール（洞調律維持）すべきか[1]。

研究資金提供：米国国立心肺血液研究所（National Heart, Lung, and Blood Institute：NHLBI）

研究開始：1997 年

研究発表：2002 年

研究実施場所：米国とカナダの 200 施設

研究対象：心房細動がある成人で，65 歳以上か，心房細動以外の脳卒中リスク因子がある患者。さらに，再発性の心房細動で長期間の治療が必要な患者のみ参加した。

研究除外対象：抗凝固療法が禁忌の患者

被験者数：4,060 人

研究概要：

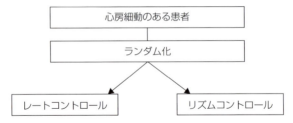

図11.1　AFFIRM試験デザインの概要

介入内容： リズムコントロール群の患者は抗不整脈薬（多くはアミオダロンまたはソタロール）を担当医師の判断で投与した。医師は必要に応じて除細動を行うことも可能だった。ワルファリンによる抗凝固も推奨されたが，患者が少なくとも4週間以上（12週間が望ましい）連続して洞調律を保てた場合は医師の判断により中止できた。

　レートコントロール群の患者はβ遮断薬，カルシウム拮抗薬もしくはジゴキシンを担当医師の判断で投与した。心拍数の目標値は安静時で80拍/分以下，6分間歩行テスト時で110拍/分以下であった。すべてのレートコントロール群の患者は抗凝固薬としてワルファリンを服用した。

経過観察： 平均3.5年

エンドポイント（評価項目）：
　一次アウトカム：すべての原因による死亡
　二次アウトカム：死亡，後遺症が残る脳卒中，後遺症が残る無酸素性脳症，大出血，心停止と入院

結果

- レートコントロール群における5年後の受診では，34.6%が洞調律で，80%以上が適切な心拍数を維持していた。
- リズムコントロール群における5年後の受診では，62.6%の患者が洞調律であった。
- 5年後にレートコントロール群の14.9%の患者がリズムコントロール群に転向した。その主な理由は動悸や心不全などの症状であった。
- 5年後にリズムコントロール群の37.5%の患者がレートコントロール群に転向した。主な理由は洞調律を維持できなかったことや薬に対する忍容性の問題であっ

た。
- 研究期間を通じて、レートコントロール群の85％以上の患者がワルファリンを服用していたのに対して、リズムコントロール群では70％程度であった。両群ともに治療量のワルファリンを服用していない患者に脳卒中が起こった。
- レートコントロール群のほうがリズムコントロール群よりも入院数が少なかった。また有意差は出ていないが、死亡率が低い傾向がみられた（表11.1 参照）。

表11.1　AFFIRM試験の主要結果のまとめ

アウトカム	レートコントロール群	リズムコントロール群	P値
全死亡	25.9%	26.7%	0.08
死亡、後遺症が残る脳卒中、後遺症が残る無酸素性脳症、大出血、心停止の複合アウトカム	32.7%	32.0%	0.33
入院	73.0%	80.1%	<0.001

批判と制限事項：この試験は、心血管リスク因子がない若い患者、特にそのようななかで発作性心房細動がある者を含まなかったため、このような患者には結果を適用できないかもしれない。

さらに、この研究の半数の患者は、症状がある心房細動が1か月あたり1回未満しかなかった。もっと頻繁に、もしくは持続して症状がある心房細動の患者ではリズムコントロールによるベネフィットがある可能性もある。

関連研究と有用情報：
- 他の心房細動におけるレートコントロールとリズムコントロールを比較した小規模なランダム化比較試験では、AFFIRMと同様の結論を得ている[2-5]。
- 心房細動と心不全の患者におけるレートコントロールとリズムコントロールを比較した試験でも、リズムコントロールのベネフィットを示すことができなかった[6,7]。
- 最近の観察研究では、リズムコントロールのほうがレートコントロールよりも低い長期的死亡率を示している[8]。ただし、これはランダム化試験ではないため、この研究で結論づけることはできない。これによって現在の臨床的方針を変えるべきではない[9]。

要点と結果による影響：心房細動を有する高リスクの患者では、レートコントロールの方針の有効性は、リズムコントロールとほぼ変わらない。リズムコントロールをしたからといって抗凝固が不要になるわけではない。レートコントロールに使

用する薬剤はリズムコントロールで使用するものよりも一般に安全性が高いため，心房細動を有する高リスク患者の治療にはレートコントロールが推奨される。この結果は AFFIRM に含まれなかった心血管リスク因子をもたない若い患者には，必ずしも当てはめることはできない。

臨床症例　心房細動のレートコントロールとリズムコントロール

症例病歴：

75歳の女性で糖尿病と高血圧を治療中。定期健診で約120拍/分の不整脈を指摘された。胸痛や呼吸困難などの心配な症状はない。心電図により心房細動と診断された。

AFFIRM の結果に基づくと，この患者はどのように治療すべきか。

解答例：

AFFIRM では，心房細動の治療方針としてレートコントロールとリズムコントロールはほぼ同様の有効性があることが示された。レートコントロールで使用する薬剤のほうがリズムコントロールで使用するものよりも安全なので，レートコントロールが通常の治療方針として推奨される。

この症例は AFFIRM に含まれる典型的な患者である。したがって，彼女はまずレートコントロールで治療すべきである（第1選択薬として β 遮断薬が一般的である）。レートコントロールで患者の心拍数がコントロールされない，もしくは不快な症状が改善されないなどのまれな状況下では，リズムコントロールを考慮してもよい。さらにこの患者は，脳卒中のリスクを下げるために抗凝固薬を服用すべきである。

文献

1. The AFFIRM Investigators. A comparison of rate control and rhythm control in patients with atrial fibrillation. *N Engl J Med.* 2002; 347 (23): 1825-1833.
2. Van Gelder IC et al. A comparison of rate control and rhythm control in patients with recurrent persistent atrial fibrillation. *N Engl J Med.* 2002; 347 (23): 1834-1840.
3. Hohnloser SH et al. Rhythm or rate control in atrial fibrillation: Pharmacological Intervention in Atrial Fibrillation (PIAF); a randomised trial. *Lancet.* 2000; 356 (9244): 1789-1794.
4. Carlsson J et al. Randomized trial of rate-control vs. rhythm-control in persistent atrial fibrillation: the Strategies of Treatment of Atrial Fibrillation (STAF) study. *J Am Coll Cardiol.* 2003; 41 (10): 1690-1696.
5. Opolski G et al. Rate control vs rhythm control in patients with nonvalvular persistent atrial fibrillation: the results of the Polish How to Treat Chronic Atrial Fibrillation (HOT CAFE) Study. *Chest.* 2004; 126 (2): 476-486.

6. Roy D et al. Rhythm control vs. rate control for atrial fibrillation and heart failure. *N Engl J Med.* 2008; 358 (25): 2667-2677.
7. Kober L et al. Increased mortality after dronedarone therapy for severe heart failure. *N Engl J Med.* 2008; 358 (25): 2678-2687.
8. Ionescu-Ittu R et al. Comparative effectiveness of rhythm control vs rate control drug treatment effect on mortality in patients with atrial fibrillation. *Arch Intern Med.* 2012; 172 (13): 997.
9. Dewland TA, Marcus GM. Rate vs rhythm control in atrial fibrillation: can observational data trump randomized trial results? *Arch Intern Med.* 2012; 172 (13): 983.

心房細動のレートコントロールは緩やかがよいか，厳格がよいか
RACE II 試験

Lenient versus Strict Heart Rate Control for Atrial Fibrillation

> 患者にとっても医療者にとっても，レートコントロールは緩くしても，厳格に遵守した場合と比べて効果は変わらないうえ，何より簡単である。
> —— Van Gelder et al.[1]

研究課題：心房細動のレートコントロール（心拍数調節）は厳格に遵守したほうがよいか（80 拍/分以下），緩くてもよいのか（110 拍/分以下）[1]。

研究資金提供：オランダ心臓財団（Netherlands Heart Foundation），複数の製薬会社からの制限のない教育助成金

研究開始：2005 年

研究発表：2010 年

研究実施場所：オランダの 33 施設

研究対象：持続性心房細動（長期間にわたる）で，安静時心拍数の平均が 80 拍/分以上の患者

研究除外対象：80 歳以上，不安定な心不全，運動ができない患者

被験者数：614 人

研究概要：

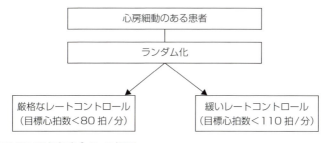

図12.1　RACE Ⅱ試験デザインの概要

介入内容： 厳格にレートコントロールした患者群は，安静時心拍数の目標値が80拍/分以下であり，中等度の運動で110拍/分以下であった．緩いレートコントロールの患者群は，安静時心拍数の目標値が110拍/分以下であった．

両群の患者にはともにβ遮断薬，非ジヒドロピリジン系カルシウム拮抗薬（ジルチアゼムなど）とジゴキシンを投与した．これらの薬剤は医師の裁量により目標心拍数に達成するまで投与量を調節した．目標心拍数を達成するまで2週間に1回評価した．

患者の目標心拍数が達成できない場合，もしくは症状がコントロールできない場合は，医師の裁量により除細動もしくはアブレーションが可能である．

経過観察： 最短2年，最長3年

エンドポイント（評価項目）：

一次アウトカム：心血管死，心不全による入院，脳卒中，全身性塞栓症，大出血，失神，持続性心室頻拍，心停止，生命にかかわる薬剤合併症，ペースメーカーまたは除細動器の植え込み

統計学的留意点： この試験は，緩いレートコントロールの非劣性，すなわち，緩いレートコントロールが厳格なレートコントロールよりも明らかに悪くないことを示すようにデザインされていた．

結果

- 投与量調節の期間後，緩いレートコントロール群の安静時心拍数の平均は93拍/分で，厳格レートコントロール群は76拍/分であった（$P<0.001$）．
- 心房細動に伴う症状は両群とも似ていた．

- 緩いレートコントロール群の患者のほうが来院が少なく，目標心拍数に達成するまでの薬剤も少なかった。
- 目標心拍数に達成するために薬剤を必要としなかった患者は，緩いレートコントロール群で 10.3％に対して，厳格なレートコントロール群で 1.0％だった（$P<0.001$）。
- 緩いレートコントロールの方針は厳格なレートコントロールに対して非劣性を示した（**表 12.1** 参照）。
- 厳格なレートコントロール群に割り付けられて目標心拍数を達成した患者でも，アウトカムはよいわけではなかった[2]。

表 12.1　RACE Ⅱ の主要結果のまとめ[a]

アウトカム	緩い群	厳格群	P 値
複合一次アウトカム	12.9％	14.9％	0.001（非劣性試験[b]）
全死亡	5.6％	6.6％	有意差なし[c]
心血管死	2.9％	3.9％	有意差なし[c]
心不全による入院	3.8％	4.1％	有意差なし[c]

[a] パーセントは 3 年間の累積発生率を示す。
[b] この P 値は非劣性解析によるものである。つまり，緩いレートコントロールが厳格なレートコントロールと比べて有意に非劣性である P 値が 0.001 であった。
[c] 実際の P 値は報告されていない。

批判と制限事項：RACE Ⅱ の参加者は 2〜3 年しか経過観察を受けていないため，厳格なレートコントロールの方針の患者のベネフィットが明らかとなるにはもう少し時間がかかる可能性がある。

　心房細動のレートコントロールにおける 2 つの異なる目標心拍数を比較したデザインのよい試験は，ほかにはない。RACE Ⅱ の結果を確認するために，ほかにも試験を行うべきである。

要点と結果による影響：持続性心房細動の患者において，安静時目標心拍数 110 拍/分以下の緩いレートコントロールの治療方針は，目標心拍数 80 拍/分以下とした厳格なレートコントロールの治療方針と同様に効果的である。緩いレートコントロールはより簡便であり，より少ない薬剤量で済む。

臨床症例　　心房細動のレートコントロールは緩くてもよいか，厳格がよいか

症例病歴：

　76歳の女性で心房細動，糖尿病，冠動脈疾患と高血圧がある患者が定期受診のために来院した。彼女は現在9種類の薬を服用中である。そのなかには心房細動をコントロールするためのジルチアゼムとメトプロロールが含まれている。彼女は特に症状などはないが，毎日すべての薬を服用するのがとてもたいへんであるという。さらに，どれかの薬により「気分が悪くなる感覚」に襲われるという。診察上，彼女の心拍数は70拍/分で，血圧は116/72 mmHgであった。

　RACE Ⅱの結果に基づくと，どのように彼女の薬を調整できるだろうか。

解答例：

　RACE Ⅱは，持続性心房細動の患者において安静時目標心拍数110拍/分以下の緩いレートコントロールの治療方針は，目標心拍数80拍/分以下とした厳格なレートコントロールの方針と同様に効果的であることを示した。

　この患者はRACE Ⅱの典型的な症例に該当する。したがって，安静時目標心拍数を110拍/分以下にすることを検討する。彼女はβ遮断薬と非ジヒドロピリジン系カルシウム拮抗薬を服用している。この2つの併用は徐脈と低血圧を引き起こす可能性があり，これが「気分が悪くなる感覚」に襲われている理由かもしれない。RACE Ⅱの結果に基づいて，ジルチアゼムを中止し，経過観察（中止後数日間で心拍数と血圧を再測定し，気分が悪くなる感覚に襲われるのが改善したかどうかを評価）するのがよい。彼女は冠動脈疾患があるので，β遮断薬は服用を続けるべきだろう。

文献

1. Van Gelder IC et al. Lenient vs. strict rate control in patients with atrial fibrillation. *N Engl J Med.* 2010; 362 (15): 1363-1373.
2. Groenveld HF et al. Rate control efficacy in permanent atrial fibrillation: successful and failed strict rate control against a background of lenient rate control: data from RACE II (Rate Control Efficacy in Permanent Atrial Fibrillation). *J Am Coll Cardiol.* 2013; 61 (7): 741.

13 収縮性心不全治療でのβ遮断薬
MERIT-HF 試験
Beta Blockers for Systolic Heart Failure

収縮性心不全の患者に関するこの試験では，徐放性メトプロロールは生存率を改善させ，心不全の増悪による入院を減らし，患者の健康状態にベネフィットを認めることができた。

—— Hjalmarson et al.[1]

研究課題：慢性収縮性心不全の患者はβ遮断薬を服用すべきか[1,2]。

研究資金提供：AstraZeneca 社

研究開始：1997 年

研究発表：1999 年，2000 年

研究実施場所：14 か国の 313 施設

研究対象：40〜80 歳の症候性慢性心不全で，駆出分画率 40％以下の患者。さらに，ニューヨーク心臓協会（New York Heart Association：NYHA）の心機能分類クラス II〜IV の心不全症状（クラス II は軽度症状と日常の身体活動が軽度に制限されるもの，クラス IV は重度症状と安静時でも身体活動が著しく制限されるもの）があり，安静時心拍数が 68 拍/分以上で，ほかの心不全治療薬〔利尿薬やアンジオテンシン変換酵素（angiotensin-converting enzyme：ACE）阻害薬など〕を服用している者

研究除外対象：試験登録前 28 日以内に心筋梗塞または不安定狭心症があった患者，非代償性心不全のある患者（肺水腫や低灌流の徴候がみられるなど），臥位収縮期血圧が 100 mmHg 以下の患者

被験者数：3,991 人

研究概要:

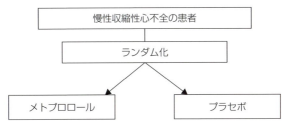

図 13.1 MERIT-HF 試験デザインの概要

介入内容: メトプロロール群に割り付けられた患者には徐放性(放出制御性)製剤を,初回投与量として NYHA クラス II 心不全の患者には 25 mg を 1 日 1 回,NYHA クラス III〜IV の患者には 12.5 mg を 1 日 1 回投与した。2 週間ごとに投与量を倍増して,目標投与量である 200 mg まで漸増させた。患者が投与量の増加に耐えられなければ,調節した。

プラセボ群に割り付けられた患者には同様のプロトコルに従いプラセボを投与した。

経過観察: 平均 1 年間(最初は 2.4 年間を予定していたが,徐放性メトプロロールの明らかな有効性が認められたため,早期に中断された)

エンドポイント(評価項目):

一次アウトカム:すべての原因による死亡と,すべての原因による死亡と入院の複合アウトカム

二次アウトカム:心不全による入院,医師の診察による NYHA クラスの変化,ミネソタ心不全質問票(Minnesota Living with Heart Failure Questionnaire:MLHFQ)とマクマスター全般改善度評価(McMaster Overall Treatment Evaluation:OTE)質問票によって評価された生活の質(QOL)と症状のスコア

結果

- メトプロロール群がプラセボ群と比べて,明らかによりよいアウトカムを認めることが確認された時点で,試験は早期に中断された(**表 13.1** 参照)。
- この試験の被験者の平均年齢は 64 歳であった。駆出分画率の平均は 28% であり,55% の患者が NYHA クラス III の心不全であった。
- 64% の患者が,メトプロロールの目標投与量である 1 日 200 mg まで漸増することができた。残りの患者は高用量に耐えることができなかった。

- メトプロロールは，NYHAクラスを若干改善させるような作用を認めた（この傾向に対してのP値＝0.003）。たとえば，試験期間中にNYHAクラスが最低1つ以上改善した患者が，メトプロロール群で28.6％，プラセボ群では25.8％だった。
- OTEのQOLと症状スコアは，メトプロロール群のほうがプラセボ群よりも有意に高かった（P＝0.009）。しかし，心不全質問票でのQOLと症状スコアは2群において有意差は認められなかった。
- めまい，徐脈，低血圧はメトプロロール群で若干多かったが，そのほかの副作用は一般的にプラセボ群のほうが多かった。

表13.1　MERIT-HF の主要結果のまとめ[a]

アウトカム	メトプロロール群	プラセボ群	P値
すべての原因による死亡率	7.2%	11.0%	0.00009
入院			
総計	29.1%	33.3%	<0.001
心不全による入院	10.0%	14.7%	<0.001
すべての原因による死亡率と入院	32.2%	38.3%	<0.001

[a]パーセントは1年ごとの経過観察による割合を示す。

批判と制限事項：この試験では駆出分画率40％以上の患者，最近心筋梗塞または不安定狭心症を起こした患者を除外している。

関連研究と有用情報：
- ほかの試験でも，慢性収縮性心不全においてのカルベジロール[3-7]やビソプロロール[8]などを含むβ遮断薬の有効性は示されている（カルベジロールはβ-1, β-2, α-1受容体を遮断し，ビソプロロールとメトプロロールはβ-1受容体を選択的に遮断する）。
- COMET試験[9]は，慢性収縮性心不全におけるカルベジロールと短時間作用型メトプロロールの直接比較を行い，カルベジロールの優位性を示した。ただし，COMETではメトプロロールの投与量が少なすぎたという指摘がある。さらに，MERIT-HFでは徐放性メトプロロールが使用されたのに対して，COMETでは短時間作用型が使用されたという違いがある。
- 拡張期心不全の患者に対してβ遮断薬の有効性を示した質の高い研究は存在しない。

要点と結果による影響：徐放性メトプロロールは慢性収縮性心不全の患者に対し

て死亡率を下げ，入院の必要性を減らし，心不全の症状とQOLを改善させた。β遮断薬はこのような患者に対する標準治療の一部である。

> **臨床症例　収縮性心不全治療でのβ遮断薬**
>
> **症例病歴：**
>
> 　慢性心不全治療中の78歳の女性が定期的な受診のために来院した。高血圧の既往があり，いつから指摘されていたかは覚えていない。短い距離は歩行可能だが，息切れがするので3mおきに休まなければならない（NYHAクラスⅢ）。最近の心エコーでは駆出分画率は45〜50%程度であり，中等度の拡張期心不全を認めた。服用薬はリシノプリルとフロセミドである。
>
> 　診察上，心拍数は78拍/分であり，血圧は158/96 mmHgである。頸動脈怒張と下肢浮腫を認める。
>
> 　MERIT-HFの結果に基づくと，現在の治療薬にβ遮断薬を追加すべきだろうか。
>
> **解答例：**
>
> 　MERIT-HFやほかの慢性心不全に対するβ遮断薬の効果に関する試験では，β遮断薬は収縮機能不全に有効であることを示した。ほとんどの試験で，患者の駆出分画率は40%以下だった。拡張期心不全に対するβ遮断薬の有効性を示す質の高い研究はない。
>
> 　この症例の患者は収縮性と拡張性機能不全の両方を合併した慢性心不全であるが，駆出分画率が40%以上のため，MERIT-HFには含まれない患者層である。拡張期心不全ではβ遮断薬の効果は示されたことがない。しかしながら，心拍数と血圧が高いので，β遮断薬を開始して注意深く経過観察をすることは妥当な考え方だろう。ただし，科学的な根拠はないためβ遮断薬を追加しないという選択肢も妥当である。

文献

1. Hjalmarson A et al. Effects of controlled-release metoprolol on total mortality, hospitalizations, and well-being in patients with heart failure: the metoprolol CR/XL randomized intervention trial in congestive heart failure. *JAMA*. 2000; 283 (10): 1295-1302.
2. MERIT-HF Study Group. Effect of metoprolol CR/XL in chronic heart failure: Metoprolol CR/XL Randomised Intervention Trial in Congestive Heart Failure (MERIT-HF). *Lancet*. 1999; 353 (9169): 2001-2007.
3. Packer M et al. Double-blind, placebo-controlled study of the effects of carvedilol in patients with moderate to severe heart failure: the PRECISE Trial. Prospective Randomized Evaluation of Carvedilol on Symptoms and Exercise. *Circulation*. 1996; 94

(11): 2793.
4. Colucci WS et al. Carvedilol inhibits clinical progression in patients with mild symptoms of heart failure. US Carvedilol Heart Failure Study Group. *Circulation.* 1996; 94 (11): 2800.
5. Bristow MR et al. Carvedilol produces dose-related improvements in left ventricular function and survival in subjects with chronic heart failure. MOCHA Investigators. *Circulation.* 1996; 94 (11): 2807.
6. Packer M et al. The effect of carvedilol on morbidity and mortality in patients with chronic heart failure. U.S. Carvedilol Heart Failure Study Group. *N Engl J Med.* 1996; 334 (21): 1349.
7. Packer M et al. Effect of carvedilol on survival in severe chronic heart failure. *N Engl J Med.* 2001; 344 (22): 1651.
8. The Cardiac Insufficiency Bisoprolol Study II (CIBIS-II): a randomised trial. *Lancet.* 1999; 353 (9146): 9.
9. Poole-Wilson PA. Comparison of carvedilol and metoprolol on clinical outcomes in patients with chronic heart failure in the Carvedilol or Metoprolol European Trial (COMET): randomised controlled trial. *Lancet.* 2003; 362 (9377): 7.

安定冠動脈疾患の初期治療
COURAGE 試験

14 Initial Treatment of Stable Coronary Artery Disease

> 我々の研究は，安定冠動脈疾患において強力かつ多面的な薬物治療を開始すれば，広範囲多枝病変で虚血誘発性であったとしても，経皮的冠動脈インターベンションを安全に保留できることを示した。
> —— Boden et al.[1]

研究課題：安定冠動脈疾患の患者の初期治療として薬物療法と経皮的冠動脈インターベンション(percutaneous coronary intervention：PCI)のどちらがよいか[1]。

研究資金提供：米国退役軍人省(Department of Veterans Affairs)，カナダ保健研究所(Canadian Institutes of Health Research)

研究開始：1999 年

研究発表：2007 年

研究実施場所：米国とカナダの 50 施設

研究対象：次のいずれかに当てはまる安定冠動脈疾患の患者：少なくとも 1 つ以上の近位冠動脈が 70%以上狭窄しており，心電図もしくは負荷試験で客観的な虚血の証拠が認められる患者。または，近位冠動脈が 80%以上狭窄しており，典型的な狭心症の症状を有する患者。多枝病変の患者も試験に含まれた。

研究除外対象：クラスIVの狭心症の患者，負荷試験が著しく陽性である患者(すなわち，負荷試験において Bruce プロトコルのステージ I で著しい ST 低下や低血圧を呈する)，治療抵抗性心不全，駆出分画率 30%以下，冠動脈の解剖学的構造により PCI ができない患者

被験者数：2,287 人

研究概要：

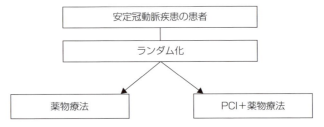

図14.1 COURAGE試験デザインの概要

介入内容： 薬物療法群に割り付けられた患者には，アスピリン（アスピリンにアレルギーがある場合にはクロピドグレル），リシノプリルまたはロサルタン，抗虚血薬（メトプロロール，アムロジピン，一硝酸イソソルビドをそれぞれ単剤または併用）を投与した．さらに，低比重リポタンパク（low-density lipoprotein：LDL） 60～85 mg/dL，高比重リポタンパク（high-density lipoprotein：HDL） 40 mg/dL 以上，中性脂肪 150 mg/dL 以下を目標としてシンバスタチンを単剤またはエゼチミブとの組み合わせで投与した．

PCI群に割り付けられた患者には，目標治療病変のPCIを行い，臨床的に適切な再灌流をした．また，薬物療法群と同様にアスピリンとクロピドグレル，抗虚血薬，降圧薬の投与と，脂質の治療と管理をした．

経過観察： 中央値 4.6 年

エンドポイント（評価項目）：
　一次アウトカム：すべての原因による死亡と非致死性心筋梗塞の複合アウトカム
　二次アウトカム：狭心症の症状コントロールと生活の質（QOL）[2]

結果

- PCI群の88％が無事ステント治療に成功した．
- 両群とも70％の患者がLDL 85 mg/dL以下を達成したが，収縮期血圧 130拍/分以下を達成したのは65％にとどまった．
- 薬物療法群とPCI群では同程度の死亡または心筋梗塞がみられた（**表14.1** 参照）．
- 最初はPCI群の患者のほうが，わずかだが有意に狭心症の症状とQOLの改善が優れていた．しかしながら，この試験が終わる頃にはこれらの差はみられなくなっていた．

表 14.1　COURAGE の主要結果のまとめ [a]

アウトカム	薬物療法群	PCI 群	P 値
死亡または非致死性心筋梗塞	18.5%	19.0%	0.62
急性冠症候群による入院	11.8%	12..4%	0.56
追加の再灌流が必要 [b]	32.6%	21.1%	<0.001

[a] 推測 4.6 年累積発生率。
[b] 薬物療法群では PCI や冠動脈バイパス術が必要となる場合，PCI 群ではこれらの手技が再び必要になる場合。

批判と制限事項：現在では一般的に使用されている薬剤溶出性ステント（drug-eluting stent：DES）が，PCI 群に割り付けられた患者に最初の 6 か月は使用されなかった。専門家のなかには，COURAGE は薬剤溶出性ステントを使用して再試験すべきであると主張している者もいる〔ただし，薬剤溶出性ステントのほうが金属ステント（bare metal stent：BMS）よりも治療アウトカムがよいかは不明である〕。

関連研究と有用情報：

- PCI と薬物療法を比較したほかの研究でも，COURAGE と同様の結論を得ている [3,4)]。
- BARI-2D 試験は，糖尿病患者での薬物療法と血行再建術（PCI を受けるか冠動脈バイパス術を受けるかは医師の判断に委ねられた）を比較し，同様の結果を得ているが，サブグループ解析によると冠動脈バイパス術を受けた患者で最もよいアウトカムを得ることができた [5)]。
- STICH 試験は，冠動脈疾患で駆出分画率が 35％以下の患者での冠動脈バイパス術と薬物療法を比較した試験であり，両者とも同様の死亡率であった [6)]。
- 高リスクの冠動脈疾患（左冠動脈主幹部が 50％以上の狭窄，重度の三枝病変，左前下行枝の近位病変など）がある場合には，冠動脈バイパス術を選択したほうがよい可能性が高い [7)]。
- ステントを用いた血行再建術のほうが適応のある冠動脈疾患の患者もなかにはいるだろう。最近出た研究では，冠血流予備量比（fractional flow reserve：FFR）を用いて重度の狭窄が認められた患者群において，薬物療法よりも PCI のほうが優れていることを示した [8)]。ただし，この結果はさらなる検討がされなければならない [9)]。
- COURAGE の結果を踏まえても，米国の多くの安定冠動脈疾患の患者は PCI を受ける前に適切な薬物療法による治療の試みがなされていなかった [10)]。

要点と結果による影響： 安定冠動脈疾患（多枝病変を含む）のほとんどの患者において，薬物療法と PCI では同様のアウトカムであった。ほとんどの患者には安定冠動脈疾患の初期治療としては薬物療法が適切であり，望ましいのであろう。ただし，薬物療法を受けた患者の多くが，薬物療法不応性の症状に対して最終的には PCI を受ける必要が生じる可能性もある。特定の高リスク患者，たとえば重度の症状がある患者などは，初期治療として PCI のほうがよいかもしれない。

臨床症例　　安定冠動脈疾患の初期治療

症例病歴：

62 歳の男性が負荷試験の結果を聞くためにあなたの外来を受診した。1 年ほど前から階段を上るときや上り坂で胸骨下の痛みを感じていた。痛みは安静にすると消失した。低用量アスピリン以外には薬を服用していない。

負荷試験では 6 分間，7 METs の運動をすることができた。最大心拍数は 148 拍/分であった。負荷試験の終盤で，いつも感じる胸骨下の痛みが出現した。このときに心電図では側壁における ST 低下が認められた。心臓核医学検査を用いた負荷試験では左冠動脈回旋枝における可逆性の虚血を認めた。また，心機能も若干低下していた（駆出分画率 45 ～ 50%）。

あなたはこの患者に安定冠動脈疾患があることを説明した。COURAGE の結果に基づき，どのようにこの患者を治療すべきだろうか。

解答例：

COURAGE では安定冠動脈疾患のほとんどの患者の初期治療として薬物療法が適切であり，望ましいことが示された。

この症例の患者は，COURAGE に参加した典型的な患者と同様である。すぐに血行再建術を受けなければならないような高リスク因子は 1 つもない。そのため，この患者は薬物療法がよい適応となる。適切な薬物療法で治療を受けたにもかかわらず症状が悪化した場合は，血行再建術が将来必要な可能性もあるが，現時点では血行再建は必要ないだろう。

文献

1. Boden WE et al. Optimal medical therapy with or without PCI for stable coronary disease. *N Engl J Med.* 2007; 356 (15): 1503-1516.
2. Weintraub WS et al. Effect of PCI on quality of life in patients with stable coronary disease. *N Engl J Med.* 2008; 358: 677.
3. Tirkalinos TA et al. Percutaneous coronary interventions for non-acute coronary artery disease: a quantitative 20-year synopsis and a network meta-analysis. *Lancet.* 2009; 373 (9667): 911.

4. Stergiopoulos K, Brown DL. Initial coronary stent implantation with medical therapy vs. medical therapy alone for stable coronary artery disease: meta-analysis of randomized controlled trials. *Arch Intern Med.* 2012; 172 (2): 312-319.
5. BARI 2D Study Group. A randomized trial of therapies for type 2 diabetes and coronary artery disease. *N Engl J Med.* 2009; 360 (24): 2503-2515.
6. Velazquez EJ et al. Coronary-artery bypass surgery in patients with left ventricular dysfunction. *N Engl J Med.* 2011; 364: 1607-1616.
7. Hillis LD et al. 2011 ACCF/AHA Guideline for Coronary Artery Bypass Graft Surgery: executive summary: a report of the American College of Cardiology Foundation/ American Heart Association Task Force on Practice Guidelines. *Circulation.* 2011; 124 (23): 2610.
8. De Bruyne B et al. Fractional flow reserve-guided PCI versus medical therapy in stable coronary disease. *N Engl J Med.* 2012 ; 367 (11): 991.
9. Boden WE. Which is more enduring—FAME or COURAGE? *N Engl J Med.* 2012; 367: 11, 1059-1061.
10. Borden WB et al. Patterns and intensity of medical therapy in patients undergoing percutaneous coronary intervention. *JAMA.* 2011; 305 (18): 1882-1889.

2型糖尿病患者の高血糖治療
UKPDS試験

Treating Elevated Blood Sugar Levels in Patients with Type 2 Diabetes

UKPDS（United Kingdom Prospective Diabetes Study）は，ヘモグロビン（Hb）A1cの中央値を7.0～7.4％に維持する強化血糖管理療法が糖尿病による合併症を大幅に減らすことを示している。

—— The UKPDS Study Group[1]

研究課題：2型糖尿病患者の血糖降下薬物療法は，食事療法のみよりも糖尿病合併症を減らすことができるのだろうか[1,2]。

研究資金提供：英国医学研究審議会（Medical Research Council of the United Kingdom：MRC）とその他の英国公共団体，米国国立衛生研究所（United States National Institutes of Health：NIH），複数の寄付団体，複数の製薬会社

研究開始：1997年

研究発表：1998年

研究実施場所：英国の多数の総合診療医から紹介された患者

研究対象：25～65歳までの2型糖尿病と診断されたばかりで，2回の午前検査（2回の検査は1～3週間の間隔をあける）で空腹時血糖が108 mg/dL以上の患者

研究除外対象：血清クレアチニン2.0 mg/dL以上，1年以内の心筋梗塞，狭心症または心不全，レーザー療法を必要とする網膜症，平均余命に影響のある疾患がほかにある患者

被験者数：4,209人

研究概要：2,505人の患者群（過体重も非過体重も両方含む）がインスリンまたはスルホニル尿素薬による強化療法，もしくは食事療法のみにランダム化して割り付け

られた．1,704人の過体重の患者がメトホルミンによる強化療法，インスリンまたはスルホニル尿素薬による強化療法，もしくは食事療法のみに割り付けられた．図15.1が割り付けの概要である．

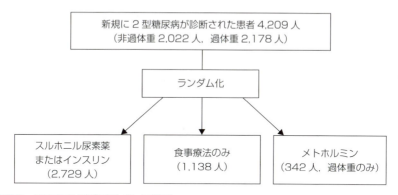

図15.1　UKPDS試験デザインの概要

介入内容：食事療法に割り付けられた患者には栄養士がカウンセリングを行った．スルホニル尿素薬／インスリン群とメトホルミン群は，両群ともカウンセリングを行い薬剤を投与した．

　すべての薬剤は，目標空腹時血糖値108 mg/dL以下に投与量が設定された．インスリン群の患者は基礎インスリンから開始し，食前インスリンはインスリンの1日投与量が14単位以上か食前・就寝時血糖が126 mg/dL以上の場合に追加した．スルホニル尿素薬群の患者には，クロルプロパミドかグリベンクラミド，またはグリピジドを投与した．メトホルミン群の患者は，メトホルミン1日1回850 mgから開始し，最大量で朝に1,700 mg，夜に850 mg投与した．

　食事療法，スルホニル尿素薬とメトホルミンを投与された患者群で，高血糖の症状（口渇または多尿）が出た患者，もしくは血糖値が270 mg/dL以上となった患者には新たな薬物療法を追加した．

経過観察：スルホニル尿素薬／インスリン投与群で中央値10.0年，メトホルミン群で中央値10.7年

エンドポイント（評価項目）：
1. 糖尿病関連エンドポイント：突然死，高血糖または低血糖による死亡，心筋梗塞，狭心症，心不全，脳卒中，腎不全，下肢切断と眼科的合併症
2. 糖尿病関連死：突然死または心筋梗塞による死亡，末梢血管疾患，腎疾患，高血糖または低血糖
3. すべての原因による死亡

4. 微小血管疾患：硝子体出血，網膜光凝固，腎不全

結果

スルホニル尿素薬／インスリン群 vs. 食事療法群
- 治療後，スルホニル尿素薬／インスリン群のHbA1c中央値は7.0%，食事療法群は7.9%であった。
- 食事療法群よりもスルホニル尿素薬／インスリン群のほうが低血糖発作が多かった。
- スルホニル尿素薬／インスリン群は食事療法群と比べて平均2.9 kg体重が増加した。
- スルホニル尿素薬／インスリン群のほうが食事療法群よりも糖尿病関連合併症が少なく，微小血管疾患も少なかった(**表15.1** 参照)。

表15.1 UKPDSの主要結果のまとめ[a]

アウトカム	スルホニル尿素薬／インスリン群 ($n=2,729$)	食事療法群 ($n=1,138$)	P値
糖尿病関連合併症	40.9	46.0	0.03
糖尿病関連死	10.4	11.5	0.34
全死亡	17.9	18.9	0.44
微小血管疾患	8.6	11.4	0.01

[a] 事象率は1,000人-年，すなわち，試験参加期間1,000年ごとに起こるイベントの数である。たとえば，40.9イベント／1,000人-年とは100人の試験参加者に10年間で平均40.9回のイベントが発生したということである。

メトホルミン群 vs. 食事療法群 vs. スルホニル尿素薬／インスリン群(過体重の患者)
- 治療後，メトホルミン群のHbA1c中央値は7.4%，食事療法群は8.0%であった(スルホニル尿素薬／インスリン群の患者のHbA1c値はメトホルミン群と同等としたが，実際の値は報告されていない)。
- 食事療法群よりもメトホルミン群のほうが低血糖発作が多かったが，インスリン／スルホニル尿素薬群の患者が最も低血糖発作の発生が多かった。
- メトホルミン群と食事療法群の体重変化はほぼ同等であったが，スルホニル尿素薬／インスリン群の患者はメトホルミン群および食事療法群の患者よりも体重増加が大きかった。
- 過体重患者では，メトホルミン群のほうが食事療法群およびスルホニル尿素薬／インスリン群の患者よりも糖尿病関連合併症が少なかった(**表15.2**参照)。

表15.2 UKPDSの過体重患者における主要結果のまとめ[a]

アウトカム	メトホルミン群 ($n=342$)	食事療法群 ($n=411$)	スルホニル尿素薬／インスリン群 ($n=951$)	P値[b]
糖尿病関連合併症	29.8	43.8	40.1	0.0023, 0.0034
糖尿病関連死	7.5	12.7	10.3	0.017, 有意差なし[c]
全死亡	13.5	20.6	18.9	0.011, 0.021
微小血管疾患	6.7	9.2	7.7	0.19, 有意差なし[c]

[a] 事象率は1,000人-年を示す。
[b] メトホルミン群 vs. 食事療法群，メトホルミン群 vs. スルホニル尿素薬／インスリン群。
[c] 実際のP値は報告されていない。

批判と制限事項：UKPDSは，2型糖尿病患者におけるHbA1cの最適目標値を定義づけなかった。

関連研究と有用情報：UKPDSの試験終了後，患者の糖尿病はそれぞれの主治医により治療された。また，UKPDSの研究者によりさらに10年間追跡調査された。スルホニル尿素薬／インスリン群では中央値16.8年，メトホルミン群で17.7年の経過観察で長期アウトカムが報告された[3]。

- 試験終了後1年間で平均HbA1c値は，すべての群でほぼ同等であった。
- スルホニル尿素薬／インスリン群の患者のほうが，食事療法群よりも糖尿病関連エンドポイントと微小血管疾患が引き続き少なかった。
- 最初の解析では報告されなかったが，スルホニル尿素薬／インスリン群の患者のほうが食事療法群よりも心筋梗塞が少なく，糖尿病関連死および全死亡が少なかった。
- 過体重の患者ではメトホルミン群のほうが食事療法群およびスルホニル尿素薬／インスリン群の両者よりも糖尿病関連合併症が少なかった。

UKPDSでは，試験に参加している高血圧の患者に対して，アンジオテンシン変換酵素（angiotensin-converting enzyme：ACE）阻害薬とβ遮断薬を用いた血圧の厳格管理（目標血圧150/85 mmHg以下）と緩い管理（目標血圧180/105 mmHg以下）の比較を行った。厳格な血圧管理が行われた患者のほうが，全糖尿病関連エンドポイント，糖尿病関連死，脳卒中と微小血管疾患が減少した[4]。試験終了後10年間の追跡解析ではこの効果は維持できていなかったが，これはおそらく効果を維持するためには継続して良好な血圧管理を行う必要があることを示しているのだろう[5]。

DCCT試験は，1型糖尿病患者での合併症を予防するために厳格な血糖管理が必要であることを示した[6]。

2型糖尿病の患者での血糖管理を研究しているほかの重要な試験については，ACCORD試験(第16章)の要約にまとめている。

要点と結果による影響：UKPDS試験は，2型糖尿病患者における高血糖治療に使用する薬物療法のベネフィットを結論づけた最初の研究である。スルホニル尿素薬，インスリン，メトホルミンを投与されている患者は，食事療法のみの患者と比べて糖尿病関連合併症が少なかった。この薬物療法のベネフィットは試験終了後10年間にわたり持続した。

臨床症例　　2型糖尿病患者の高血糖治療

症例病歴：

36歳の女性が初めて2型糖尿病と診断されて，あなたの外来を受診した。彼女はBMI (body mass index) 36 kg/m^{2}と過体重であり，運動は全くしない。HbA1cは7.8％である。UKPDSの結果に基づくと，この患者の高血糖を治療するために薬物療法を開始すべきだろうか。

解答例：

UKPDSは，2型糖尿病患者の高血糖治療に使用する薬物療法のベネフィットを結論づけた最初の研究である。スルホニル尿素薬，インスリン，メトホルミンを投与されている患者は，食事療法のみの患者と比べて糖尿病関連合併症が少なかった。

症例の患者はとても若く，HbA1cの値は軽度にしか上昇していない。薬物療法（おそらくはメトホルミン）を開始するのも悪くはないが，まず，生活習慣の改善を促すべきだという意見もあるだろう。彼女が体重を大幅に減らすことに成功し，運動を開始したならば，おそらくは彼女の糖尿病は改善して薬物療法が必要なくなるのではないだろうか。

文献

1. UK Prospective Diabetes Study Group. Intensive blood-glucose control with sulphonylureas or insulin compared with conventional treatment and risk of complications in patients with type 2 diabetes (UKPDS 33). *Lancet.* 1998 2; 352 (9131): 837-853.
2. UK Prospective Diabetes Study Group. Effect of intensive blood-glucose control with metformin on complications in overweight patients with type 2 diabetes (UKPDS 34). *Lancet.* 1998; 352 (9131): 854-865.

3. Holman RR et al. 10-year follow-up of intensive glucose control in type 2 diabetes. *N Engl J Med.* 2008; 359: 2049-2056.
4. UK Prospective Diabetes Study Group. Tight blood pressure control and risk of macrovascular and microvascular complications in type 2 diabetes: UKPDS 38. UK Prospective Diabetes Study Group. *BMJ.* 1998; 317 (7160): 703-713.
5. Holman RR et al. Long-term follow-up after tight control of blood pressure in type 2 diabetes. *N Engl J Med.* 2008; 359 (15): 1565-1576.
6. The Diabetes Control and Complications Trial Research Group. The effect of intensive treatment of diabetes on the development and progression of long-term complications in insulin-dependent diabetes mellitus. *N Engl J Med.* 1993; 329 (14): 977.

2 型糖尿病患者の血糖管理での強化療法 vs. 保守的標準療法
ACCORD 試験

Intensive versus Conservative Blood Sugar Control in Patients with Type 2 Diabetes

> この試験の重要なメッセージは，血糖値は低ければ低いほうがよいという 20 年以上にもわたる常識が覆されたことだ．ACCORD 試験の驚くべき結果とは，標準療法よりも強化療法のほうが死亡率が高かったことである．
>
> —— Dr. David McCulloch
> （Clinical Professor of Medicine, University of Washington）

研究課題：2 型糖尿病治療の目標血糖値は「正常値」がよいのか[1]．

研究資金提供：米国国立心肺血液研究所 (National Heart, Lung, and Blood Institute：NHLBI)

研究開始：2001 年

研究発表：2008 年

研究実施場所：米国とカナダの 77 施設

研究対象：40 〜 79 歳までの 2 型糖尿病患者で，ヘモグロビン (Hb) A1c 7.5%以上，かつすでに判明している心血管疾患の合併またはリスク因子がある者

研究除外対象：家庭での血糖モニタリングを希望しない患者，インスリン注射を希望しない患者，低血糖発作が頻繁にある患者，血清クレアチニン値 1.5 mg/dL 以上

被験者数：10,251 人

研究概要:

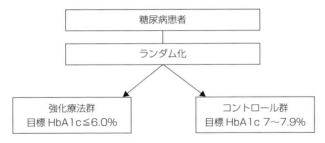

図 16.1　ACCORD 試験デザインの概要

介入内容: 治療医は目標血糖値を達成するためにどのような薬物療法を選択してもかまわない。メトホルミンが 60% の患者に使用され,インスリンは 35%,スルホニル尿素薬は 50% だった。

経過観察: 平均 3.5 年

エンドポイント(評価項目):
　一次アウトカム:非致死性心筋梗塞,非致死性脳卒中または心血管疾患による死亡の複合アウトカム
　二次アウトカム:すべての原因による死亡

結果

- 両群のベースラインの HbA1c 平均値は 8.1% であった。
- 強化療法群の治療後 HbA1c 平均値は 6.4% で,コントロール群は 7.5% であった。
- 強化療法群の平均体重増加は 3.5 kg で,コントロール群は 0.4 kg であった。

表 16.1　ACCORD の主要結果のまとめ

アウトカム	強化療法群	コントロール群	P 値
医療介入が必要な低血糖発作	10.5%	3.5%	<0.001
心血管イベントまたは心臓死	6.9%	7.2%	0.16
全死亡率	5.0%	4.0%	0.04

批判と制限事項： この試験は，心血管疾患がすでに判明している，もしくはそのリスク因子がある患者だけが参加したため，どの薬剤が「強化療法群」において死亡率の上昇をまねいたのかわからない。

関連研究と有用情報：
- 強化療法群における死亡率の上昇は，5年後の経過観察でも持続していた[2]。
- ACCORDのデータを用いたほかの報告によると，強化療法群は死亡率が上昇したにもかかわらず，早期微小血管障害(アルブミン尿症，眼科合併症や神経障害)の発生率は低かった[3]。
- 米国退役軍人省糖尿病試験(Veteran's Affairs Diabetes Trial：VADT)は，強化血糖管理(「正常」血糖値を目標とした)と標準血糖管理を比較して，強化的アプローチのベネフィットを見いだすことができなかった[4]。
- ADVANCE試験は，標準的なHbA1c目標値に設定して治療した患者よりも，目標値を6.5%に設定したほうが，糖尿病関連合併症，特に腎障害の発生率が低かったことを報告している[5]。
- 多くの臨床ガイドラインはHbA1cの目標値を6.5〜7.5%に設定し，高齢者など低血糖発作のリスクが高い患者に関しては，目標値を緩めるように推奨している。

要点と結果による影響： ACCORDではHbA1c目標値を6.0%以下に設定すると，目標値7.0〜7.9%の場合と比べて死亡率が上昇することを示した。ただし，HbA1c目標値を6.0%以下にすることで早期微小血管障害は減少した。糖尿病患者における最適なHbA1c目標値はまだ不明な点も多く，研究が続けられている。

臨床症例　2型糖尿病の血糖管理での強化療法 vs. 保守的標準療法

症例病歴：

　60歳の女性で，2型糖尿病，高血圧，脂質異常症を長い間治療してきた患者が，定期的な診察のためにあなたの外来を受診した。彼女の糖尿病の薬は，メトホルミン1,000 mgを1日2回，就寝時にインスリングラルギン40単位，レギュラーインスリンを各食前に12単位である。彼女が自信をもって見せてくれた血糖値の記録によると，早朝の空腹時血糖平均値は82 mg/dLであり，非常によくコントロールされていた。直近のHbA1cは6.4%である。彼女の悩みは体重が落ちないことと，血糖値が75 mg/dLを下回るときに「震える」ことがあることである。

　ACCORDの結果を踏まえたうえで，彼女の糖尿病治療薬を変更するとしたら，どのようにすべきか。

解答例：

ACCORDは，HbA1cの目標値を6.0%以下に設定することで死亡率が上昇することを示した。さらに，HbA1c目標値を6.0%以下にすると，体重増加，低血糖発作の発生率が上昇することも示した。この患者のHbA1cは6.4%である。すなわち，この患者の値はACCORDの強化療法群の平均HbA1c値と同等である。この患者の血糖コントロールは厳格すぎるため，インスリン（インスリングラルギンかレギュラーインスリン，もしくは両方）を減量すべきである。こうすることによって低血糖発作が減り，体重減量もしやすくなり，おそらくは彼女の死亡リスクを低下させることができるだろう。

文献

1. Action to Control Cardiovascular Risk in Diabetes Study Group. Effects of intensive glucose lowering in type 2 diabetes. *N Engl J Med*. 2008; 358 (24): 2545-2559.
2. The ACCORD Study Group. Long-term effects of intensive glucose lowering on cardiovascular outcomes. *N Engl J Med*. 2011; 364 (9): 818-828.
3. Ismail-Beigi F et al. Effect of intensive treatment of hyperglycaemia on microvascular outcomes in type 2 diabetes: an analysis of the ACCORD randomised trial. *Lancet*. 2010; 376 (9739): 419-430.
4. Duckworth W et al. Glucose control and vascular complications in veterans with type 2 diabetes. *N Engl J Med*. 2009; 360 (2): 129-139.
5. The ADVANCE Collaborative Group. Intensive blood glucose control and vascular outcomes in patients with type 2 diabetes. *N Engl J Med*. 2008; 358 (24): 2560-2572.

アフリカ系米国人における心不全試験

A-HeFT 試験

The African American Heart Failure Trial

> 我々は，黒人患者において硝酸イソソルビドとヒドララジンの併用療法が心不全の進行を遅延させる強力なエビデンスを示すことができた．将来的な展望としては，この治療によく反応するような患者層を人種や民族を超えて特定するために，遺伝子型や表現型の解析や特定を進めることである．
>
> —— Taylor et al.[1]

研究課題：アフリカ系米国人の末期心不全を治療するのに，硝酸イソソルビドとヒドララジンの併用療法は効果があるのか[1]。

研究資金提供：NitroMed 社

研究開始：2001 年

研究発表：2004 年

研究実施場所：米国の 161 施設

研究対象：18 歳以上のアフリカ系米国人で，ニューヨーク心臓協会 (New York Heart Association：NYHA) クラス III または IV の心不全 (軽度労作または安静時に心不全症状がある) 患者。駆出分画率低下 (35%以下，または 45%未満で重度の左室拡大) と，さらに，標準的な心不全治療〔アンジオテンシン変換酵素 (angiotensin-converting enzyme：ACE) 阻害薬，β 遮断薬など〕を受けていることも対象となる条件であった。

　研究者らは後ろ向きの観察研究にて，アフリカ系米国人が硝酸イソソルビドとヒドララジンの併用療法によく反応していることを示していたため，この患者層で研究を行った。さらに，アフリカ系米国人についての心血管研究が歴史的に少ないことも考慮されている。

研究除外対象：直近の心血管イベント，臨床的に重度の弁膜症，症候性低血圧，試験期間中に死亡が予想されるような疾患の合併

被験者数：1,050人

研究概要：

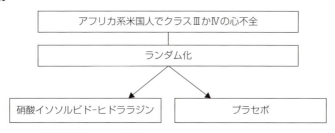

図17.1　A-HeFT試験デザインの概要

介入内容：硝酸イソソルビド-ヒドララジン群に割り付けられた患者には，硝酸イソソルビド20 mgとヒドララジン37.5 mgを含有する錠剤1錠を初期量として1日3回投与した。忍容性があれば，2錠を1日3回に増量した。プラセボ群の患者には，プラセボ錠を同じプロトコルに従い投与した。

経過観察：平均10か月

エンドポイント(評価項目)：
　一次アウトカム：死亡，心不全による初めての入院，生活の質(QOL)の変化を含む複合スコア

結果

- プラセボ群の死亡率が明らかに高かったことが判明した時点で試験は早期に中断された(**表17.1**参照)。
- 硝酸イソソルビド-ヒドララジン群の47.5％が頭痛を訴え，プラセボ群では19.2％だった。
- 硝酸イソソルビド-ヒドララジン群の29.3％がめまいを訴え，プラセボ群では12.3％だった。
- 硝酸イソソルビド-ヒドララジン群の平均収縮期血圧降下は1.9 mmHgであり，プラセボ群では0.8 mmHgだった。

表17.1　A-HeFT の主要結果のまとめ

アウトカム	硝酸イソソルビド-ヒドララジン群	プラセボ群	P 値
死亡	6.2%	10.2%	0.02
心不全による初めての入院	16.4%	24.4%	0.001
QOL の変化 [a]	− 5.6	− 2.7	0.02
複合スコア [b]	− 0.1	− 0.5	0.01

[a] QOL はミネソタ心不全質問票（Minnesota Living with Heart Failure Questionnaire：MLHFQ）を使用。スコアが低いと QOL が高いことを示す。すなわち，硝酸イソソルビド-ヒドララジン群の患者のほうが QOL が高いと報告された。
[b] 複合スコアが高いということは，アウトカムがよいことを示している。すなわち，硝酸イソソルビド-ヒドララジン群のほうがよいアウトカムが得られた。
QOL＝生活の質

批判と制限事項：A-HeFT は末期心不全の患者しか対象としなかった。そのため，硝酸イソソルビドとヒドララジンの併用が，より軽度の心不全で効果があるかどうかは不明である。

　硝酸イソソルビド-ヒドララジン群のほうが，明らかに頭痛とめまいの発生率がプラセボ群よりも高かった。すなわち，これらの薬剤は十分に注意して使用しなければならないことを示している。

関連研究と有用情報：
- V-HeFT I 試験は，ACE 阻害薬を服用していない男性の心不全患者において硝酸イソソルビド-ヒドララジンがプラセボよりも効果があることを示した[2]。
- V-HeFT II 試験は，ACE 阻害薬であるエナラプリルが男性の心不全患者において硝酸イソソルビド-ヒドララジンよりも優れていることを示した[3]。

要点と結果による影響：A-HeFT は，アフリカ系米国人の NYHA クラスIIIかIVで駆出分画率が低下している心不全患者において，硝酸イソソルビド-ヒドララジンが標準的な心不全治療に追加された場合にアウトカム改善につながることを示した。A-HeFT はアフリカ系米国人に焦点を当てており，この患者層における臨床研究は歴史的に少なかったこともあるため，非常に重要な意義があると考えられている。

臨床症例　アフリカ系米国人の心不全患者に対する硝酸イソソルビドとヒドララジンによる治療

症例病歴：

66歳の白人男性でNYHAクラスⅣの心不全（安静時に症状あり）で駆出分画率が30%の患者が，症状のコントロールがされていないためにあなたの外来を受診した。リシノプリル，カルベジロール，スピロノラクトン，アムロジピン，フロセミド，アスピリン，アトルバスタチン，シタロプラム（選択的セロトニン再取り込み阻害薬），ガバペンチン，ロラゼパムを服用している。診察では，心拍数は72拍/分，血圧130/84 mmHgである。肺雑音などはなく，レベル1～2＋の下腿浮腫がみられる。

A-HeFTの結果に基づいて，あなたは患者の心不全治療を最適化するために投与薬を変更すべきか。

解答例：

A-HeFTは，アフリカ系米国人のNYHAクラスⅢまたはⅣで駆出分画率が低下している心不全患者において，硝酸イソソルビドとヒドララジンの併用が標準的な心不全治療に追加された場合にアウトカム改善につながることを示した。症例の患者が白人であることを除けば，この試験の典型的な患者層に当てはまる。白人だからこの試験の結果は当てはまらないと議論する者もいるだろうが，白人が多くを占めるような不均衡な患者層の臨床試験結果に基づいて黒人がたびたび治療されていることを考えると，この白人患者は硝酸イソソルビド-ヒドララジンのよい適応になるのではないだろうか。

一方で，この症例の患者はすでに10種類の薬剤を服用しており，硝酸イソソルビド-ヒドララジンを追加することでますます複雑な薬物療法になってしまう。そのため，患者の症状コントロールを改善するためには，硝酸イソソルビド-ヒドララジンを追加するよりも，すでに服用している薬の投与量を増やす（おそらくリシノプリル）ほうが好ましいかもしれない。硝酸イソソルビド-ヒドララジンを追加するならば，低血圧やその他の副作用（頭痛とめまい）を注意深く観察すべきである。

文献

1. Taylor AL et al. Combination of isosorbide dinitrate and hydralazine in blacks with heart failure. *N Engl J Med.* 2004; 351(20): 2049-2056.
2. Cohn JN et al. Effect of vasodilator therapy on mortality in chronic congestive heart failure: RESULTS of a Veterans Administration cooperative study. *N Engl J Med.* 1986; 314(24): 1547-1552.
3. Cohn JN et al. A comparison of enalapril with hydralazine-isosorbide dinitrate in the treatment of chronic congestive heart failure. *N Engl J Med.* 1991; 325(5): 303-310.

HIV 感染者に対する抗レトロウイルス薬による早期治療 vs. 治療延期

NA-ACCORD 試験

Early versus Delayed Antiretroviral Therapy for Patients with HIV

この試験は，CD4 値が 351〜500/mm^3 の患者では，抗レトロウイルス薬による治療延期戦略が 69％の死亡率上昇につながったことを示している。CD4 値が 500/mm^3 を超える患者では，治療延期戦略は 94％の死亡率上昇につながった。ただし，この試験の患者はランダム化されていないので抗レトロウイルス薬による治療開始時期の判断はさまざまな要因の影響を受けた可能性がある。
— Kitahata et al.[1]

研究課題：無症候の HIV 患者において，抗レトロウイルス薬療法 (antiretroviral therapy：ART) を開始すべき CD4 値はいくつだろうか[1]。

研究資金提供：米国国立衛生研究所 (National Institutes of Health：NIH)，米国医療研究・品質調査機構 (Agency for Healthcare Research and Quality：AHRQ)

研究開始：1996〜2005 年のデータを解析

研究発表：2009 年

研究実施場所：米国とカナダの 60 以上の施設から提供されたデータ

研究対象：米国とカナダの無症候性 HIV 患者のコホート。2 つの独立した解析が行われ，1 つは CD4 値が 351〜500/mm^3 の患者，もう 1 つは CD4 値 500/mm^3 を超える患者

研究除外対象：過去に AIDS 指標疾患があった患者，以前に ART を受けていた患者

被験者数：17,517 人

研究概要：

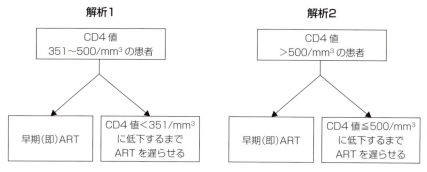

図 18.1　NA-ACCORD 試験デザインの概要
ART＝抗レトロウイルス薬療法

- これはランダム化比較試験ではなかったので，患者は抗レトロウイルス薬の早期治療か治療延期かを選択できた。
- 研究者らは早期治療群と治療延期群の結果を患者背景の違いにより調整した（たとえば，ベースラインの年齢や CD4 値の違いなど）。

介入内容：最初の解析では，早期治療群の患者は CD4 値が 351～500/mm^3 になったときに抗レトロウイルス薬を投与した。治療延期群の患者には，CD4 値が 351/mm^3 未満になるまで抗レトロウイルス薬を投与しなかった。CD4 値が 351～500/mm^3 だが抗レトロウイルス薬を投与されるまでに 6 か月以上開いてしまい，351/mm^3 未満になってしまった患者は除外された。

　2 つ目の解析では，早期治療群の患者は CD4 値が 500/mm^3 を超えているときに抗レトロウイルス薬を投与した。治療延期群の患者には CD4 値が 500/mm^3 未満になるまで抗レトロウイルス薬を投与しなかった。CD4 値が 500/mm^3 を超えていたが抗レトロウイルス薬を投与されるまでに 6 か月以上あいてしまい，500/mm^3 以下になってしまった患者は除外された。

経過観察：平均 2.9 年

エンドポイント（評価項目）：死亡

結果

解析1：CD4値351〜500/mm³
- 解析1の対象者は8,362人で，このうち25%の患者が抗レトロウイルス薬による早期治療を開始した。
- 早期治療群の患者は白人が多く，静注薬物使用者（intravenous drug use：IVDU）やC型肝炎罹患者は少なかった。
- 早期治療群のほうが治療延期群よりも死亡率が低かった（表18.1参照）。

表18.1 解析1の主要結果のまとめ

アウトカム	ART治療延期群の死亡率[a]	ART早期治療群の死亡率[a]	治療延期群 vs. 早期治療群の調整オッズ比	P値
死亡	5%	3%	1.69	< 0.001

[a] これらの解析は複雑であるため，率は概算値である。
ART＝抗レトロウイルス薬療法

解析2：CD4値＞500/mm³
- 解析2の対象者は9,155人で，このうち24%の患者が抗レトロウイルス薬による早期治療を開始した。
- 早期治療群の患者は白人が多く，IVDUやC型肝炎罹患者は少なかった。
- 早期治療群のほうが治療延期群よりも治療開始後のウイルス抑制率が高く（81% vs. 71%），早期治療群のほうが治療に対するコンプライアンスがよかったことを示している。
- 早期治療群のほうが治療延期群よりも死亡率が低かった（表18.2参照）。

表18.2 解析2の主要結果のまとめ

アウトカム	ART治療延期群の死亡率[a]	ART早期治療群の死亡率[a]	治療延期群 vs. 早期治療群の調整オッズ比	P値
死亡	5.1%	2.6%	1.94	< 0.001

[a] これらの解析は複雑であるため，率は概算値である。

批判と制限事項：NA-ACCORDの最大の欠点は，ランダム化比較試験ではなかったことである。研究者らは早期治療群と治療延期群における患者間の違いを調整しようとしたが，記録されていない交絡因子が結果に影響を及ぼしていた可能性はある。たとえば，早期治療群の患者のほうが治療延期群よりも治療に関して積極的で

あった可能性もあり，早期治療群で生存が改善しているかのようにみえてしまったかもしれない。それを裏づけるかのように，解析2では早期治療群のほうが治療延期群よりもウイルス抑制を達成している患者が多かった。

　NA-ACCORDのもう1つの欠点は，研究者らが治療薬に対する副作用のデータを示さなかったことである。

関連研究と有用情報：
- 非常に質の高いランダム化比較試験では，CD4値200/mm^{3}以下で抗レトロウイルス薬を開始することの明らかなベネフィットを示している。さらに，CD4値200〜350/mm^{3}で抗レトロウイルス薬を開始するベネフィットを示す強力なエビデンスがある[2]。
- HPTN 052試験では，CD4値350〜550/mm^{3}で抗レトロウイルス薬を開始した場合，性行為によるHIVの感染リスクとHIV関連合併症，特に肺外結核が減少することを示した[3]。
- SMART試験も，CD4値が350/mm^{3}を超える場合の抗レトロウイルス薬のベネフィットを示している[4,5]。
- 国際抗ウイルス学会米国委員会 (International Antiviral Society-USA Panel：IAS-USA) が発表した2012年のガイドラインでは，NA-ACCORDの結果を踏まえて，HIVに感染したすべての成人に対して抗レトロウイルス薬の投与を推奨している。このガイドラインは一応，「CD4値が低下していて，特定の合併症が存在する場合」にエビデンスが有力であることにも触れている[6]。
- 無症候の患者における抗レトロウイルス薬による最適な治療開始戦略を明確にするため，複数のランダム化比較試験が行われている。

要点と結果による影響： NA-ACCORDはランダム化比較試験ではなかったため，最終的な結論を導くことは難しいが，この試験結果は無症候のHIV患者における抗レトロウイルス薬の治療開始はCD4値が351〜500/mm^{3}の場合も，500/mm^{3}を超える場合も有用であることを示している。

臨床症例　HIV感染者に対する抗レトロウイルス薬による早期治療 vs. 治療延期

症例病歴：
　34歳の男性でIVDU歴のある患者があなたのHIVクリニックを定期的経過観察のために受診した。彼は過去4回中3回の外来予約に来院せず，静注薬物の使用を続けていることを認めている。彼の最近のCD4値は2か月前の測定で542/mm^{3}であり，ウイルス量は36,000コピー/mLである。患者はHIVを治療するために薬を飲み始めたほうがいいのかあなたに尋ねてきた。
　NA-ACCORDの結果を踏まえて，あなたはどのように答えるべきか。

解答例：

NA-ACCORDは，無症候のHIV患者でCD4値が500/mm^{3}を超えていても，治療開始は有用であることを示した。この試験の結果を踏まえて，2012年のガイドラインは，HIVの患者であればCD4値にかかわらず治療を開始することを推奨している。しかしながら，NA-ACCORDはランダム化比較試験ではなく，CD4値が500/mm^{3}を超える無症候成人における治療開始のデータはしっかりとしたものではない。さらに，この患者は抗レトロウイルス薬に対するコンプライアンスに疑問をもつような態度をとっている。そのため，今回抗レトロウイルス薬を開始するよりは，自己管理の徹底（静注薬物の使用をやめるなど）を教育すべきだろう。抗レトロウイルス薬を開始するリスクとベネフィットを話し合ってもよい。彼のHIV診療に対するコンプライアンスがよくなれば，抗レトロウイルス薬の開始を考慮すべきである。

文献

1. Kitahata MM et al. Effect of early vs. deferred antiretroviral therapy for HIV on survival. *N Engl J Med.* 2009; 360 (18): 1815-1826.
2. When to Start Consortium. Timing of initiation of antiretroviral therapy in AIDS-free HIV-1-infected patients: a collaborative analysis of 18 HIV cohort studies. *Lancet.* 2009; 373 (9672): 1352.
3. Cohen MS et al. Prevention of HIV-1 infection with early antiretroviral therapy. *N Engl J Med.* 2011; 365(6): 493.
4. SMART Study Group. CD4+ count-guided interruption of antiretroviral treatment. *N Engl J Med.* 2006; 355(22): 2283.
5. SMART Study Group. Major clinical outcomes in antiretroviral therapy (ART)-naive participants and in those not receiving ART at baseline in the SMART study. *J Infect Dis.* 2008; 197(8): 1133.
6. Thompson MA et al. Antiretroviral treatment of adult HIV infection: 2012 recommendations of the International Antiviral Society-USA panel. *JAMA.* 2012; 308 (4): 387.

訳者コメント

この観察研究の後，ランダム化比較試験である START 試験（*N Engl J Med* 2015；373：795-807）が行われ，CD4 値が 500/mm^3 より高い患者を，すぐに治療する群と 350/mm^3 まで低下してから治療する群とに分け比較し，すぐに治療する群のほうが AIDS 関連イベント，重症な非 AIDS 関連イベントと死亡に関してのエンドポイントが有意に少なく，中間解析の段階で試験は中止となった。これで，欧米の先進国では，CD4 値にかかわらず，なるべく早く抗レトロウイルス薬による治療を開始すべきであるというコンセンサスができた。

19 透析の早期導入 vs. 導入延期戦略
IDEAL 試験
Early versus Late Initiation of Dialysis

> 慢性腎臓病では注意深い臨床マネジメントにより，糸球体濾過量(glomerular filtration rate：GFR)が 7.0 mL/分未満になるまで，もしくは透析導入が必要となる古典的臨床徴候がもっと現れるまで，透析導入は遅らせることができる。
>
> ── Cooper et al.[1]

研究課題：透析導入を必要とする古典的徴候や症状がない患者で，GFR 14.0 mL/分以下であれば，透析導入は安全に遅らせることができるだろうか[1]。

研究資金提供：オーストラリアとニュージーランドの複数の公共研究機関，3 つの製薬会社と医療機器メーカー，非営利団体の国際腹膜透析学会(International Society for Peritoneal Dialysis：ISPD)

研究開始：2000 年

研究発表：2010 年

研究実施場所：オーストラリアとニュージーランドの 32 施設

研究対象：18 歳以上の進行性慢性腎臓病の患者で，推定 GFR 10.0 〜 15.0 mL/分/1.73 m^2 体表面積(Cockcroft-Gault 式[2]にて算出，体表面積で補正)。腎移植患者も対象とした。

研究除外対象：GFR 10.0 mL/分未満の患者，12 か月以内に生体腎移植を予定している患者，最近がんの診断をされて生存に影響する可能性がある患者

被験者数：828 人

研究概要：

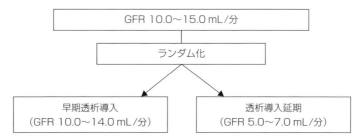

図 19.1　IDEAL 試験デザインの概要
GFR＝糸球体濾過量

介入内容： 早期透析導入群に割り付けられた患者には GFR が 10.0 ～ 14.0 mL/分の間に透析導入し，透析導入延期群に割り付けられた患者には GFR が 5.0 ～ 7.0 mL/分の間に透析を開始した。ただし，透析導入延期群で GFR が 7.0 mL/分以上であっても担当医の判断により透析を開始することはできた（尿毒症の出現，電解質異常の管理が難しい場合など）。

両群とも患者と担当医が透析法（腹膜透析か血液透析か）と透析内容を決定した。

経過観察： 中央値 3.59 年

エンドポイント(評価項目)：
　一次アウトカム：すべての原因による死亡
　二次アウトカム：心血管イベント（心筋梗塞，脳卒中，狭心症による入院など），感染イベント（感染による死亡または入院），透析の合併症（一時的なアクセスカテーテルの挿入，体液・電解質異常など），生活の質(QOL)

結果

- この試験の平均年齢は約 60 歳であった。
- 透析の理由となる腎不全の原因として，最も多いのは糖尿病（約 34％）であった。
- 試験終了まで生存した患者は，最終的には 98％が透析が必要になった。
- 早期透析導入群の透析導入までの時間の中央値は 1.80 か月間であり，透析導入延期群の中央値は 7.40 か月間であった（$P < 0.001$）。透析導入時の平均推定 GFR は，早期透析導入群で 12.0 mL/分，透析導入延期群で 9.8 mL/分であった（$P < 0.001$）。
- 透析導入延期群の 75.9％の患者は，GFR が 7.0 mL/分以下に低下する前に症状や

徴候などが出現し，透析開始せざるをえなかった。
- 死亡率は，早期透析導入群と透析導入延期群でほぼ同様であった(**表 19.1**)。
- QOL スコア (Assessment of Quality of Life instrument：AQoL[3]) は，早期透析導入群と透析導入延期群でほぼ同様であった。

表 19.1 IDEAL の主要結果のまとめ[a]

アウトカム	早期透析導入群	透析導入延期群	P値
全死亡	10.2	9.8	0.75
心血管イベント	10.9	8.8	0.09
感染イベント	12.4	14.3	0.20
透析合併症			
一時的カテーテル挿入	10.0	9.7	0.85
挿入部位感染	3.4	3.5	0.97
体液・電解質異常	13.2	15.0	0.26

[a] 発生率は 100 患者-年，すなわち，患者時間 100 年ごとに発生するイベント数で示している。たとえば，死亡が 10.2/100 患者-年ということは，4 年間試験に参加した患者 25 人ごとに平均 10.2 人が死亡したということである。

批判と制限事項：早期透析導入は明らかなベネフィットがなかったが，透析導入延期群の患者のほとんどが，試験期間中，GFR が 5.0〜7.0 mL/分に低下する前に透析を開始せざるをえなかった。

関連研究と有用情報：
- IDEAL の経済学的解析によると，早期透析導入は透析に伴うコストが有意に高く，その他費用を含む総計コストでも有意差はないが高かった[4]。
- 別の試験では，GFR 15 mL/分以上で開始した場合に有害である可能性を示している[5]。
- 米国腎臓財団 (National Kidney Foundation：NKF) のガイドラインでは，IDEAL の結果が出る以前から透析開始の目安を GFR 15 mL/分未満としていた[6]。
- 2005 年に米国で透析を開始した患者の 45％が，推定 GFR 10 mL/分以上であった。これは 1996 年の 2 倍である[7]。

要点と結果による影響：適切な臨床マネジメントにより，進行性慢性腎臓病の患者は透析が必要な症状や徴候が出現するまで，もしくは GFR が 7.0 mL/分以下に低下するまで透析導入を遅らせても問題ないことが示された。透析導入延期群の患者の多くが GFR 7.0 mL/分以下になる前に透析が必要となったが，有害事象を増やすことなく平均 6 か月間透析導入を遅らせることができた。

臨床症例　　透析の導入時期

症例病歴：

56歳の女性で糖尿病による慢性腎臓病の患者が，市中総合病院の腎臓内科を初めて受診した．女性は2年前に腎臓内科に紹介状を渡されていたが，腎臓内科の予約状況がたいへん混雑しており予約がとりにくく，腎臓内科グループはすべての患者を診ることができず困っていた．女性は症状がなく，推定GFRは12 mL/分である．彼女の身体所見，電解質はともに異常はなかった．

この腎臓内科の医師として，またIDEALの結果に基づき，あなたはこの患者が治療困難な電解質異常などの「絶対適応」が出現するまで透析開始を遅らせることができるだろうか．

解答例：

IDEALは，進行性慢性腎臓病の患者でも適切に観察していれば，透析が必要な症状や徴候が出現するまで，もしくはGFRが7.0 mL/分以下になるまで透析導入を遅らせても安全であることが示された．そのため，理想をいえば，症例の患者は透析導入を遅らせるべきであろう．

しかし，この患者は医療過疎地で治療を受けており，腎臓内科医は今後数か月間，きちんと観察することができないかもしれない．適切に観察されなければ，この患者は致命的な合併症が出現するリスクがあるだろう．このような環境下であれば，すぐに透析を開始することも適切な判断かもしれない．

文献

1. Cooper BA et al. A randomized, controlled trial of early vs. late initiation of dialysis. *N Engl J Med.* 2010 Aug 12; 363(7): 609-619.
2. Cockcroft DW, Gault MH. Prediction of creatinine clearance from serum creatinine. *Nephron.* 1976; 16: 31-41.
3. Hawthorne G et al. The Assessment of Quality of Life (AQoL) instrument: a psychometric measure of health-related quality of life. *Qual Life Res.* 1999; 8: 209-224.
4. Harris A et al. Cost-effectiveness of initiating dialysis early: a randomized controlled trial. *Am J Kidney Dis.* 2011; 57 (5): 707-715.
5. Susantitaphong P et al. GFR at initiation of dialysis and mortality in CKD: a meta-analysis. *Am J Kidney Dis.* 2012; 59 (6): 829.
6. K/DOQI Clinical Practice Guidelines and Clinical Practice Recommendations: 2006 Updates. Hemodialysis adequacy; Peritoneal dialysis adequacy; Vascular access. *Am J Kidney Dis.* 2006; 48(Suppl 1): S1.
7. Rosansky SJ et al. Initiation of dialysis at higher GFRs: is the apparent rising tide of early dialysis harmful or helpful? *Kidney Int.* 2009; 76: 257-261.

20 敗血症の早期目標指向型治療
Early Goal-Directed Therapy in Sepsis

早期重症敗血症において，酸素の需要と供給バランスの回復を目標とした早期目標指向型治療は，短期的にも長期的にも有意なベネフィットがあった。
—— Rivers et al.[1]

研究課題：早期敗血症における循環動態異常の積極的な治療はアウトカムを改善するか[1]。

研究資金提供：ヘンリーフォード・ヘルスシステム研究資金 (Henry Ford Health Systems Funds for Research)，ウェザビー・ヘルスケア蘇生学研究助成金 (Weatherby Healthcare Resuscitation Fellowship)

研究開始：1997 年

研究発表：2001 年

研究実施場所：米国ミシガン州デトロイトのヘンリーフォード病院

研究対象：救急室に運ばれた重症敗血症または敗血症性ショックの成人患者。試験に参加する患者は，感染症が疑われ，systemic inflammatory response syndrome (SIRS) 4 つの基準 (**表 20.1**) のうち最低でも 2 つ満たし，収縮期血圧が 90 mmHg 以下とした。ほかに，感染症の疑いがあり，SIRS 基準の 2 つと血清乳酸値が 4.0 mmol/L 以上でも参加が認められた。

表 20.1　SIRS の基準

体温	≦36℃，または≧38℃
心拍数	≧90 拍/分
呼吸数	≧20 回/分，または動脈血二酸化炭素分圧 ($PaCO_2$) ＜32 mmHg
白血球数	≧12,000/μL，または≦4,000/μL，または未熟顆粒球≧10%

研究除外対象：妊娠している患者，急性症状（脳卒中，急性冠症候群，急性肺水腫，喘息重積，消化管出血など）の合併がある患者，中心静脈カテーテル挿入が禁忌の患者

被験者数：263人

研究概要：

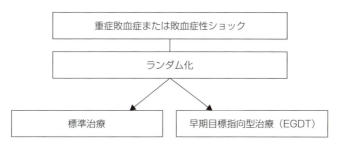

図20.1　臨床試験デザインの概要

介入内容：標準治療群の患者はすぐに集中治療コンサルテーションを受け，集中治療室（intensive care unit：ICU）にできるだけ早く入院した。その後の治療は集中治療チームの判断により行われ，循環動態の目標値に基づく以下のようなプロトコルが与えられた。

- 中心静脈圧（central venous pressure：CVP）8〜12 mmHgを達成するために，500 mLの晶質液のボーラスを30分おきに投与する。
- 平均動脈圧（mean arterial pressure：MAP）65 mmHg以上を維持するために昇圧薬を使用する。
- 目標尿量値 0.5 mL/kg/時以上

早期目標指向型治療（early goal-directed therapy：EGDT）群の患者は同様のプロトコルに基づき治療したが，専用のラインを用いて中心静脈血酸素飽和度（$S_{cv}O_2$）のモニタリングも行われた。

- $S_{cv}O_2$ が70％未満の場合は，ヘマトクリット30％以上を達成できるように赤血球輸血が行われた。
- 輸血が有効でない場合は，ドブタミンを忍容量まで投与した。

さらに最も重要な治療として，早期目標指向型治療群の患者には救急室に運ばれて**すぐに**6時間の積極的治療をした。

経過観察：60 日

エンドポイント（評価項目）：
一次アウトカム：院内死亡率

結果

- 最初の 6 時間で，早期目標指向型治療群のほうが，標準治療群よりも多くの輸液，輸血，強心薬を投与された。
- 最初の 6 時間で，早期目標指向型治療群のほうが，標準治療群よりも高い平均 MAP と平均 $S_{cv}O_2$ を示した。さらに，CVP，MAP，尿量の複合目標を到達した患者の割合も多かった。
- 7 ～ 72 時間では，早期目標指向型治療群のほうが，標準治療群よりも循環動態指標がよく，輸液，輸血，昇圧薬，人工呼吸器管理が少なかった。
- 早期目標指向型治療群のほうが，標準治療群よりも死亡率が低かった（表 20.2 参照）。

表 20.2　臨床試験の主要結果のまとめ

アウトカム	標準治療群	早期目標指向型治療群	P 値
入院期間 [a]	18.4 日	14.6 日	0.04
60 日死亡率	56.9%	44.3%	0.03
院内死亡率	46.5%	30.5%	0.009

[a] 退院まで生存した患者について。

批判と制限事項：早期目標指向型治療のプロトコルは複数の介入が行われたため，どの介入が最もアウトカム改善に寄与したか不明である。専門家のなかには，特に $S_{cv}O_2$ に基づく積極的な赤血球輸血やドブタミン投与に疑問を抱いている者もいる。

関連研究と有用情報：
- 敗血症患者の循環動態管理に $S_{cv}O_2$ 測定値と血清乳酸値の利用を比較した試験では，2 つとも同等であることが示されている[2]。

要点と結果による影響：重症敗血症と敗血症性ショックの患者のほとんどは，救急室（可能でなければ ICU）に入室直後から積極的な循環動態モニタリングと治療を 6 時間または循環動態異常が改善されるまで行うべきである。

| 臨床症例 | 早期目標指向型治療 |

症例病歴：
　48歳の健康な男性が「非常につらい」といって救急外来を受診した。前日より熱感と疲労感があり，緑色の痰を伴う咳をし始めた。外来受診2時間前から症状が増悪し，現在は震えを伴い疲労感が増し，軽い呼吸困難が出現し始めた。身体所見は体温39℃，心拍数126拍/分，呼吸数24回/分，血圧96/64 mmHgである。検査データは白血球数 18,000/μL で40％の未熟顆粒球を伴い，血清乳酸値は 3.0 mmol/L である。彼の胸部X線画像は右中肺野の浸潤影を認める。
　早期目標指向型治療に関する臨床試験に基づくと，この患者が救急外来に来院した段階でどのように治療すべきか。

解答例：
　この患者は SIRS 診断基準を2つ以上満たし，感染症（肺炎）が疑われる。しかしながら，収縮期血圧が 90 mmHg 以上あり乳酸値は 4.0 mmol/L 以下であるため，この試験の重症敗血症の基準を満たしていない。もし，この患者が重症敗血症の基準を満たしていたならば，早期目標指向型治療に基づき，すぐに以下の治療を開始すべきである（できるだけ救急外来で）。

- 目標 CVP 8〜12 mmHg を達成するために晶質液 500 mL を 30 分おきに投与する。
- MAP 65 mmHg 以上を達成するために昇圧薬を使用する。
- 目標尿量値 0.5 mL/kg/時以上
- $S_{cv}O_2$ を用いた循環動態モニタリング（または乳酸クリアランス測定）と，循環動態目標を達成するために赤血球輸血を行い，注意深くドブタミンを投与する。

　この患者は重症敗血症の基準を完全には満たさなかったが，満たす条件に非常に近く，早期目標指向型治療を開始するのは妥当な考え方である。最低でも，この患者は注意深く観察すべきであり，収縮期血圧が 90 mmHg 未満に低下するか乳酸値が 4.0 mmol/L より高くなった場合には，すぐに早期目標指向型治療を開始すべきである。

文献
1. Rivers E et al. Early goal-directed therapy in the treatment of severe sepsis and septic shock. *N Engl J Med.* 2001; 345 (19): 1368-1377.
2. Jones AE et al. Lactate clearance vs central venous oxygen saturation as goals of early sepsis therapy: a randomized clinical trial. *JAMA.* 2010; 303 (8): 739-746.

訳者コメント

ProCESS〔*N Engl J Med.* 2014;370(18):1683-93〕とARISE〔*N Engl J Med.* 2014;371(16):1496-1506〕という2つのランダム化比較試験が発表され、EGDTがアウトカムを改善しないと指摘された。EGDTは、いまだ議論が多いトピックである。

重症患者における赤血球輸血
TRICC 試験
Red Cell Transfusion in Critically Ill Patients

> 我々の発見は，重症患者において赤血球輸血開始の指標としてヘモグロビン（Hb）値 7.0 g/dL を使用するのは……制限なく開始する方法（10.0 g/dL から開始）と少なくともほぼ同等か，むしろ優れている可能性があることを示している。
>
> —— Hébert et al.[1]

研究課題：集中治療室（intensive care unit：ICU）の患者はいつ赤血球輸血を開始すべきか[1]。

研究資金提供：カナダ医学研究審議会（Medical Research Council of Canada），Bayer 社による制限のない資金（Bayer 社の資金はカナダ医学研究審議会の資金が確保された後に与えられた）

研究開始：1994 年

研究発表：1999 年

研究実施場所：カナダにある 25 の ICU

研究対象：内科または外科 ICU 入院の成人で，Hb 値が 9.0 g/dL 未満かつ臨床的に体液量正常な患者

研究除外対象：多量の活動性出血（消化管出血で 12 時間で Hb 値が 3 ポイント低下するなど），慢性貧血（入院 1 か月前に Hb 値 9.0 g/dL 未満が確認されている），妊娠中

被験者数：838 人

研究概要：

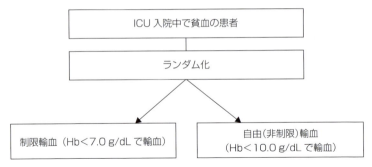

図21.1　TRICC試験デザインの概要
Hb＝ヘモグロビン，ICU＝集中治療室

介入内容：該当するHb値まで低下した時点で白血球除去されていない赤血球輸血が行われ，1単位ずつ投与した。輸血後Hb値を測定し，必要に応じて追加の輸血をした。

経過観察：30日

エンドポイント(評価項目)：
　一次アウトカム：30日死亡率
　二次アウトカム：60日死亡率，多臓器不全

結果

- ICU入院の主原因は，約30％の患者が呼吸器疾患，20％が心疾患，15％が消化器疾患で，20％が外傷であった。
- 制限群には平均2.6単位の輸血を試験中に投与し，自由群は平均5.6単位だった。
- 毎日の平均Hb値は，制限群が8.5 g/dLで，自由群が10.7 g/dLであった。
- 表21.1で示すように，制限群と自由群で30日死亡率に有意差はなかったが，サブ解析によると，より若く健康な患者における30日死亡率の比較では制限群のほうが有意に低かった。
- 別の心疾患に絞ったサブ解析では，制限群と自由群で30日死亡率に有意差はなかった。ただし，急性冠動脈疾患の患者では，有意差はなかったが自由群でアウトカムがよかった[2]。
- 心疾患イベント(肺水腫と心筋梗塞)は，自由群で有意に多かった。

表 21.1　TRICC の主要結果のまとめ

アウトカム	制限群	自由群	P 値
30 日死亡率	18.7%	23.3%	0.11
60 日死亡率	22.7%	26.5%	0.23
多臓器不全 [a]	5.3%	4.3%	0.36

[a] 3 臓器以上の臓器不全。

批判と制限事項：重症心疾患を有する多数の患者が，主治医の判断で試験に参加しなかった。さらに，この試験で使用した赤血球輸血は白血球除去されていなかった。現在では白血球除去した赤血球輸血が標準的に使用される施設が多く，そのほうが輸血関連合併症は少ないだろう。

関連研究と有用情報：
- 制限と自由輸血戦略を比較した試験のレビューでは「重症心疾患がなければ，エビデンスは制限輸血戦略の選択を支持している」としながらも，「この保守的な輸血戦略は，より大規模な臨床試験にて身体機能，病状，死亡率の評価を，特に心疾患を有する患者で行わなければならない」とした[3]。
- 制限輸血戦略の選択は，待機的冠動脈バイパス術を受ける患者[4]，股関節骨折の手術を受けた患者[5]，小児集中治療患者[6]で支持されている。
- 急性上部消化管出血の患者では，制限輸血戦略(Hb 閾値 7 g/dL 以下)が，自由輸血戦略(Hb 閾値 9 g/dL 以下)よりも優れていることを示した[7]。
- 股関節骨折の高齢患者を含む小規模の試験で，自由輸血戦略(Hb 閾値 10 g/dL 以下)と制限輸血戦略(Hb 閾値 8 g/dL 以下)を比較した。この試験では自由輸血戦略で死亡率の低下が示されたが，この結果はさらに大規模な試験で繰り返されるべきだろう[8]。

要点と結果による影響：ほとんどの重症患者において，Hb 値が 7.0 g/dL 未満に低下するまで赤血球輸血を待機することは，Hb 値が 10.0 g/dL 未満に低下してから輸血するのと同等またはより好ましいようである。これらの知見は，この試験から除外された慢性貧血の患者には当てはまらない。また，活動性心筋虚血の患者にも当てはめることができない。なぜなら，これらの患者はこの試験では少なく不十分で，輸血閾値 7.0 g/dL のほうが有意差は出なかったがアウトカムが悪かった。

臨床症例　　重症患者への赤血球輸血

症例病歴：
　74歳の女性で骨髄異形成症候群の患者が，肺炎のため内科病棟に入院した。問診では，過去3か月間で疲労感が増悪してきていることを訴えている。彼女の入院時Hb値は8.0 g/dLであり，4か月前に測定された10.5 g/dLから低下している。
　TRICCの結果に基づくと，この患者に赤血球輸血を行うべきだろうか。

解答例：
　TRICCは，ほとんどの重症患者において，Hb値が7.0未満に低下するまで赤血球輸血を待機することは，Hb値が10.0未満に低下してから輸血するのと同等もしくはより好ましいことを示した。しかしながら，この症例の患者は重症ではなく，TRICCの結果を適用すべきではない。彼女の疲労感は骨髄異形成症候群による貧血が原因と考えられる。赤血球輸血は，彼女にはよい適応になるだろう。

文献

1. Hébert PC et al. A multicenter, randomized, controlled clinical trial of transfusion requirements in critical care. *N Engl J Med.* 1999; 340 (6): 409-417.
2. Hébert PC et al. Is a low transfusion threshold safe in critically ill patients with cardiovascular diseases? *Crit Care Med.* 2001; 29 (2): 227.
3. Carless PA et al. Transfusion thresholds and other strategies for guiding allogeneic red blood cell transfusion. *Cochrane Database Syst Rev.* 2010; (10): CD002042.
4. Bracey AW et al. Lowering the hemoglobin threshold for transfusion in coronary artery bypass procedures: effect on patient outcome. *Transfusion.* 1999; 39 (10): 1070.
5. Carson JL et al. Liberal or restrictive transfusion in high-risk patients after hip surgery. *N Engl J Med.* 2011; 365(26): 2453.
6. Lacroix J et al. Transfusion strategies for patients in pediatric intensive care units. *N Engl J Med.* 2007; 356 (16): 1609-1619.
7. Villanueva C et al. Transfusion strategies for acute upper gastrointestinal bleeding. *N Engl J Med.* 2013; 368 (1): 11-21.
8. Foss NB et al. The effects of liberal vs. restrictive transfusion thresholds on ambulation after hip fracture surgery. *Transfusion.* 2009; 49 (2): 227.

> **訳者コメント**
>
> 敗血症性ショックの患者における輸血基準（Hb 値 7.0 g/dL vs. 9.0 g/dL）に関するランダム化比較試験 TRISS〔*N Engl J Med.* 2014 9；371(15)：1381-91〕が発表され，アウトカムが変わらないことが示された。

22 重症患者における肺動脈カテーテル
Pulmonary Artery Catheters in Critically Ill Patients

ショック，急性呼吸窮迫症候群（acute respiratory distress syndrome：ARDS）における患者の臨床マネジメントで，肺動脈カテーテルの早期使用は死亡率や病状に有意な変化をもたらすことはなかった。

—— Richard et al.[1]

研究課題：重症患者のマネジメントに，肺動脈カテーテルの早期挿入は役立つか[1]。

研究資金提供：2つのフランス行政機関，医療機器会社

研究開始：1999年

研究発表：2003年

研究実施場所：フランスにある36の集中治療室（intensive care unit：ICU）

研究対象：ショック，ARDSのどちらかまたは両方の患者

研究除外対象：出血性ショック患者，心原性ショックを合併した心筋梗塞で再灌流を必要とする患者，血小板数10,000/μL以下の患者，12時間以上ショックの基準を満たしている患者

被験者数：676人

研究概要：

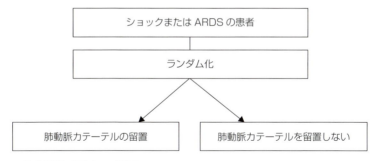

図 22.1 臨床試験デザインの概要

介入内容：肺動脈カテーテル留置群に割り付けられた患者には，試験参加決定から2時間以内にカテーテルを挿入した。担当チームがカテーテルの種類と挿入部位を決定した。さらに，カテーテルを抜去するか再挿入するかなどの決定も担当チームの判断に委ねられた。担当チームはカテーテルから得られたデータを利用して治療方針を決定できたが(圧力測定値などから薬剤を調整するなど)，特定のプロトコルに従うなどの指示はなかった。

コントロール群の患者にはカテーテルを挿入しなかったが，そのほかは標準的な治療をした。

経過観察：28日

エンドポイント(評価項目)：
　一次アウトカム：28日後の死亡率
　二次アウトカム：入院期間，ICU入院期間，臓器不全，人工呼吸管理，透析，血管収縮薬の必要性

結果

- コントロール群で，プロトコル違反にもかかわらず4.4%の患者に肺動脈カテーテルが挿入された。
- カテーテル群では2.4%の患者が実際には挿入されなかった(6人がカテーテル挿入前に死亡し，2人はカテーテル挿入ができなかった)。
- カテーテル群の患者は，平均2.3日間挿入されていた。
- カテーテルが挿入されている間，5%の患者に動脈穿刺が起こり，18%の患者に不整脈または伝導障害があった。カテーテル挿入に伴う死亡は起こらなかった。

- 肺動脈カテーテル挿入群とコントロール群で，死亡率の有意差は認められなかった(表22.1 参照)。
- 肺動脈カテーテル挿入群とコントロール群で，臓器不全の発生，人工呼吸管理，透析，血管収縮薬の必要性の有意差は認められなかった。

表22.1　臨床試験の主要結果のまとめ

アウトカム	肺動脈カテーテル群	コントロール群	P値
28日死亡率	59.4%	61.0%	0.67
ICU入院期間	11.6日	11.9日	0.72
入院期間	14.0日	14.4日	0.67

ICU＝集中治療室

批判と制限事項：この研究は，カテーテル群とコントロール群のアウトカムのわずかな差を比較するには検出力が足りない。

　カテーテル群の患者を治療している担当医は肺動脈カテーテルから得られたデータを治療にいかすことができたが，特定のプロトコルが存在しなかった。治療プロトコルが定められていれば，カテーテル挿入していたほうがよい結果を得られたかもしれない。

関連研究と有用情報：
- 重症患者における複数のランダム化比較試験でも，肺動脈カテーテルのベネフィットを示すことができなかった[2,3]。
- 心不全で入院した高リスク患者における肺動脈カテーテルの試験でもベネフィットは示されず[4]，術前の患者管理に肺動脈カテーテルを使用した試験でもベネフィットを示すことはできなかった[5]。
- これらの試験に基づき，現在では肺動脈カテーテルの使用は以前と比べて少なくなっている[6]。

要点と結果による影響：重症患者において，肺動脈カテーテルを挿入しても，挿入しない場合と比較してアウトカムは改善しない。この試験は，ほかの肺動脈カテーテルの試験と同様に，一度も適切に評価されていないがすでに普及している技術を改めて評価することの重要性を示している。

臨床症例　重症患者における肺動脈カテーテル

症例病歴：

　60歳の男性が，36時間前に重症膵炎のためICUに入院した．患者は頻呼吸と低酸素血症のために挿管された．吸入酸素濃度（F_iO_2）0.60で換気しているが，動脈血酸素分圧（P_aO_2）95 mmHgしか維持しておらず高い酸素要求が持続している．胸部X線画像は両側性の浸潤影が広がり，心エコーでは心機能障害は認められない．

　呼吸器科の担当医は，肺動脈カテーテルを挿入して治療方針を決定したいという．彼女は「この患者が利尿を必要としているかどうか，この方法以外でどのように判断すればよいのか？」ともいっている．

　この肺動脈カテーテルの試験結果に基づくと，あなたはこの呼吸器科医に賛同できるか．

解答例：

　この試験を含めて現在までに出ているデータをまとめると，重症患者における肺動脈カテーテル挿入にベネフィットはない．さらに，肺動脈カテーテルは合併症を起こす可能性もある（この試験では，動脈穿刺のリスクは約5％で，不整脈または伝導障害が約18％）．そのため，一般的にはこの症例のような患者には肺動脈カテーテルの適応はない．この患者の体液量は臨床所見やほかのデータを用いてモニターすべきである．

文献

1. Richard C et al. Early use of the pulmonary artery catheter and outcomes in patients with shock and acute respiratory distress syndrome. *JAMA*. 2003; 290 (20): 2713-2720.
2. Shah MR et al. Impact of the pulmonary artery catheter in critically ill patients: meta-analysis of randomized clinical trials. *JAMA*. 2005; 294 (13): 1664.
3. National Heart, Lung, and Blood Institute Acute Respiratory Distress Syndrome (ARDS) Clinical Trials Network. Pulmonary-artery vs. central venous catheter to guide treatment of acute lung injury. *N Engl J Med*. 2006; 354 (21): 2213.
4. Binanay C et al. Evaluation study of congestive heart failure and pulmonary artery catheterization effectiveness: the ESCAPE trial. *JAMA*. 2005; 294 (13): 1625.
5. Sandham JD et al. A randomized, controlled trial of the use of pulmonary-artery catheters in high-risk surgical patients. *N Engl J Med*. 2003; 348 (1): 5.
6. Koo KK et al. Pulmonary artery catheters: evolving rates and reasons for use. *Crit Care Med*. 2011; 39 (7): 1613.

ディスペプシアに対するステップアップ療法 vs. ステップダウン療法
DIAMOND 試験

23 Step-Up versus Step-Down Therapy for Dyspepsia

ディスペプシア(胃腸症)を新たに発症した患者に対して,制酸薬から始めるステップアップ療法は,プロトンポンプ阻害薬からステップダウンする治療法よりも費用対効果が高く,6か月経過時の臨床的な有効性は変わらない。

— van Marrewijk et al.[1]

研究課題:ディスペプシアを新たに発症した患者に対する最も有効な治療法として,最初に制酸薬を投与して,H_2受容体拮抗薬,プロトンポンプ阻害薬とステップアップする治療法と,最初にプロトンポンプ阻害薬を投与して,H_2受容体拮抗薬,制酸薬とステップダウンする治療法のどちらがよいか。さらに,費用対効果が高いのはどちらか[1]。

研究資金提供:オランダ保健研究開発機構(Netherlands Organization for Health and Research Development:ZonMW)

研究開始:2003 年

研究発表:2009 年

研究実施場所:オランダの家庭医 312 人

研究対象:18 歳以上で,ディスペプシアの症状が新たに出現して家庭医(かかりつけ医)を受診した患者。逆流性ディスペプシアが主原因の者も含まれた。

研究除外対象:1 年以内に上部内視鏡検査を受けた患者,3 か月以内に制酸薬を投与された患者,重大な疾患を疑う症状(嚥下障害,意図しない体重減少,貧血,吐血)がある患者

被験者数:664 人

研究概要：

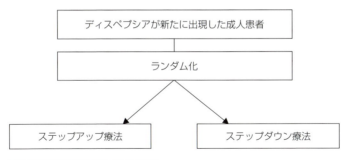

図 23.1 DIAMOND 試験デザインの概要

介入内容： ステップアップ療法群に割り付けられた患者には，以下のような順番で投薬した．
- 制酸薬（酸化アルミニウム 200 mg と水酸化マグネシウム 400 mg を 1 日 4 回）
- H_2 受容体拮抗薬（ラニチジン 150 mg を 1 日 2 回）
- プロトンポンプ阻害薬（pantoprazole 40 mg を 1 日 1 回）

ステップダウン療法群に割り付けられた患者には，以下のような順番で投薬した．
- プロトンポンプ阻害薬（pantoprazole 40 mg を 1 日 1 回）
- H_2 受容体拮抗薬（ラニチジン 150 mg を 1 日 2 回）
- 制酸薬（酸化アルミニウム 200 mg と水酸化マグネシウム 400 mg を 1 日 4 回）

両群の患者には各治療薬を 4 週間投与した．最初の治療薬が効果不十分の場合は，2 番目の治療薬を投与した．2 番目の治療薬が効果不十分の場合は，3 番目の薬剤を投与した．これらの治療薬のどれかに効果があった場合は治療薬を中止した．ただし，4 週間以内に症状が再発した場合は，次のステップの薬剤で治療を再開した（たとえば，ステップダウン療法の患者がプロトンポンプ阻害薬で効果があったが 4 週間以内に再発した場合，H_2 受容体拮抗薬を開始した）．両群とも，3 剤すべてに効果がなかった場合，もしくは 4 週間経過後に再発した場合は，主治医が通常の診療と同様に治療した．

両群の患者は，そのほかは通常の診療と同様に評価，カウンセリングを受けた．治療前または治療中の診断的検査（ピロリ菌検査や内視鏡など）は，治療担当医の判断に委ねられた．

経過観察： 6 か月

エンドポイント(評価項目):

一次アウトカム:十分な症状の改善と費用対効果
二次アウトカム:消化器症状の重症度,生活の質(QOL),仕事の常習的欠勤
症状改善は患者に症状が十分に改善したかどうかを聞くことで評価した。

それぞれの戦略の費用は,薬剤費用(研究プロトコル外に投与した薬も含む),医師の診察費用(プライマリ・ケア医と専門医受診の両方),検査費用(ピロリ菌検査,内視鏡,腹部画像検査など)を合算して推定した。さらに,患者の申告に基づく欠勤などによる生産性低下に伴う推定費用も加算された。

結果

- ステップアップ群では,100%の患者が制酸薬を投与され,59%がH_2受容体拮抗薬を,35%がプロトンポンプ阻害薬を投与された。
- ステップダウン群では,100%の患者がプロトンポンプ阻害薬を投与され,53%がH_2受容体拮抗薬を,35%が制酸薬を投与された。
- ステップダウン療法のほうがステップアップ療法よりも症状改善が若干早かったが,6か月後には両群ともに同等であった。ステップアップ療法のほうが費用対効果で優れていた(表23.1参照)。
- プライマリ・ケア医や専門医の受診回数に有意差はなく,検査(ピロリ菌検査,内視鏡,腹部画像検査)と仕事の常習的欠勤も有意差はなかった。

表23.1 DIAMONDの主要結果のまとめ

アウトカム	ステップアップ群	ステップダウン群	P値
4週での十分な症状改善	55%	66%	有意差あり[a]
6か月での十分な症状改善	72%	70%	0.63
患者あたりの平均費用[b,c]	€426	€460	0.02

[a] P値は報告されていない。
[b] 単位はユーロ(€)。
[c] ブランド薬品ではなく後発薬を利用した場合の費用の比較では,有意差はなかった。

批判と制限事項:ほとんどの医師は,この試験の研究プロトコルとは異なる薬剤投与の経験的プロトコルに基づいて治療している。たとえば,多くの医師はプロトンポンプ阻害薬で改善のなかった患者に対してH_2受容体拮抗薬や制酸薬を処方することはない。さらに,ディスペプシアの治療薬で症状改善したが治療を中断して症状が再発した患者に対しては,通常,効果のあった同じ治療薬を使用し,別の薬

剤を使用することはあまりない。

　この研究では逆流性ディスペプシアがわずかな割合しかいなかった。ほかの研究では，これらの患者はプロトンポンプ阻害薬がいちばん効果的であることを示している。

　費用対効果の解析では，ブランド薬品ではなく後発薬を使用した場合に，ステップアップ療法はステップダウン療法と比べて有意差がなかった。

関連研究と有用情報：
- プロトンポンプ阻害薬は，一般的に H_2 受容体拮抗薬よりもディスペプシアの症状改善に効果がある[2,3]。
- 米国消化器病学会(American Gastroenterological Association)では，新規のディスペプシアに対してはピロリ菌の検査を行い，陽性の場合には治療することを推奨している。ピロリ菌検査が陰性の患者や，ピロリ菌除菌後でも症状が残存する患者に対しては，ガイドラインでは経験的にプロトンポンプ阻害薬での治療を推奨している。

要点と結果による影響： 新規のディスペプシアの患者には，ステップアップ療法，すなわち，最初に制酸薬から始めて，H_2 受容体拮抗薬，そしてプロトンポンプ阻害薬を投与する治療法は，ステップダウン療法，すなわち，最初にプロトンポンプ阻害薬から始めて，H_2 受容体拮抗薬，そして制酸薬を投与する治療法と同等の有効性を示した(ただし，症状改善はステップダウン療法のほうが若干早かった)。ステップアップ療法のほうが費用対効果で優れていた。専門家は反対の意見を推奨しているが，DIAMOND 試験はディスペプシアの治療としてステップアップ療法が合理的な戦略であることを示した。

臨床症例	ディスペプシアに対するステップアップ療法 vs. ステップダウン療法

症例病歴：

　32歳の男性が，心窩部の漠然とした不快感を主訴に来院した。この症状は，過去数年間にわたり時々出現しており，食後に悪くなることが多い。患者は重大な疾患を疑わせるような症状(嚥下障害，意図しない体重減少，貧血，吐血)はなく，身体所見は正常である。

　DIAMOND の結果に基づくと，この患者をどのように治療すべきか。

解答例：

　DIAMOND は，ステップアップ療法とステップダウン療法はほぼ同等の効果があるが，ステップダウン療法のほうが若干症状改善が早いことを示した。また，ステップアップ療法のほうが費用対効果は優れている。

症例の患者はディスペプシアで来院している。米国消化器病学会の推奨に従うと，この患者にピロリ菌検査を行い，陽性なら治療すべきだろう。ピロリ菌検査が陰性，もしくはピロリ菌除菌後も症状が持続していると仮定して，あなたは経験的治療を開始することになるだろう。DIAMOND では，ステップアップ療法が費用対効果に優れていたので，酸化アルミニウム-水酸化マグネシウムなどの制酸薬から治療を開始してもよい。ステップアップ療法，ステップダウン療法のどちらを選ぼうとも，患者の経過（治療に対するコンプライアンスも含めて）を注意深く観察しなければならず，症状次第で治療法を調節すべきである。

文献

1. van Marrewijk CJ et al. Effect and cost-effectiveness of step-up vs. step-down treatment with antacids, H2-receptor antagonists, and proton pump inhibitors in patients with new onset dyspepsia (DIAMOND study): a primary-care-based randomized controlled trial. *Lancet.* 2009; 373: 215-225.
2. Jones RH, Baxter G. Lansoprazole 30 mg daily versus ranitidine 150 mg b.d. in the treatment of acid-related dyspepsia in general practice. *Aliment Pharmacol Ther.* 1997; 11 (3): 541-546.
3. Mason I et al. The management of acid-related dyspepsia in general practice: a comparison of an omeprazole versus an antacid-alginate/ranitidine management strategy. *Aliment Pharmacol Ther.* 1998; 12 (3): 263-271.

24 非がん性慢性疼痛に対するオピオイド使用

Opioids for Chronic Noncancer Pain

> 非がん性慢性疼痛があり薬物乱用歴がない患者では，9週間の経口モルヒネ投与により鎮痛効果は得られるが，心理的または機能的な改善にはつながらないだろう。非がん性慢性疼痛を有する患者における経口モルヒネの役割を明確にするためには，さらにランダム化比較試験を行う必要があるだろう。
>
> —— Moulin et al.[1]

研究課題：非がん性慢性疼痛の患者はオピオイドによる治療でベネフィットがあるだろうか[1]。

研究資金提供：カナダ医学研究審議会(Medical Research Council of Canada)，Purdue Frederick社(オピオイド薬を製造する製薬会社)

研究開始：1990年代中頃

研究発表：1996年

研究実施場所：カナダ・オンタリオ州のビクトリア病院(Victoria Hospital)ペインクリニック

研究対象：18～70歳の成人で，6か月以上持続する最低でも中等度(1～10段階のペインスケールで5以上)の非がん性疼痛を有する患者。すべての患者は，筋膜，筋骨格，またはリウマチ性の局所疼痛を有し，さらに非ステロイド性抗炎症薬(nonsteroidal anti-inflammatory drugs：NSAIDs)と最低1か月間の三環系抗うつ薬による治療で効果が得られていないこと。

研究除外対象：薬物乱用歴，精神病や大気分障害の病歴，反射性交感神経性ジストロフィーなどの神経因性疼痛，孤発性頭痛症候群(オピオイドは反跳性頭痛の原因になりうるため)，うっ血性心不全などオピオイドによる治療を複雑にする可能性がある内科疾患を有する患者。さらに，過去に慢性疼痛でオピオイドを処方されたことがある患者も除外した(コデイン使用歴は，カナダでは市販薬局でコデイン

が入手可能であるため，除外しなかった)。

被験者数：61人

研究概要：

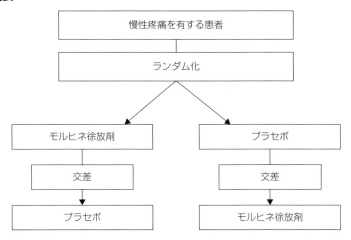

図 24.1 臨床試験デザインの概要

介入内容：モルヒネ群に割り付けられた患者には，モルヒネ徐放剤(MSコンチン®)を投与した。15 mg 1日2回から開始し，最大量60 mgを1日2回投与まで，3週間かけて漸増した。最大投与量まで漸増後は，6週間追加で投与し，その後は2週間かけて漸減した。

プラセボ群に割り付けられた患者にはbenztropine(鎮痛効果はないが，モルヒネの副作用と似た症状を呈する薬剤)を投与した。benztropineは同様の投与方法，すなわち，0.25 mgを1日2回から開始して，最大量1.0 mgを1日2回投与まで漸増した。最大量まで漸増後は，6週間追加で投与し，その後2週間かけて漸減した。

両群とも漸減が終了したら交差して(モルヒネ群はプラセボを，プラセボ群はモルヒネを投与)，11週間同様のプロトコルで治療薬を投与した(すなわち，すべての患者は11週間のモルヒネと11週間のプラセボを服用したことになる)。

両群の患者とも，アセトアミノフェンを必要時にレスキュー薬として使用することが認められていた。さらに，すべての患者は臨床心理士による「疼痛管理における認知行動戦略」というグループセッションを任意で受講できた。

経過観察：11週間

エンドポイント(評価項目):

一次アウトカム:患者の報告による1〜10段階のペインスケール(1 =痛みが少ない,10 =痛みが強い)

二次アウトカム:疼痛時におけるアセトアミノフェンの使用,心理学的・機能的改善を評価する質問票スコア

結果

- 試験参加者の平均年齢は40歳,疼痛の平均持続期間は4.1年であった。
- 25%の患者は定職があり,85%は負傷による疼痛であり,41%は疼痛に関して過去に5人以上の専門家の診察を受けていた。
- 38%の患者が主に頭部,頸部と肩部の疼痛を訴えており,34%が主に背部痛を訴えていた。
- モルヒネの1日の最大忍容量の平均は83.5 mgであった。
- モルヒネ群のほうがプラセボ群よりも疼痛は少なかったが,心理的・機能的アウトカムは2群で差が認められなかった(表24.1, 24.2参照)。
- 最初にモルヒネを投与された患者が次にプラセボを投与された際にペイン・スケールが低くなる「持ち越し効果」が認められた(研究者らはモルヒネの「心理的な効果」が持続したためだと考えた)。
- モルヒネ群はプラセボ群よりもより多くの嘔吐(43% vs. 6%, $P=0.0002$),めまい(50% vs. 15%, $P=0.0004$),便秘(56% vs. 19%, $P=0.0005$),腹痛(29% vs. 11%, $P=0.04$)を認めた。
- モルヒネ群の8.7%,プラセボ群の4.3%に薬物渇望を認めた(有意差なし)。
- 41.3%の患者がモルヒネによる治療を好み,28.3%がプラセボによる治療を好み,30.4%はどちらともいえないと答えた($P=0.26$)。

表24.1 ペインスケール(1〜10段階)の結果[a]

投与群	ベースライン	第9週[b]	第11週[c]	P値[d]
モルヒネ	7.8	7.1	7.3	0.01
プラセボ	7.8	7.9	8.5	

[a] これらのデータは交差前の第1段階からである。交差後の第2段階のデータを含めても同様の結果を認めた。
[b] 最大量での治療終了後。
[c] 薬剤切り替えのための漸減期間終了後。
[d] 第1段階でのペインスケールの変化をモルヒネ群とプラセボ群で比較したもの。

表24.2 その他のアウトカム

アウトカム	モルヒネ群	プラセボ群	P値
アセトアミノフェン(レスキュー薬)の錠剤数	3.5個	3.9個	0.40個
心理的健康度[a]	67.7	67.7	有意差なし[b]
QOL			
疾病影響プロファイル(SIP)[c]	24.5	24.2	有意差なし[b]
pain disability index (PDI)[d]	44.6	45.0	有意差なし[b]

[a] 精神症状評価尺度(Symptom Checklist-90:SCL-90)による評価。90の質問項目のうち30〜81番目を使用して数値が高いほど症状が重いことを示す。
[b] 実際のP値は報告されていない。
[c] sickness impact profile(SIP):質問票による0〜100までの評価スケールで,スコアが高いほど機能が悪いことを示す。
[d] 疼痛の障害度を示す指数。質問票による0〜70までの評価スケールで,スコアが高いほど機能が悪いことを示す。
QOL＝生活の質

批判と制限事項:この研究では患者は11週間しかフォローされておらず,オピオイド療法による長期的な影響を評価していない。

また,この研究における患者は非常によくモニターされていた(1〜2週間に1回,研究班による診察を受けていた)。研究試験ではない実際の臨床現場で,通院間隔が長くモニターがあまりできない状況下でのオピオイド療法が同様の効果を示すか定かではない。

薬物乱用の患者は研究から除外されたため,これらの患者にはこの研究結果は適用できない。

関連研究と有用情報:

- 非がん性慢性疼痛の治療におけるオピオイド使用を評価した研究は,驚くほど少ない。ほとんどの研究は少人数であり,フォローアップが16週未満で,オピオイドとプラセボ(別の鎮痛薬とではない)を比較している。これらの研究は,ペインスケールがやや改善し,よくても機能的アウトカムがわずかに改善するという,この章で取り上げた研究と同様の結果を導き出している[2,3]。
- がん性疼痛や致命的な状態でのオピオイド使用は適切であると広く受け止められているが,それでもこれらの患者に対して処方されていない場合がまだ多いと専門家の間では考えられている。
- 米国では,オピオイドは最も広く使用される薬剤の1つとなっている[4]。
- 米国疼痛学会(American Pain Society)は,「エビデンスは少ないが,非がん性慢性疼痛患者への長期オピオイド療法は,適応となる者を注意深く選択してモニタ

ーをしっかり行えば，非常に有用となるだろう。ただし，オピオイド関連有害事象や，乱用によるアウトカムなど，深刻な影響を与える可能性があることも考えなければならない」と述べている[5]。

要点と結果による影響： 非がん性疼痛の患者では，経口モルヒネ徐放剤は疼痛を減弱させたが心理的・機能的アウトカムの明らかな改善は認められなかった。モルヒネ群の患者は，消化器症状とめまいの発生率が高かった。この研究は重要な方法論的限界が存在し，なかでも注目すべきは11週しかフォローされなかったことである。さらに，薬物乱用歴のある患者は除外されたため，研究の結果を一般化することはできない。それでもなお，非がん性慢性疼痛患者に対するオピオイド使用を評価した研究のなかでは，最も質が高いものの1つである。

臨床症例　　非がん性疼痛に対するオピオイド使用

症例病歴：

28歳の女性が，アフガニスタンの戦闘から戻り，慢性的な頸部痛を訴え，あなたの外来を受診した。彼女の疼痛は戦闘で起こった頸部のむち打ち損傷後に発生した。この疼痛は1年以上持続しており，彼女の生活に支障をきたしている。頸部痛のために睡眠障害があり，ペインスケール（1〜10段階）で最低7の疼痛にほとんど毎日襲われるという。アセトアミノフェンやイブプロフェンなどの市販の鎮痛薬は「全く効かない」という。

彼女は，友人が腰痛でモルヒネとVicodin®（アセトアミノフェンとhydrocodoneの合剤）を服用して疼痛が軽減したといっており，自身の症状に対してもこれらの薬が役に立つのではないかと考えている。研究結果を踏まえて，あなたはこの患者にどのように説明すべきか。

解答例：

この患者には非がん性慢性疼痛があり，彼女の生活に大きな支障をきたしている。非がん性慢性疼痛に対するオピオイド使用を評価したいくつかの研究では，オピオイドが短期的に疼痛を減弱してくれることを示している。しかしながら，16週間を超えるアウトカムに関してはデータが乏しく，オピオイド使用による心理的・機能的なアウトカムは不明である。さらに，オピオイドは重大な有害事象をもたらし，高リスクの患者には依存のリスクもある。そのため，長期オピオイド療法を開始する前にオピオイド以外の治療もすべて検討しなければならない。

症例の患者は市販の鎮痛薬を試しているが，薬物療法以外に理学療法や認知行動療法などの非薬物療法も試すべきである。これらの治療法が有効でなかった場合に，慢性疼痛のための長時間作用型薬剤，たとえば，アミトリプチリン

などを考慮してもよいのではないだろうか．その間，患者にはアセトアミノフェンやイブプロフェンなどの非麻薬性鎮痛薬も併用してもらう．耐え難い痛みを感じたときのために，短時間作用型オピオイド〔Vicodin®（アセトアミノフェンとhydrocodoneの合剤）など〕を処方するのもよいかもしれない（これは眠れないときにも使用できる）．

　すべての非オピオイド療法に効果がなかった場合には，オピオイド療法を検討してもよいだろう（ただし，このような患者の場合でもオピオイド投与を選択しない医師もいる）．オピオイド療法を開始する決定をしたならば，薬物依存のリスク因子を評価する．さらに，患者にはオピオイドの処方は1人の医師（通常はプライマリ・ケア医か疼痛専門医）からのみ受けることと，安全に使用するための必要事項について同意させなければならない．

文献
1. Moulin DE et al. Randomised trial of oral morphine for chronic non-cancer pain. *Lancet.* 1996; 347: 143-147.
2. Kalso E et al. Opioids in chronic non-cancer pain: systematic review of efficacy and safety. *Pain.* 2004; 112 (3): 372-380.
3. Furlan AD et al. Opioids for chronic noncancer pain: a meta-analysis of effectiveness and side effects. *CMAJ.* 2006; 174 (11): 1589-1594.
4. Okie S. A flood of opioids, a rising tide of deaths. *N Engl J Med.* 2011; 364 (4): 290.
5. American Pain Society. *Guideline for the use of opioid therapy in chronic noncancer pain: evidence review*. Glenview, IL : American Pain Society, 2009.

SECTION 3

外科

Surgery

非心臓手術時の周術期 β 遮断薬

25 POISE 試験

Perioperative Beta Blockers in Noncardiac Surgery

周術期のメトプロロール投与は，プラセボと比べた場合に心筋梗塞のリスクを低下させたが，死亡，脳卒中，臨床的に意義のある低血圧と徐脈のリスクを有意に上昇させた。

— POISE Study Group[1]

研究課題：非心臓手術を受ける患者には，心血管系合併症を予防するために周術期の β 遮断薬を投与すべきか[1]。

研究資金提供：カナダ，オーストラリア，スペイン，英国の政府機関。Astra Zeneca 社からの部分的資金提供

研究開始：2002 年

研究発表：2008 年

研究対象：45 歳以上の成人で非心臓手術を受ける予定があり，入院期間が 24 時間以上で，動脈硬化性疾患を有していたかそのリスクが高かった患者。待機手術，緊急手術などすべての手術が対象となった。

研究除外対象：心拍数が 50 拍/分未満の患者，2 度または 3 度房室ブロックを有する患者，喘息患者（β 遮断薬が喘息発作を引き起こす可能性があるため）。また，すでに β 遮断薬かベラパミルの服薬歴がある，β 遮断薬による既知の副作用がある，低リスク（担当内科医の判断による）の外科手術を予定している患者も除外した。

被験者数：8,351 人

研究概要:

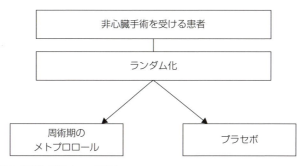

図 25.1　POISE 試験デザインの概要

介入内容: メトプロロール群に割り付けられた患者には, 経口メトプロロール徐放剤を手術開始 2～4 時間前に投与した. 投与前に血圧と心拍数を測定し, 心拍数が 50 拍/分未満または収縮期血圧が 100 mmHg 未満の場合には投与を中止した. 手術後にも, 以下のプロトコルに従い, メトプロロール徐放剤を投与した.

- 術後 6 時間以内のいずれかの時点で, 心拍数が 80 拍/分以上, または収縮期血圧が 100 mmHg 以上の場合には, メトプロロール 100 mg を投与した.
- 術後 6 時間以内のいずれかの時点でメトプロロールを投与しなかった場合は, 術後 6 時間に 100 mg を投与した.
- 術後の最初の投与から 12 時間経過した時点で, メトプロロール 200 mg を開始し, 30 日間毎日服用とした.
- 心拍数 50 拍/分未満または収縮期血圧が 100 mmHg 未満で, メトプロロールを中止し, 100 mg/日に減量して再開した.

経口薬を服用できない患者には, 服用できるようになるまで静注メトプロロールを投与した.

プラセボ群に割り付けられた患者には, 同様のスケジュールでプラセボを投与した.

経過観察: 30 日

エンドポイント(評価項目):

　一次アウトカム:30 日における心血管死, 非致死性心筋梗塞と非致死性心停止の複合アウトカム
　二次アウトカム:臨床的意義のある低血圧と徐脈, 脳卒中と死亡

結果

- 752人のデータは不正行為により除外されたため，8,351人のデータが最終的に解析された。
- 被験者の平均年齢は69歳，術前平均心拍数は78拍/分，術前平均血圧は139/78 mmHgであった。
- 42％が血管手術，22％が腹腔内手術，21％が整形外科手術を受けた。
- メトプロロール群のほうがコントロール群よりも心筋梗塞の発生率が低かったが，脳卒中と死亡率は高かった（表25.1 参照）。

表25.1　POISEの主要結果のまとめ

アウトカム	メトプロロール群	プラセボ群	P値
心血管死，心筋梗塞と心停止	5.8％	6.9％	0.039
非致死性心筋梗塞[a]	3.6％	5.1％	0.0008
臨床的に意義のある低血圧	15.0％	9.7％	<0.0001
臨床的に意義のある徐脈	6.6％	2.4％	<0.0001
脳卒中	1.0％	0.5％	0.0053
死亡	3.1％	2.3％	0.0317

[a] 心筋梗塞の3分の2は，結果として虚血症状を認めなかった。このような患者の心筋梗塞は，心筋マーカーの上昇や心筋梗塞の特徴となるような所見（心電図の虚血性変化や心エコーにおける壁運動異常など）にて診断された。

批判と制限事項：異なるβ遮断薬の使用や異なる投与量，異なるスケジュールで投与した場合は違った結果となる可能性がある。

関連研究と有用情報：
- 周術期のβ遮断薬についての30以上の臨床試験をまとめたメタ解析の結果は，POISEを支持している[2]。
- 低用量β遮断薬を使用し[3]，少なくとも手術1週間以上前からβ遮断薬を開始したいくつかの小規模の研究では[4]，心血管合併症の予防に周術期のβ遮断薬投与のベネフィットを認めたが，これらの研究には方法に問題があり，そのうちの1つの試験に関しては信頼性が疑われている[4]。
- POISE発表後のガイドラインでは，周術期にβ遮断薬の開始を支持するエビデンスは弱いとした。周術期にβ遮断薬を開始するのならば（推奨されてはいないが），

中等度から高リスク手術を受ける患者に投与すべきであり，低用量から開始し（目標心拍数 60 〜 80 拍/分），少なくとも 1 週間前から開始する。β遮断薬をすでに服用している患者に関しては，急に中止すると心血管系合併症をまねく恐れがあるため，周術期も継続すべきである[5]。

要点と結果による影響： 現在β遮断薬を服用していない患者への周術期の徐放性メトプロロールの開始は，心筋梗塞のリスクを低下させるかもしれないが臨床的に意義のある徐脈と低血圧をまねき，脳卒中と全死亡率の上昇をまねく。適切な投与量で数日前から開始すれば，高リスク患者が周術期におけるβ遮断薬のベネフィットを受ける可能性がある。しかしながら，現在あるエビデンスはβ遮断薬を服用していない患者への周術期におけるβ遮断薬の開始を支持していない。

臨床症例　周術期のβ遮断薬

症例病歴：

70 歳の女性が道で腹部を押さえて苦しそうにしていたところ，通りがかりの人が気づき救急車を要請して救急外来にやってきた。この患者は強い痛みを訴えており，「心臓に問題がある」というものの，服用中の薬は覚えていない。彼女の心拍数は 110 拍/分で，血圧は 160/110 mmHg である。腹部 CT スキャンは急性腹症の可能性が高く，緊急開腹術が予定された。

POISE の結果に基づくと，この患者は周術期におけるβ遮断薬を開始すべきか。

解答例：

POISE は，非心臓手術を受ける患者への周術期β遮断薬のルーチン投与は支持していない。ただし，β遮断薬を普段服用している患者に関してはβ遮断薬を急に中止すると心血管合併症をまねくリスクがあるため，POISE では除外されている。

この症例の患者が普段からβ遮断薬を服用しているかはわからない。もし，彼女が服用しているのであれば，心拍数と血圧が耐えられる限りは服用を継続したほうがよいだろう。彼女が服用していなかったのならば，開始すべきではないだろう。

不透明なことも多いので，この患者の管理は常識的に行うべきである。彼女は心血管疾患をもち心拍数も血圧も上昇しているので，短時間作用型β遮断薬を低用量から注意深く開始し，徐脈や低血圧などを注意深くモニターするのが合理的な考え方かもしれない。しかし，外科病棟での術後モニタリングの頻度が少ない場合がよくあるため，β遮断薬を投与しないという考え方も正しいであろう。

文献

1. POISE Study Group. Effects of extended-release metoprolol succinate in patients undergoing non-cardiac surgery (POISE trial): a randomised controlled trial. *Lancet.* 2008; 371 (9627): 1839-1847.
2. Bangalore S et al. Perioperative beta blockers in patients having non-cardiac surgery: a meta-analysis. *Lancet.* 2008; 372 (9654): 1962.
3. Mangano DT et al. Effect of atenolol on mortality and cardiovascular morbidity after noncardiac surgery. *N Engl J Med.* 1996; 335: 1713-1720.
4. Poldermans D et al. The effect of bisoprolol on perioperative mortality and myocardial infarction in high-risk patients undergoing vascular surgery. *N Engl J Med.* 1999; 341: 1789-1794.
5. American College of Cardiology Foundation/American Heart Association Task Force on Practice Guidelines. 2009 ACCF/AHA focused update on perioperative beta blockade. *J Am Coll Cardiol.* 2009; 54 (22): 2102.

重症冠動脈疾患に対するステント留置 vs. 冠動脈バイパス術

SYNTAX 試験

Cardiac Stents versus Coronary Artery Bypass Surgery for Severe Coronary Artery Disease

三枝病変または左主冠動脈病変の患者では，薬剤溶出性ステントを使用した経皮的冠動脈インターベンションは，冠動脈バイパス術よりも試験の一次アウトカム(すべての原因による死亡，脳卒中，心筋梗塞，再灌流)が多かった。しかし，ステントを受けた患者は脳卒中を起こすことは少なかった。

— Lange and Hillis[1]

研究課題：三枝病変または左主冠動脈病変を有する重症冠動脈疾患の患者は，経皮的冠動脈インターベンション(percutaneous coronary intervention：PCI)と冠動脈バイパス術(coronary artery bypass grafting：CABG)のどちらを受けるべきだろうか[2]。

研究資金提供：Boston Scientific 社(ステントを製造する企業)

研究開始：2005 年

研究発表：2009 年

研究実施場所：欧米 17 か国の 85 施設

研究対象：三枝病変または左主冠動脈に 50％以上の狭窄病変を有し，循環器医と心臓血管外科医から「PCI または CABG により，解剖学的に同等の再灌流を達成することができる」と判断された患者。また，安定または不安定狭心症の症状，非典型的胸痛，または無症候であるならば負荷試験で心筋虚血が存在すること。

研究除外対象：PCI や CABG を受けたことのある患者，急性心筋梗塞の患者，ほかの心臓手術を受ける必要のある患者

被験者数：1,800人

研究概要：

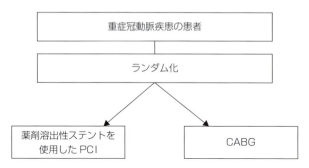

図26.1　SYNTAX試験デザインの概要
PCI＝経皮的冠動脈インターベンション，CABG＝冠動脈バイパス術

介入内容：PCIとCABGに割り付けられた患者は，各施設の方法に準じて治療した。PCIに割り付けられた患者には，薬剤溶出性ステントを留置した。治療の目標は，両群ともに治療対象血管の完全な再灌流であった。抗血小板療法など手技前または手技後の補助療法は，各施設の方法で行った。

経過観察：12か月

エンドポイント（評価項目）：
　一次アウトカム：メジャーな心血管，脳血管イベントの複合アウトカム（すべての原因による死亡，脳卒中，心筋梗塞，再血行再建術）。それぞれ単独の構成要素も評価した。

結果

- 被験者の平均年齢は65歳で，糖尿病合併が約25％，安定狭心症が57％，不安定狭心症が28％，駆出分画率30％未満が2％であった。
- PCI群の患者は平均4つ以上のステントを留置された。
- PCI群の患者のほうが入院期間が短かった（3.4日 vs. 9.5日，$P<0.001$）。
- PCI群の患者のほうが手技後の補助薬物療法が積極的であったが〔すなわち，抗血小板薬，ワルファリン，スタチン，アンジオテンシン変換酵素（angiotensin-converting enzyme：ACE）阻害薬の投与を，CABG群よりも多くの患者が受けた〕，CABG群の患者のほうがより多くアミオダロンを投与された。

- CABG 群の患者のほうが全心血管と脳血管イベントが PCI 群よりも少なかったが，脳卒中は CABG 群のほうが多かった（**表 26.1** 参照）。
- 研究者らは SYNTAX スコアという予測ルールを使用して，患者アウトカムの層別解析を報告している。SYNTAX スコアは冠動脈疾患の複雑性（たとえば，PCI でアクセスするのが解剖学的に難しい病変であれば点数が高い）により層別化されている。SYNTAX スコアが高い患者，すなわち，冠動脈病変が複雑である患者には，CABG のほうが PCI よりもベネフィットが大きい。つまり，SYNTAX スコアは CABG に最も適応がある患者を判別する補助になるかもしれない。

表 26.1　SYNTAX の主要結果のまとめ

アウトカム	PCI 群	CABG 群	P 値
メジャーな心血管または脳血管イベント	17.8%	12.4%	0.002
死亡	4.4%	3.5%	0.37
脳卒中	0.6%	2.2%	0.003
心筋梗塞	4.8%	3.3%	0.11
再血行再建術	13.5%	5.9%	<0.001
狭心症の消失[3]	71.6%	76.3%	0.05

批判と制限事項：PCI 群と同じように CABG 群の患者も積極的に手技後の補助薬物療法を受けていたならば，CABG のベネフィットのほうが PCI よりも際立っていただろう。

さらに，この研究では 22% しか女性が含まれていなかったので，女性には適用できないだろう。

PCI 群の患者にパクリタキセル溶出性 TAXUS ステントを留置したが，これはほかのメーカーの薬剤溶出性ステントよりも有効性が低いとされている。

関連研究と有用情報：
- 3 年間の経過観察は 12 か月時の結果と変わらなかった。PCI 群のほうが CABG 群よりもメジャーな心血管または脳血管イベントが有意に多く（28.0% vs. 20.2%），この差は主に PCI 後の再血行再建術によるものであった[4]。
- 薬剤溶出性ステントの出現前に行われた PCI と CABG による多枝冠動脈疾患治療の比較試験では，SYNTAX と同様の結果を出している[5]。
- 多枝冠動脈疾患を有する患者の治療で，CABG のほうが PCI よりも長期的生存率がよいことを示す観察研究が存在する[6]。

- STICH 試験は，冠動脈疾患で駆出分画率 35％以下の患者において CABG と薬物療法を比較して，両治療ともに同様の死亡率であることを示した[7]。

要点と結果による影響：三枝病変もしくは左主冠動脈病変を有する冠動脈疾患の患者では，CABG のほうが PCI よりもメジャーな心血管または脳血管イベントが少ないことを示した。この差の多くは，CABG 群の患者のほうが再血行再建術を要する患者が少なかったことから発生している。PCI を受けた患者では脳卒中の発生が CABG 群よりも低く，患者によってはこちらのほうが好まれるかもしれない。さらには，研究者らは冠動脈疾患の複雑性が少ない（SYNTAX スコアが低い）患者は PCI に適しているかもしれないと考えているが，この仮説は妥当性をこれから検証しなければならない。

臨床症例　重症冠動脈疾患に対するステント留置 vs. 冠動脈バイパス術

症例病歴：
　86 歳の男性が歩行時の息切れの増悪を訴え外来を受診した。この数か月で症状はだんだん悪くなってきている。ベースラインでは，患者は休むことなく 3 ブロック（米国の街の 3 区画分）歩行できていたが，現在では 1 ブロックも歩くことができない。心臓核医学検査を用いた負荷試験では左主冠動脈領域の可逆性虚血を認めた。
　SYNTAX の結果に基づくと，この患者は PCI と CABG のどちらで治療すべきだろうか。

解答例：
　SYNTAX は，三枝病変か左主冠動脈病変を有する冠動脈疾患の患者で，CABG のほうが PCI よりもメジャーな心血管または脳血管イベントが少ないことを示した。しかし，CABG 群のほうが脳卒中の発生率は高かった。
　この症例の患者は SYNTAX に参加した患者（平均約 65 歳）よりもだいぶ高齢である。高齢であり，パフォーマンスステータス（performance status：PS）に制限があることを考えると，侵襲性の低い治療法，すなわち PCI のほうがより好ましいだろう。さらには，こちらの治療法のほうが脳卒中を起こす確率が低い（この年齢で脳卒中を起こすと，大きな障害を伴う合併症となる可能性がある）。このような症例をみると，SYNTAX では CABG のほうが PCI よりもよいことを示してはいるが，患者によっては PCI が必要となる場合があることがわかる。

文献

1. Lange RA, Hillis LD. Coronary revascularization in context. *N Engl J Med.* 2009; 360: 1024-1026.
2. Serruys PW et al. Percutaneous coronary intervention vs. coronary-artery bypass grafting for severe coronary artery disease. *N Engl J Med.* 2009; 360 (10): 961-972.
3. Cohen DJ et al. Quality of life after PCI with drug-eluting stents or coronary artery bypass surgery. *N Engl J Med.* 2011; 364: 1016-1026.
4. Kappetein AP et al. Comparison of coronary bypass surgery with drug-eluting stenting for the treatment of left main and/or three-vessel disease: 3-year follow-up of the SYNTAX trial. *Eur Heart J.* 2011; 32 (17): 2125-2134.
5. Daemen J et al. Long-term safety and efficacy of percutaneous coronary intervention with stenting and coronary artery bypass surgery for multivessel coronary artery disease: a meta-analysis with 5-year patient-level data from the ARTS, ERACI-II, MASS-II, and SoS trials. *Circulation.* 2008; 118: 1146-1154.
6. Weintraub WS et al. Comparative effectiveness of revascularization strategies. *N Engl J Med.* 2012; 366 (16): 1467.
7. Velazquez EJ et al. Coronary-artery bypass surgery in patients with left ventricular dysfunction. *N Engl J Med.* 2011; 364: 1607-1616.

無症候性頸動脈狭窄症に対する頸動脈内膜摘除術

27 ACST 試験

Carotid Endarterectomy for Asymptomatic Carotid Stenosis

無症候性重症頸動脈狭窄症の患者での頸動脈内膜摘除術は，5年間の脳卒中総リスクを半減させた。ただし，頸動脈内膜摘除術のリスクとベネフィットのバランスは，手術による合併症罹患率と，手術をしなかった場合の頸動脈性脳梗塞のリスク次第である。

—— The ACST Collaborative Group[1]

研究課題：頸動脈内膜摘除術(carotid endarterectomy：CEA)は，無症候性重症頸動脈狭窄症の患者にベネフィットがあるか[1,2]。

研究資金提供：英国医学研究審議会(Medical Research Council of the United Kingdom：MRC)，英国脳卒中協会(Stroke Association)

研究開始：1993年

研究発表：2004年

研究実施場所：30か国の126病院

研究対象：40〜91歳の成人で，無症候性で，超音波検査にて単側または両側性の少なくとも60％以上の頸動脈狭窄が認められた患者

研究除外対象：6か月以内に，脳卒中，一過性脳虚血(transient cerebral ischemia：TIA)，そのほかの関連神経症状がある患者や，以前に同側のCEAを受けたことがある患者，手術リスクが高い患者，ほかに大きな内科疾患を合併している患者は除外した。さらに，合併症率が高い術者(周術期脳卒中または死亡が6％以上)は，この試験に参加できなかった。

被験者数：3,120人

研究概要：

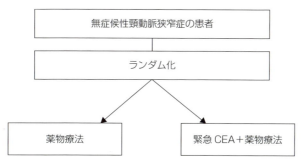

図 27.1　ACST 試験デザインの概要
CEA＝頸動脈内膜摘除術

介入内容：CEA 群の患者には，緊急 CEA を受けるように推奨した。また，薬物療法群の患者には，狭窄による症状が出現した場合，CEA の「絶対」適応が現れた場合，「医師や患者自身が CEA を希望した場合」にのみ，CEA を行った。両群とも，動脈硬化疾患に対する標準的薬物療法，すなわち，抗血小板薬，降圧薬，脂質低下薬を投与した。

経過観察：平均 7 年

エンドポイント（評価項目）：周術期死亡率，周術期脳卒中，手術に関連しない脳卒中

結果

- CEA 群の約 90％が試験参加後 1 年以内に CEA を受け，薬物療法群の約 5％が CEA を受けた（ほとんどが CEA の絶対適応出現のため）。
- 薬物療法群の約 26％が，試験参加後 10 年以内に CEA を受けている（こちらもほとんどが CEA の絶対適応のため）。
- CEA 群の 2.8％が，周術期脳卒中発症または死亡している。
- 試験開始 2 年間では CEA 群で周術期脳卒中発症や死亡が多かったため，薬物療法群のほうが CEA 群よりもアウトカムはよかったが，2 年経過後は CEA のベネフィットが明らかとなった（**表 27.1** 参照）。
- 男性も女性も最終的には CEA によるベネフィットが明らかであったが，試験参加時に 75 歳以上の患者ではそうならなかった。

表 27.1　ACST の主要結果のまとめ [a]

アウトカム	薬物療法群	CEA 群	P 値
脳卒中または周術期死亡	17.9%	13.4%	0.009
手術と関連しない脳卒中	16.9%	10.8%	0.0004

[a] 10 年間予測累積事象率。

批判と制限事項：ACST が行われて以来，動脈硬化疾患に対する薬物療法は進化している。たとえば，この試験の開始時には 17％の患者しか脂質低下薬を服用していなかった。薬物療法が進化した現在では CEA によるベネフィットが少なくなる可能性がある。ただし，ACST では脂質低下薬の服用の有無にかかわらず，CEA によるベネフィットを認めている。

さらに，合併症を高率に起こす術者はこの試験に参加が認められていないため，そのような術者もいる実際の臨床現場では，CEA のベネフィットはさらに低い可能性がある。しかしながら，周術期の合併症発生率 3％というのはヨーロッパの大規模レジストリの発生率とほぼ同じである。

関連研究と有用情報：
- 2 つの大規模試験である VA 研究[3] と ACAS 試験[4] でも，無症候患者における CEA を評価して ACST と同様の結果を出している。
- ACAS と ACST を含むメタ解析では，女性における CEA の有効性に疑問を投げかけている[5]。ただし，このメタ解析では ACST の長期追跡データは含まれていない。
- NASCET 試験[6] と ECST 試験[7] を中心に，症候性頸動脈疾患の患者においても CEA はベネフィットを示している。
- CEA ではなく，血管形成術とステントで治療する施設が出てきたが，今のところのエビデンスでは CEA のほうが望ましいことを示している[8]。しかし，頸動脈狭窄症治療での血管ステント使用は増加してきている[9]。
- 米国心臓協会 (American Heart Association) ／米国脳卒中協会 (American Stroke Association) による 2011 年のガイドラインでは，無症候性頸動脈狭窄症のマネジメントは，合併疾患，余命，術者の技術，手術のリスクとベネフィットを理解したうえでの患者の選択を総合的に考慮するように結論づけている[10]。
- 無症候性頸動脈狭窄症のほとんどの患者は手術を受けるには不適応であるため，米国予防医学専門委員会 (US Preventive Services Task Force：USPSTF) は無症候性の患者に対する頸動脈狭窄症のスクリーニングは推奨していない。

要点と結果による影響：無症候性頸動脈狭窄症 (狭窄が 60％以上) の患者では，

CEAは約3％の周術期リスクが認められた。しかし術後数年が経過すると，手術を受けた患者のほうが脳卒中発症率は低かった。手術を受けるかどうかは患者の選択，余命，術者の技術などを考慮すべきである。

> **臨床症例　無症候性頸動脈狭窄症に対する頸動脈内膜摘除術**
>
> **症例病歴：**
>   82歳の男性で，糖尿病，高血圧，前立腺がんの治療中。定期健診で頸動脈の雑音が聴取された。超音波検査では70％の頸動脈狭窄を認めた。
>   ACSTの結果に基づくと，この患者はどのように治療すべきか。
>
> **解答例：**
>   ACST試験は，狭窄が60％以上の無症候性頸動脈狭窄症においては，CEAによって脳卒中を予防できることを示した。ただし，手術を受けた約3％の患者が周術期の脳卒中発症もしくは死亡しており，このリスクは研究以外の実際の臨床現場ではさらに高いことが予想される。そのため，手術リスクを理解して受け入れることのできる患者，少なくとも数年間の余命がある患者，また施設に経験豊富な術者がいるなどの条件を満たしている場合にのみ，手術は適している。
>   この症例の高齢患者は複数の合併疾患があり，余命が数年しかないことも予想されるため，手術を受けるには適していないだろう。また，ACSTでは75歳以上の患者ではCEAによる明らかなベネフィットを認めなかった。これらの理由のため，この患者はCEAの適応にはならず，頸動脈狭窄症治療には薬物療法のほうが適しているだろう。
>   この症例は，そもそも症状がない患者に対して頸動脈狭窄のスクリーニングをすべきかどうかという疑問も投げかけている。無症候性頸動脈狭窄症の患者のほとんどが手術に適していないため，USPSTFはスクリーニングを推奨していない。しかしながら，実際の臨床現場ではこの症例のように，多くの患者がスクリーニングを受けている。

文献

1. Halliday A et al. MRC Asymptomatic Carotid Surgery Trial Collaborative Group. Prevention of disabling and fatal strokes by successful carotid endarterectomy in patients without recent neurological symptoms: randomized controlled trial. *Lancet*. 2004; 363 (9420): 1491-1502.
2. Halliday A et al. 10-year stroke prevention after successful carotid endarterectomy for asymptomatic stenosis (ACST-1): a multicentre randomised trial. *Lancet*. 2010; 376 (9746): 1074-1084.

3. Hobson RW et al. Efficacy of carotid endarterectomy for asymptomatic carotid stenosis. *N Engl J Med.* 1993; 328 (4): 221-227.
4. Executive Committee for the Asymptomatic Carotid Atherosclerosis Study. Endarterectomy for asymptomatic carotid artery stenosis. *JAMA.* 1995; 273 (18): 1421-1428.
5. Rothwell PM et al. Carotid endarterectomy for asymptomatic carotid stenosis: asymptomatic carotid surgery trial. *Stroke.* 2004; 35: 2425.
6. North American Symptomatic Carotid Endarterectomy Trial Collaborators. Beneficial effect of carotid endarterectomy in symptomatic patients with high-grade carotid stenosis. *N Engl J Med.* 1991; 325 (7): 445-453.
7. Randomised trial of endarterectomy for recently symptomatic carotid stenosis: final results of the MRC European Carotid Surgery Trial (ECST). *Lancet.* 1998; 351 (9113): 1379-1387.
8. Davis SM et al. Carotid-artery stenting in stroke prevention. *N Engl J Med.* 2010; 363 (1): 80-82.
9. Berkowitz SA, Redberg RF. Dramatic increases in carotid stenting despite nonconclusive data. *Arch Intern Med.* 2011; 171 (20): 1794-1795.
10. Goldstein LB et al. Guidelines for the primary prevention of stroke: a guideline for healthcare professionals from the American Heart Association/American Stroke Association. *Stroke.* 2011; 42 (2): 517.

28 膝関節鏡視下手術の臨床試験
A Trial of Arthroscopic Knee Surgery

この試験の結果は……変形性膝関節症に対して幅広く行われている膝関節鏡視下手術に対して大きな疑問を投げかけている。

— Kirkely et al.[1]

研究課題：変形性膝関節症に対する膝関節鏡視下手術は有効か[1]。

研究資金提供：カナダ保健研究所(Canadian Institutes of Health Research)

研究開始：1999年

研究発表：2008年

研究実施場所：ケネディスポーツ医学クリニック(Kennedy Sport Medicine Clinic)，ウェスタンオンタリオ大学(University of Western Ontario：カナダ，オンタリオ州ロンドン市)

研究対象：変形性膝関節症を有する成人

研究除外対象：大きな半月板断裂がある患者，炎症性関節炎，以前に膝関節鏡視下手術を受けたことがある患者，膝関節に大きな外傷を受けたことがある患者，関節が大きく変形している患者

被験者数：178人

研究概要：

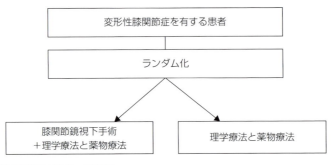

図 28.1　臨床試験デザインの概要

介入内容：関節鏡視下手術群の患者は，割り付け後6週間以内に手術をした。整形外科医による評価後，内側，外側，膝蓋大腿部の膝区画の洗浄を行い，滑膜切除術，デブリードマン，異常組織の切除のうち，少なくとも1つを行った。

関節鏡視下手術群とコントロール群の両群は，試験期間中に週1時間の理学療法を12週間と，さらに家庭でできる個別の運動療法を行った。疼痛管理には，整形外科医からアセトアミノフェンまたは非ステロイド性抗炎症薬 (nonsteroidal anti-inflammatory drugs：NSAIDs) を使用する指導をした。また，必要に応じて経口グルコサミンやヒアルロン酸の関節内注入も勧められた。

経過観察：2年

エンドポイント(評価項目)：

一次エンドポイント：変形性膝関節症の症状スケール (Western Ontario and McMaster Universities Osteoarthritis Index：WOMAC) のスコア

二次エンドポイント：生活の質 (QOL) スケール (Short Form-36) のスコア

結果

- 手術の3か月後では，手術群の患者のほうが関節症の症状スケールのスコアがよかったが，試験期間中のほかの時期ではこのベネフィットは認められなかった(**表28.1** 参照)。
- サブグループ解析を行っても，重症でない患者，X線画像で重度の変化を認める患者，キャッチングやロッキングなどの機械的症状などで，特に手術のベネフィットは認められなかった。

表 28.1　臨床試験の主要結果のまとめ

アウトカム	手術群	コントロール群	P 値
2 年経過時の関節症症状スケールの平均スコア[a]	874	897	0.22
QOL[b]	37.0	37.2	0.93

[a] スコアは 0 ～ 2,400 の範囲で高いほど重症であることを示す。
[b] スコアは 0 ～ 100 の範囲で高いほど QOL がよいことを示す。
QOL＝生活の質

批判と制限事項：サブグループ解析は限られた数の患者しか組み入れておらず，キャッチングやロッキングなどの症状を有する患者のサブグループにおいてベネフィットがある可能性を否定できない。

関連研究と有用情報：
- 頻繁に引用されている別の臨床試験では，変形性膝関節症の患者を，関節鏡視下デブリードマン，関節鏡視下洗浄，偽手術にランダム化した[2]。この試験も手術介入が偽手術と比べてもよいわけではないことを示した。ただし，この試験は 1 人の術者によって行われ，試験に含まれた患者は高齢男性がほとんどであり，さらに関節変形が著しく関節鏡による介入効果がさほど得られないとみられる患者を含んでいたことが批判されている。
- 膝関節鏡視下手術は，症状のある半月板断裂患者においても保存的療法よりも優れていることを示せなかったが，この臨床試験で保存的療法を受けていた患者の 30％が 6 か月以内に手術を受けている[3]。

要点と結果による影響：変形性膝関節症の患者の多くが膝関節鏡視下手術を受けているにもかかわらず，手術には明らかなベネフィットがないようにみえる。膝関節痛の患者の多くは症状緩和のために，理学療法と個別化された運動療法，鎮痛薬で治療すべきである。

臨床症例　膝関節鏡視下手術

症例病歴
　56 歳の男性が慢性的な右膝の疼痛を訴え整形外科外来を受診した。患者は膝への外傷などは思い当たらないが，「ここ数年ずっと気になっていた」という。また，「年をとることで出てくるいつもの痛み」以外には関節には問題を認めないという。診察上，右膝関節の可動域に制限はなく，変形もない。膝は軽度か

ら中等度の腫脹を認めるものの，熱感や発赤などは認めない．最近撮った膝のMRIでは，小さな半月板断裂と膝靭帯の腱炎を認めるが，靭帯断裂はない．

膝関節鏡のランダム化比較試験を踏まえると，あなたはこの患者が膝関節鏡視下手術を受けるべきと考えるだろうか．

解答例：

膝関節鏡視下手術の臨床試験は，理学療法，家庭運動療法，アセトアミノフェンやNSAIDsで治療を受けた変形性膝関節症の患者のアウトカムは，膝関節鏡視下手術を受けた患者のアウトカムとほぼ同等であることを示した．症例の患者は，この試験に含まれた患者像とほぼ一致するため，膝関節鏡視下手術ではなく保存的療法にて治療すべきだろう．この患者は膝のMRIで小さな半月板断裂と膝靭帯の腱炎を認めているが，これは一般的にみられる偶発的な所見である[4]．さらに，症状のある半月板断裂を有する患者で膝関節鏡視下手術と保存的療法を比較した試験では，手術のベネフィットを示すことはできなかった[3]．しかしながら，保存的療法でうまく治療できず生活に支障が出るようならば，この患者は膝関節置換術を含めて手術を検討してもよいかもしれない．

文献

1. Kirkley A et al. A randomized trial of arthroscopic surgery for osteoarthritis of the knee. *N Engl J Med.* 2008; 359 (11): 1097-1107.
2. Moseley JB et al. A controlled trial of arthroscopic surgery for osteoarthritis of the knee. *N Engl J Med.* 2002; 347 (2): 81-88.
3. Katz JN et al. Surgery versus physical therapy for a meniscal tear and osteoarthritis. *N Engl J Med.* 2013; 368 (18): 1675-1684.
4. Englund M et al. Incidental meniscal findings on knee MRI in middle-aged and elderly persons. *N Engl J Med.* 2008; 359 (11): 1108-1115.

慢性腰痛に対する手術 vs. リハビリテーション

MRC 脊椎固定術試験

Surgery versus Rehabilitation for Chronic Low Back Pain

> 腰痛の患者……は，強化リハビリテーションプログラムにより，手術と同等の治療効果を得られる可能性がある。
>
> —— Fairbank et al.[1]

研究課題：慢性非特異的腰痛に対して，脊椎固定術は有効か[1]。

研究資金提供：英国医学研究審議会 (Medical Research Council of the United Kingdom：MRC)

研究開始：1996 年

研究発表：2005 年

研究実施場所：英国の 15 施設

研究対象：最低 12 か月以上持続している慢性腰痛 (関連痛の有無にかかわらず) を有する，18 〜 55 歳の成人

研究除外対象：2 つの治療方法に対する適応に乏しいと考えられる患者 (たとえば，手術を要する脊椎感染の患者など)，以前に脊椎手術を受けたことがある患者

被験者数：349 人

研究概要:

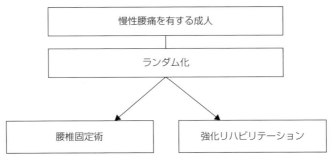

図 29.1 MRC 脊椎固定術試験デザインの概要

介入内容: 手術群に割り付けられた患者には脊椎固定術を行った。手術の技術面(アプローチ,インプラント,ケージ,骨移植片の材料など)は,外科医の判断に任された。

　強化リハビリテーション群に割り付けられた患者は,3週間に及ぶ外来指導と運動プログラムを受けた。このプログラムは施設によって違いはあるものの,多くは75時間の治療と数週間に及ぶフォローアップで構成されている。理学療法士が指導し,臨床心理士もほとんどの施設で治療支援した。さらに指導者は,「疼痛に苦しむときに生じる恐怖や信じてしまっている無用の既成概念を見いだし,それらを乗り越えるための認知行動療法の原則」を使用した。リハビリテーションによる適切な効果を得られない患者に関しては,手術を推奨した。

経過観察: 24か月

エンドポイント(評価項目):

　一次アウトカム:患者が申告した疼痛を評価した Oswestry low back pain disability index と,シャトルウォーキングテストによる運動能力

　二次アウトカム:Short Form-36(SF-36)のスコアによる全般的な健康質問票と手術合併症

- Oswestry low back pain disability index は,0(障害なし)〜 100(完全に障害もしくは寝たきり)のスコアで表される[2]。シャトルウォーキングテストでは,特定の時間内に指示を受けながら歩いた距離が記録される[3]。

結果

- 手術群に割り付けられた患者のうち,79%が試験期間中に実際に手術を受けた

(21％は手術を拒否したと推測される)。
- リハビリテーション群に割り付けられた患者のうち，28％が患者の希望あるいはリハビリテーションによる治療効果が得られなかったため，試験期間中に手術を受けた。
- 手術を受けた患者の12％に，出血多量，硬膜裂傷や血管損傷などの合併症が生じた。
- 手術を受けた患者の8％は，手術により生じた合併症の治療もしくは症状の持続のために，追加で手術が行われた。
- Oswestry Back Pain Score は，手術群のほうがリハビリテーション群よりも有意によかったが，この差は非常に小さく，臨床的に意義があるかはわからない(表29.1 参照)。

表 29.1　臨床試験の主要結果のまとめ

アウトカム	手術群の試験期間中のスコア変化	リハビリテーション群の試験期間中のスコア変化	P 値[a]
Oswestry Back Pain Score[b]	−12.5	−8.7	0.045
シャトルウォーキングテスト[c]	+98 m	+63 m	0.12
SF-36[d]			
身体スコア	+9.4	+7.6	0.21
精神スコア	+4.2	+3.9	0.90

[a] P 値はグループ間のベースラインの差を補正している。
[b] Back Pain Score が低くなることは，症状の改善を示している。
[c] シャトルウォーキングテストで歩行距離が伸びていれば，改善を示している。
[d] SF-36 スコアが高くなると，改善を示している。
SF-36＝Short Form-36

批判と制限事項：試験に参加した約20％の患者に経過観察をしきれなかった。さらに交差が多かったこと(手術群の21％の患者が実際には手術を受けず，リハビリテーション群の28％の患者が手術を受けた)も批判された。

　この臨床試験のリハビリテーションプログラムは非常に強化的であり，多くの患者にとっては費用が高すぎるか，非現実的である。またこのプログラムが，強化プログラムでないリハビリテーションと比較して，またはリハビリテーションをしない場合と比較して，効果が優れているかはわからない。

　手術群では，手術手技は術者に任せてある。手技が標準化されていれば手術によるアウトカムはさらによかった可能性もあるが，どの手術手技が最もよいかは多く

の議論があるところである。

関連研究と有用情報：
- ほかに 3 つの臨床試験が慢性腰痛における手術と非手術療法を比較しているが，これらの試験は質が高くない。これら 3 つと MRC 試験のデータからメタ解析を行い，「慢性腰痛に対して，体系化されていない非手術治療よりは手術のほうが有効であるかもしれないが，体系化された認知行動療法のほうが手術よりも有効かもしれない。これらのランダム化比較試験は研究方法が悪いため結論は出せない」とした[4]。
- 最近，慢性腰痛の治療に新たな手術手技が開発された。人工椎間板を用いた腰椎人工椎間板置換術である。さまざまな研究で，手術しない保存的治療よりも人工椎間板置換術を行ったほうが，症状の改善が若干よいことが示されているが，この若干の差の臨床的な意味合いは不明であり，このような小さなベネフィットが手術のリスクを上回るかも不確定である[5,6]。
- いくつもの臨床試験で，重症持続性坐骨神経痛の手術療法（椎間板切除術）と非手術療法を比較している。これらの試験結果では，1 年後では手術も非手術も同じようなアウトカムであるが，手術群のほうが改善が早い傾向にある[7]。
- 米国疼痛学会（American Pain Society）のガイドラインでは，1 年以上持続し生活に支障をきたす重症腰痛の患者に関しては，手術と非手術療法のリスクとベネフィットを説明することを推奨している。長期的にみれば 2 つの治療は同等の効果を認めているため，どの治療方法を選択するかは患者が決めるべきである[8]。

要点と結果による影響： 慢性腰痛に対する手術は，非手術療法と比較して明らかなベネフィットを認めない。ほとんどの患者は手術を受けても受けなくても症状が改善する。手術のほうが，疼痛コントロールが若干よいかもしれないが，手術にはリスクがつきものである。この分野に関しては将来的に研究がさらに必要である。

臨床症例　慢性腰痛

症例病歴：
　48 歳の男性で腰痛を過去数年間患っている患者が，脊椎固定術を検討するために整形外科外来を受診した。症状は徐々に始まり，時にはかなりの負担になるが，仕事をするうえで支障をきたすほどではない。筋力低下や排尿，排便の機能障害などはない。疼痛は NSAIDs でやや改善する。
　身体診察では，患者は肥満である〔BMI（body mass index）33〕。神経学的には問題なく，下肢伸展挙上検査（straight leg raise test：SLR）では膝下への放散痛はない。
　手術を受けるべきか，患者はあなたに助言を求めている。彼は「メスで切ら

れること」に対して不安感があるが，手術でよくなるのであれば受けようと考えている．MRC 脊椎固定術試験の結果に基づき，なんと助言すればよいだろうか．

解答例：

慢性腰痛に対する手術の効果はまだ不明である．今までに行われてきた臨床試験の結果からは，非手術療法と比べて手術は若干症状の改善につながることが示唆されているが，このベネフィットはわずかなものである．さらに手術にはリスクがつきものである．これらのことを考慮して，生活に支障をきたすような腰痛に対しては手術と非手術療法の両方に関してリスクとベネフィットを十分に説明すべきである．これらの情報を説明したうえで，患者自身に治療方法を選択してもらう必要がある．

症例の患者は慢性腰痛があるが，生活に支障があるような重症ではない．さらに，この患者の症状は減量で改善する可能性がある．また，手術に対する不安もある．これらのことを踏まえると，この患者は現段階では手術には向かないだろう．

ただし，この患者の症状が悪化したら手術も検討しなければならない．手術をする前に，そのリスクとベネフィットを説明する必要がある．また，彼の疼痛は手術を受けなくても時間とともに改善するだろうということも説明する．手術を受けるか受けないかの最終判断は，患者自身が決定すべきことである．

文献

1. Fairbank J et al. Randomised controlled trial to compare surgical stabilization of the lumbar spine with an intensive rehabilitation programme for patients with chronic lower back pain: the MRC spine stabilisation trial. *BMJ.* 2005; 330 (7502): 1233.
2. Fairbank JC et al. The Oswestry disability index. *Spine (Phila Pa 1976).* 2000; 25: 2940-2953.
3. Taylor S et al. Reliability and responsiveness of the shuttle walking test in patients with chronic lower back pain. *Physiother Res Int.* 2001; 6: 170-178.
4. Mirza SK, Deyo RA. Systematic review of randomized trials comparing lumbar fusion surgery to nonoperative care for treatment of chronic back pain. *Spine (Phila Pa 1976).* 2007; 32 (7): 816-823.
5. Hellum C et al. Surgery with disc prosthesis vs. rehabilitation in patients with low back pain and degenerative disc: two year follow-up of randomised study. *BMJ.* 2011; 342: d2786.
6. Jacobs WC et al. Total disc replacement for chronic discogenic low back pain: a Cochrane review. *Spine (Phila Pa 1976).* 2013; 38 (1): 24.
7. Peul WC et al. Surgery versus prolonged conservative treatment for sciatica. *N Engl J Med.* 2007; 356 (22): 2245-2256.

8. Chou R et al. Interventional therapies, surgery, and interdisciplinary rehabilitation for low back pain: an evidence-based clinical practice guideline from the American Pain Society. *Spine (Phila Pa 1976).* 2009; 34 (10): 1066-1077.

30 侵襲性乳がんに対する乳房切除術 vs. 乳腺腫瘍摘出術
B-06 試験

Mastectomy versus Lumpectomy for Invasive Breast Cancer

20年間の経過観察では，乳房切除術（mastectomy）と乳腺腫瘍摘出術（lumpectomy。術後放射線治療併用の有無にかかわらず）とで，生存率に有意差は認められなかった。

— Fisher et al.[1]

研究課題：侵襲性乳がんの患者はすべて乳房全切除術が必要だろうか。あるいは，保存的療法（すなわち，乳腺腫瘍摘出術）でも治療可能な患者もいるだろうか[1]。

研究資金提供：米国国立がん研究所（National Cancer Institute：NCI），米国保健社会福祉省（Department of Health and Human Services：HHS）

研究開始：1976年

研究発表：2002年

研究実施場所：米国，カナダ，オーストラリアの88施設

研究対象：ステージⅠまたはⅡの侵襲性乳がん（片側の乳房と腋窩リンパ節に限る）の女性で，腫瘍径が4cm以下の患者

研究除外対象：身体所見で腫瘍が片側の乳房または腋窩リンパ節を越えて広がっている患者，触知できる腋窩リンパ節が「胸壁と神経血管束に連動して動かない」患者，乳腺腫瘍摘出術により許容できる程度の美容形成の仕上がりを達成できなかった患者（乳房が小さすぎるなど）

被験者数：1,851人

研究概要：

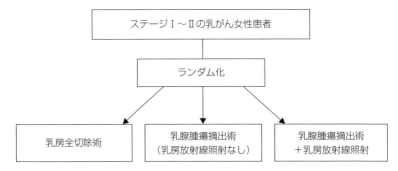

図30.1　B-06試験デザインの概要

介入内容： 乳腺腫瘍摘出術で放射線照射なしの群に割り付けられた患者には，腫瘍摘出術を行った。摘出は，腫瘍が残らないようにマージンをとり，かつ美容的にも満足の得られるように，正常乳房組織を十分に切り取った。さらに，腋窩リンパ節郭清は下位レベル2まで行った。病理組織検査の結果，切除病変のマージンを越えてがんが進行していた場合は，引き続き乳房全切除術を行った。

乳腺腫瘍摘出術と放射線照射の併用治療に割り付けられた患者には，乳腺腫瘍摘出術後に50 Gyの照射を乳房（腋窩にはしない）に行った。

乳房全切除術に割り付けられた患者は，乳房と腋窩リンパ節群のすべてを切除した。

リンパ節が陽性と出たすべての患者に，メルファランとフルオロウラシル(5-FU)による補助化学療法を行った。

経過観察： 20年

エンドポイント（評価項目）： 無病生存率(disease-free survival)，遠隔無病生存率(distant disease-free survival)，全生存率(overall survival)

結果

- ほぼ半数の患者が腫瘍径2 cm以上で，38％が腋窩リンパ節陽性，64％がエストロゲン受容体陽性の乳がんであった。
- 乳腺腫瘍摘出術を受けた患者の10％が，病理学的検査上，切除片のマージンの陽性が判明し，結局は乳房全切除術を受けた。
- 乳腺腫瘍摘出術後に放射線照射を受けた患者は，受けなかった患者と比べて同側

乳房における局所再発が少なかった（14.3% vs. 39.2%，$P<0.001$）。
- 乳房全切除術と乳腺腫瘍摘出術の無病生存率と全生存率は，ほぼ同じであった（**表 30.1** 参照）。
- 乳腺腫瘍摘出術後に放射線照射を受けた患者は，受けなかった患者と比べてわずかに乳がん死亡率が低かったが，この差はほかの理由による死亡率上昇のために部分的に相殺された。

表 30.1　B-06 試験の主要結果のまとめ

アウトカム	乳房全切除術群	乳腺腫瘍摘出術群（放射線照射なし）	乳腺腫瘍摘出術＋放射線照射群	P 値[a]
無病生存率	36%	35%	35%	0.26
遠隔無病生存率	49%	45%	46%	0.34
全生存率	47%	46%	46%	0.57

[a] P 値は 3 グループ間のすべての差を評価。

批判と制限事項：乳腺腫瘍摘出術を受けた患者の約 10% が，病理学的検査で切除片のマージンの陽性が判明し，結局は乳房全切除術を受けている。

　この臨床試験は，さらにサブグループが存在している可能性を除外できない。すなわち，大きかったり悪性度の高い腫瘍に関しては乳腺腫瘍摘出術よりも乳房全切除術のほうがよいアウトカムを残すだろう。

関連研究と有用情報：
- ほかの臨床試験でも，乳房温存療法と乳房全切除術が同等であることを示している[2,3]。
- 別の試験では，乳腺腫瘍摘出術後に放射線照射を行うことで同側乳房の乳がん再発リスクが減少し，乳がん関連死亡率が低くなることを示している[4]。このため，乳房温存術を受ける患者のほとんどは放射線照射を受けている。しかしながら，放射線照射は乳がんに関連しない死亡率をわずかに上昇させるため，乳がん関連死亡率の低下と部分的に相殺される[4]。
- 現時点では早期乳がんには乳房温存術が推奨されている[5]。しかし，乳腺腫瘍摘出術のよい適応となる早期乳がん患者でも，乳房全切除術しか提示されないことが多い[6]。

要点と結果による影響：早期乳がんの患者では，乳房全切除術は乳腺腫瘍摘出術のような乳房温存術と比べて，無病生存率も全生存率も改善することはない。乳腺

腫瘍摘出術後の乳房放射線照射は，局所再発のリスクを低下させ，乳がん関連死亡率をわずかに低下させるが，ほかの原因による死亡率が上昇する分，乳がん関連死亡率の低下分が相殺されてしまう。

> **臨床症例　乳房切除術 vs. 乳腺腫瘍摘出術**
>
> **症例病歴：**
> 　58歳の女性が初めて乳がんと診断され，乳腺外科医へ紹介された。患者が右の乳房のしこりに気づき，精査を受け診断された。
> 　診察上，右乳房の外上側に5cm程度の腫瘤性病変を認める。右腋窩リンパ節も触知でき，これらは胸壁から可動性である。彼女はその他のリンパ節には病変はなく，遠隔転移の所見もない（これらの所見によると，病変が右乳房に限局し可動性の腋窩リンパ節のため，ステージⅡの乳がんである）。
> 　患者の外科医として，彼女に治療の選択肢を示さなければならない。B-06試験の結果を踏まえ，あなたは何を説明すべきか。
>
> **解答例：**
> 　この患者は早期乳がん（ステージⅡ）であるため，腫瘍の外科的切除の適応となる（ステージⅣと，ステージⅢの多くの乳がん患者は，手術ではなく全身化学療法で治療することが多い）。さらにB-06試験やその他の臨床試験の結果に基づき，早期乳がん患者には乳房温存術が推奨される。
> 　この患者の腫瘤は大きいが（5cm），B-06試験では腫瘍径が4cm以下の患者のみが乳房温存術を受けることを勧められた。同様に，乳房全切除術と乳房温存術を比べたほかの臨床試験でも，腫瘍径が4〜5cm以上の患者を含めていない。それでも，腫瘍径が5cmを超えたからといって乳房温存術の禁忌とはならない。外科医が，切除マージンをきれいに確保しつつ腫瘍を摘出できて，美容的にも問題がないように手術できると考えるのならば，乳房温存術の適応の可能性もあるだろう。したがって，この患者は，外科医が乳腺腫瘍摘出術で治療可能と考えるならば乳房温存術を検討してもよいだろう。
> 　最終的に，乳房全切除術にするか乳房温存術にするかは，いかなる場合も患者の判断を大切にしなければならない。乳房全切除術と乳房温存術では結果はほぼ同じであることを示していても，心理的な理由により乳房全切除術を選択する患者もいる。

文献

1. Fisher B et al. Twenty-year follow-up of a randomized trial comparing total mastectomy, lumpectomy, and lumpectomy plus irradiation for the treatment of invasive breast cancer. *N Engl J Med.* 2002; 347 (16): 1233-1241.
2. Veronesi U et al. Twenty-year follow-up of a randomized study comparing breast-conserving surgery with radical mastectomy for early breast cancer. *N Engl J Med.* 2002; 347 (16): 1227-1232.
3. Early Breast Cancer Trialists' Collaborative Group. Effects of radiotherapy and surgery in early breast cancer: an overview of the randomized trials. *N Engl J Med.* 1995; 333: 1444-1455.
4. Clarke M et al. Effects of radiotherapy and of differences in the extent of surgery for early breast cancer on local recurrence and 15-year survival: an overview of the randomised trials. *Lancet.* 2005; 366 (9503): 2087.
5. NIH Consensus Development Conference statement on the treatment of early-stage breast cancer. *Oncology (Williston Park).* 1991; 5: 120.
6. Morrow M et al. Factors predicting the use of breast-conserving therapy in stage I and II breast carcinoma. *J Clin Oncol.* 2001; 19: 2254-2262.

肥満治療手術の長期的効果
スウェーデン肥満者(SOS)試験

Long-Term Impact of Bariatric Surgery

> 我々は前向き比較試験により，肥満治療手術（bariatric surgery）が全死亡率の低下につながることを示した。
>
> —— Sjöström et al.[1]

研究課題：肥満者に対する肥満治療手術を行うことにより，死亡率は低下するか[1,2]。

研究資金提供：Hoffmann-La Roche 社，AstraZeneca 社，Cederroth 社，スウェーデン研究評議会（Swedish Research Council）

研究開始：1987 年

研究発表：2007 年

研究実施場所：スウェーデンの 25 の外科グループと 480 のプライマリ・ケア施設

研究対象：37～60 歳の成人で，BMI（body mass index）34 以上の男性，BMI 38 以上の女性

研究除外対象：手術を受けられない患者，6 か月以内に心筋梗塞または脳卒中を起こした患者

被験者数：4,047 人

研究概要：

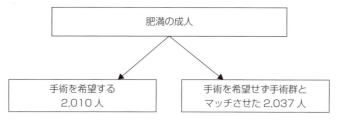

図 31.1　SOS 試験デザインの概要

- 被験者は手術群と非手術群にランダム化されなかった．むしろ手術を希望する肥満者を採用し，試験に参加する1人ひとりに対してマッチングを行い，手術群に参加可能だが手術を希望していない患者をコントロール群として採用した．両群の患者を前向きに観察し，前向き比較試験となった．

介入内容： 手術を希望した約19%の患者に胃バンディング術(gastric banding)を，68%に垂直バンディング胃形成術を，13%に胃バイパス術を行った．

18項目に従いマッチングされたコントロール群の患者には，肥満に対する標準的な非外科的治療をした．これは，生活習慣の高度な見直しから無治療まで，方法はさまざまであった．

経過観察： 平均10.9年

エンドポイント（評価項目）： 手術を受けた者と受けなかった者で死亡率を比較した．調整前の死亡率，グループ間の差(たとえば，年齢差，喫煙，糖尿病合併の割合，体重)で調整後の死亡率を検討した．

結果

- 手術を選択した患者の平均BMIは41.8で，手術を希望しない患者では40.9であった($P<0.001$)．
- 手術群の患者のほうが若く(46.1歳 vs. 47.4歳，$P<0.001$)，喫煙者が多かった(27.9% vs. 20.2%，$P<0.001$)．
- 手術の90日以内に手術群の患者の0.25%が死亡し，同時期におけるコントロール群の死亡率は0.10%であった．
- 肥満治療手術を受けた患者は，受けなかった患者と比べて体重が減少した．また調整前と調整後解析の両方で，手術を受けた患者のほうが死亡率が低かった(**表**

31.1,表 31.2 参照)。

表 31.1　10 年後の体重変化率

コントロール群	胃バイパス術群	垂直バンディング胃形成術群	胃バンディング術群
+2%	−25%	−16%	−14%

表 32.2　死亡率

手術群	コントロール群	ハザード比	P 値
5.0%	6.3%	0.76	0.04

批判と制限事項：この試験の最大の欠点はランダム化試験でなかったことであり，そのため，手術を受けた患者の死亡率の低さは手術手技そのもの以外の因子による可能性がある。たとえば，手術を選択した患者は，選択しなかった患者と比べて社会経済的地位が高い可能性がある。その結果，医療サービスを受けやすい環境にいたために長く生きたのかもしれない。研究者らはコントロール群との差を調整しようとしていたが，すべての差を調整するのは無理である。

さらに，この試験が行われて以降，肥満手術の新しい技術（腹腔鏡を含む）が出てきており，手術に伴う合併症がこの試験で報告されているよりも少なくなる可能性がある。また，この試験に参加した被験者の数が少ないため，手術が最も効果的である患者層（たとえば，高齢か若年かなど）や，胃バンディング術や垂直バンディング胃形成術のような低侵襲手技が胃バイパス術と同等の効果を得られるのかどうかはわからなかった。

肥満治療手術による死亡率の絶対リスク減少はそれほど大きいものではなかった。手術患者では 5.0％に対して，コントロール群では 6.3％であった。

関連研究と有用情報：
- スウェーデン肥満者試験（Swedish Obese Subjects Study：SOS）よりも以前に行われた解析では，肥満治療手術による糖尿病，高トリグリセリド血症，高血圧，高尿酸血症の進行や発生率，健康に関連した生活の質（QOL）に関する改善効果が示されている[3]。最近の解析結果によると，肥満治療手術は女性におけるがん発生率の低下[4]，心血管イベントや心血管死の低下に関連している[5]。
- 別の研究でも，肥満治療手術には，糖尿病の発生率や心血管リスク因子においてベネフィットがあると報告されている[6-8]。
- 後ろ向きのコホート研究では，肥満患者で胃バイパス術を受けた患者は，非手術療法を受けた患者よりも死亡率が低いことが報告されている[9]。

- 米国国立衛生研究所（National Institutes of Health：NIH）のガイドラインでは，BMI 40 以上，または BMI 35 以上で肥満関連合併症がある患者のうち，モチベーションがあり，手術のリスクとベネフィットに関してきちんと説明を受けており，リスクを考慮した手術適応があり，非手術の体重減量療法をすでに試した者について，肥満治療手術を検討することを推奨している[10]。

要点と結果による影響：SOS 試験はランダム化比較試験ではなかったが，重度の肥満者に対して，肥満治療手術（胃バンディング術，垂直バンディング胃形成術，胃バイパス術）が長期的な減量と，わずかではあるが検出可能な範囲での全死亡率の低下につながることを示した。この試験は肥満治療手術が，心血管疾患，糖尿病，高トリグリセリド血症，高血圧，高尿酸血症，健康に関連した QOL，女性のがん発生率の低下につながることを示した。

臨床症例　肥満治療手術

症例病歴：

54 歳男性で BMI が 36 の患者が，糖尿病のマネジメントに関して相談するためにあなたの外来を受診した。彼は高用量インスリンとメトホルミンで治療しているが，ヘモグロビン（Hb）A1c は 8.4％と高いままである。食事による減量を幾度となく試したが，長期的な成功をおさめたことがない。自分の健康を改善したいという気持ちはあるが，食事療法に関しては不満がつのっている。

あなたはこの患者と肥満治療手術の可能性について相談することにした。SOS 試験の結果に基づくと，あなたはこの患者にどのように説明すべきか。

解答例：

あなたは患者に，肥満治療手術（胃バンディング術，垂直バンディング胃形成術，胃バイパス術）が長期的な減量につながり，重度肥満者において，わずかではあるが全死亡率が低下することを説明できるだろう。肥満治療手術を受けることによって，心血管疾患，糖尿病，脂質上昇，高血圧，場合によってはがんなどの肥満に関連した医学的問題を改善することができる。さらに，手術を受けた患者はおそらく QOL も改善するだろう。

ただし，手術にはリスクがつきものである。SOS 試験では，術後 90 日以内に 0.25％（400 人に 1 人）の死亡が認められている。コントロール群では同じ期間に 0.10％（1,000 人に 1 人）の死亡しか認められていない。

肥満治療手術を受けるかは個人の判断やさまざまな因子があるだろうが，あなたは患者に手術について学ぶことを推奨すべきである。理想をいえば，患者を肥満手術センターに紹介して肥満手術専門医と相談させるべきである。

文献

1. Sjöström L et al. Effects of bariatric surgery on mortality in Swedish obese subjects. *N Engl J Med.* 2007; 357 (8): 741-752.
2. Bray G. The missing link—lose weight, live longer. *N Engl J Med.* 2007; 357 (8): 818-820.
3. Sjöström L et al. Lifestyle, diabetes, and cardiovascular risk factors 10 years after bariatric surgery. *N Engl J Med.* 2004; 351: 2683-2693.
4. Sjöström L et al. Effects of bariatric surgery on cancer incidence in obese patients in Sweden (Swedish Obese Subjects Study): a prospective, controlled intervention trial. *Lancet Oncol.* 2009; 10 (7): 653-662.
5. Sjöström L et al. Bariatric surgery and long-term cardiovascular events. *JAMA.* 2012; 307 (1): 56-65.
6. Adams TD et al. Health benefits of gastric bypass surgery after 6 years. *JAMA.* 2012; 308 (11): 1122-1131.
7. Schauer PR et al. Bariatric surgery versus intensive medical therapy in obese patients with diabetes. *N Engl J Med.* 2012; 366 (17): 1567-1576.
8. Mingrone G et al. Bariatric surgery versus conventional medical therapy for type 2 diabetes. *N Engl J Med.* 2012; 366 (17): 1577-1585.
9. Adams TD et al. Long-term mortality after gastric bypass surgery. *N Engl J Med.* 2007; 357: 753-761.
10. NIH conference. Gastrointestinal surgery for severe obesity. Consensus Development Conference Panel. *Ann Intern Med.* 1991; 115 (12): 956.

SECTION 4

産科

Obstetrics

32 カナダ多施設過期妊娠試験

The Canadian Multicenter Post-Term Pregnancy Trial（CMPPT）

過期妊娠女性では，陣痛を誘発することで，出生前連続モニタリングを行うよりも帝王切開の手術率を低下させることができる。

—— Hannah et al.[1]

研究課題：過期妊娠女性に陣痛誘発はすべきか[1]。

研究資金提供：カナダ医学研究審議会（Medical Research Council of Canada）

研究開始：1985年

研究発表：1992年

研究実施場所：カナダの22病院

研究対象：妊娠週数が41週以降で，生存している単胎妊娠の女性

研究除外対象：子宮口が3cm以上開大している場合，妊娠44週以上，胎児が頭位ではない場合（逆子や肩甲位など），糖尿病や子癇前症などの重大な疾患がある場合，胎児が致死性の先天性異常の徴候を示している場合，緊急出産が必要な場合（胎児ジストレスなど），経腟分娩が禁忌の場合（前置胎盤など）

被験者数：3,407人

研究概要：

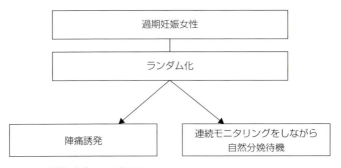

図32.1　CMPPT試験デザインの概要

介入内容： 誘発群に割り付けられた患者には，試験登録後4日以内に陣痛誘発をした。必要に応じて，子宮頸管「熟化」のためにプロスタグランジンE_2ジェルを使用した。これは追加で2回まで使用できる。ジェルを使用しなかった女性，もしくはプロスタグランジンで陣痛誘発されなかった女性には，オキシトシン静注か人工破水のどちらか，または両方を陣痛誘発のために行った。

モニタリング群に割り付けられた患者には，毎日2時間ほど胎動のキックを数え，時間内に6回未満と感じたら主治医に連絡してノンストレステストを受けるように指導した（ノンストレステストでは，胎児心拍数と心拍反応性を胎動と子宮収縮とともに20～30分記録する）。さらに，ルーチンのノンストレステストを週3回，羊水量を測定するための超音波検査も週に2～3回行った。ノンストレステストで危険な状態と判断された場合，羊水量が少ない場合（羊水ポケット3cm未満），ほかの合併症が発症した場合，妊娠44週を超えた場合は，陣痛誘発もしくは帝王切開にてすぐに出産することになっていた。

両群ともに，経腟分娩すべきか帝王切開を行うかの判断は，臨床状況に応じて主治医が決定した。

経過観察： 母親が試験登録してから新生児の退院まで

エンドポイント（評価項目）：
　一次アウトカム：周産期死亡率（致死的な先天性異常に起因する死亡を除外した，死産と退院前の新生児死亡），新生児罹患率（5分後のApgarスコアが7点未満，昏睡や嗜眠状態，人工呼吸器の必要性など）
　二次アウトカム：帝王切開率

結果

- 試験登録1週間以内に，誘発群に割り付けられた94.9%の女性が出産し，モニタリング群では74.0%であった（$P<0.001$）。
- 周産期死亡率または新生児罹患率は，誘発群とモニタリング群で有意差はなかった（表32.1 参照）。
- 分娩後の母体罹患率は2群で有意差はみられなかった。

表32.1　CMPPTの主要結果のまとめ

アウトカム	誘発群	モニタリング群	P値
周産期死亡率	0.0%[a]	0.1%[a]	有意差なし[b]
新生児罹患率			
Apgarスコア<7（5分）	1.1%	1.2%	有意差なし[b]
昏睡・嗜眠状態	1.0%	0.9%	有意差なし[b]
人工呼吸器の必要性	0.5%	0.6%	有意差なし[b]
帝王切開率	21.2%	24.5%	0.03
胎児ジストレスによる帝王切開率	5.7%	8.3%	0.003

[a] 致死的な先天性異常の新生児2人を除外した後では，誘発群には周産期死亡はなかった。モニタリング群では死産が2人で，新生児死亡はなかった。
[b] 実際のP値は報告されていない。

批判と制限事項：この試験は周産期アウトカムに関する陣痛誘発と連続モニタリングを比較した際のわずかな差をみるには，検出力が不足していた。

関連研究と有用情報：

- ほかの試験結果もCMPPTと同様の結論を導き出しているが[2]，陣痛誘発と比べて連続モニタリングのほうがわずかに周産期死亡率[3]と新生児罹患率が高いものもあった[2]。
- CMPPTのデータから費用対効果解析を行ったところ，陣痛誘発のほうが連続モニタリングよりも費用が少ないことがわかった[4]。
- 妊娠39週前に陣痛誘発を行うと，周産期アウトカムが悪くなることも示されている[5]。
- 周産期アウトカムは妊娠42週を超えると急に悪くなるため，産科医は42週を超えた場合は陣痛誘発を積極的に推奨している。
- ガイドラインでは，一般的に妊娠41～42週の間に陣痛誘発することを推奨している[6]。

要点と結果による影響：過期妊娠（41週以上）では，陣痛誘発は連続モニタリングよりも帝王切開率がわずかに低下し，費用対効果が優れているようだ。CMPPTは誘発による周産期死亡率や新生児罹患率への有意な効果を示すことはできなかったが，CMPPTとその他の試験の統合分析では，誘発を行うことでこれらのアウトカムの改善がわずかだが有意差をもって減少することが示されている。これらの結果を踏まえて，産科医は妊娠41週を超えたあたりで陣痛誘発を勧めることが多い。ただし，誘発と連続モニタリングの差はわずかであるため，どちらの方法でも悪くはないだろう。

臨床症例　過期妊娠のマネジメント

症例病歴：

30歳でG1P0の医学的に問題のない女性が妊娠41週となった。体調はよく，胎動を頻繁に感じている。さらに，ノンストレステストは問題なく，羊水量も正常である。

産科医は患者に陣痛誘発をしたいかどうか聞いたが，彼女にはためらいがある。

CMPPTの結果を踏まえて，産科医は誘発を説得すべか。

解答例：

CMPPTは，陣痛誘発をすると連続モニタリングと比べて帝王切開率がわずかに低下することを示した。ほかの試験では，周産期死亡率や新生児罹患率の低下もわずかだが有意差をもってみられたことを報告している。しかしながら，これら合併症の絶対リスクはとても小さく，過期妊娠のマネジメントとして連続モニタリングはそれを希望する女性には適切な方法であるといえるだろう。

この症例では，産科医はあまり積極的に陣痛誘発を推奨しないほうがよいだろう。もし，患者が連続モニタリングを選択したならば，ノンストレステストと超音波による羊水量の確認，さらにバイオフィジカル・プロフィール（biophysical profile score：BPS）などの検査を定期的（週に2回）に行うべきである[7]。妊娠42〜43週になっても自然分娩しなければ，多くの産科医は陣痛誘発をより積極的に勧めている。

文献

1. Hannah ME et al. Induction of labor as compared with serial antenatal monitoring in post-term pregnancy. *N Engl J Med.* 1992; 326 (24): 1587-1592.
2. Caughey AB et al. Systematic review: elective induction of labor vs. expectant management of pregnancy. *Ann Intern Med.* 2009; 151 (4): 252.
3. Gülmezoglu AM et al. Induction of labour for improving birth outcomes for women at

or beyond term. *Cochrane Database Syst Rev.* 2012; 6: CD004945. DOI: 10.1002/14651858.CD004945.pub3.
4. Goeree R et al. Cost-effectiveness of induction of labour vs. serial antenatal monitoring in the Canadian Multicentre Postterm Pregnancy Trial. *CMAJ.* 1995; 152 (9): 1445-1450.
5. Clark SL et al. Neonatal and maternal outcomes associated with elective term delivery. *Am J Obstet Gynecol.* 2009; 200 (2): 156.e1.
6. Clinical Practice Obstetrics Committee, Maternal Fetal Medicine Committee, Guidelines for the management of pregnancy at 41 + 0 to 42 + 0 weeks. *J Obstet Gynaecol Can.* 2008; 30 (9): 800-823.
7. American College of Obstetricians and Gynecologists. *Antepartum fetal surveillance. ACOG practice bulletin #9.* Washington, DC: Author, 1999.

33 早期分娩における出産前糖質コルチコイド投与

Antepartum Glucocorticoids in Premature Labor

ベタメタゾンを薬理学的投与量で比較的短時間，子宮内曝露すると，幼児における呼吸窮迫症候群の発生率が大きく減少し，これは特に最も早産な未熟児で顕著にみられた。

—— Liggins and Howie[1]

研究課題：新生児の呼吸窮迫症候群（respiratory distress syndrome：RDS）は，早産リスクにある女性に糖質コルチコイドを投与することで予防できるか[1]。

研究資金提供：ニュージーランド医学研究審議会（Medical Research Council of New Zealand）

研究開始：1969 年

研究発表：1972 年

研究実施場所：ニュージーランド，オークランド市の National Women's Hospital

研究対象：妊娠 24 〜 36 週の早産リスクのために入院した女性，または産科合併症のために妊娠 37 週以前の早期出産を計画された女性

研究除外対象：担当産科医が糖質コルチコイドが禁忌であると判断した女性，入院直後に分娩した女性

被験者数：282 人の母親

研究概要：

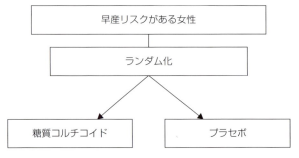

図 33.1　臨床試験デザインの概要

介入内容：糖質コルチコイド群に割り付けられた女性には，ベタメタゾン 12 mg を筋注し，出産しなければ 24 時間後に 2 回目を投与した。

プラセボ群に割り付けられた女性には，プラセボの筋注を同じスケジュールで投与した。

両群とも自然分娩の徴候があれば，担当産科医は子宮収縮抑制薬（静注エタノールまたはサルブタモール）を使用して 48 ～ 72 時間出産を遅らせ，ベタメタゾン（またはプラセボ）の効果が出る時間を与えた。自然破水が起こった場合には「出産を遅らせるのは 48 時間まで」として，抗菌薬で治療した。

また，両群とも妊娠合併症のために早期出産を計画された女性には，陣痛誘発 3 日前にベタメタゾンまたはプラセボを投与した。

経過観察：新生児のアウトカムを生後 7 日まで

エンドポイント(評価項目)：RDS，Apgar スコア，周産期死亡率
- RDS の診断には，臨床所見（泣き声と胸壁陥凹）と X 線所見（エアブロンコグラムを伴う肺野全般の粒状影）の両方を必要とした。

結果

- 早期分娩の理由は，自然早期分娩（76％），胎児奇形のため計画早産（5％），新生児の Rh 溶血性疾患（7％），子癇前症（11％），前置胎盤（1％）であった。
- ベタメタゾン療法は母体合併症の原因とはならず，胎児・新生児合併症（感染，低血糖，黄疸，下痢など）の原因にもならなかった。
- RDS の発生率と周産期死亡率は，ベタメタゾン群のほうがプラセボ群よりも低く，ベタメタゾン群のほうが Apgar スコアは高かった（**表 33.1** 参照）。

- ベタメタゾンが RDS の予防や周産期死亡率に対して特に効果があったのは，試験登録後 24 時間以内に出産した女性であった。
- ベタメタゾンが RDS の予防や周産期死亡率に対して特に効果があったのは，妊娠 32 週以内に出産された新生児である（周産期合併症が 32 週以降に起こる可能性はより低くなるためと推測される）。

表 33.1　臨床試験の主要結果のまとめ[a]

アウトカム	ベタメタゾン群	プラセボ群	P 値
RDS[b] 発生率	9.0%	25.8%	0.003
Apgar スコア（5 分）	8.0	7.5	有意差なし[c]
全周産期死亡率	6.4%	18.0%	0.02
胎児死亡	3.2%	3.0%	有意差なし[c]
早期新生児死亡	3.2%	15.0%	0.01

[a] このデータは早期自然分娩の母親（この試験の 76%）のサブグループから生まれた新生児を解析したものである。
[b] 生存して出産された新生児のなかで解析。
[c] 実際の P 値は報告されていない。
RDS＝呼吸窮迫症候群

批判と制限事項：この試験は産科合併症のために陣痛誘発が計画された女性がわずかしか含まれておらず，このような患者群では糖質コルチコイドの効果に確定的なことはいえない。しかし，引き続き行われた糖質コルチコイドの試験ではこうした患者群にも効果があることを示している。

関連研究と有用情報：
- ほかの多くの試験でも，早期分娩における糖質コルチコイドによる新生児 RDS の予防と周産期死亡率の改善に関して，効果が示されている[2]。
- その後の研究では，早産リスクのある女性に糖質コルチコイドを投与することで，新生児脳室内出血や壊死性腸炎，全身性感染症のリスクを下げることを示した[3]。
- 出産前の糖質コルチコイド投与は，子どもの発育に影響は認められない[4,5]。
- 専門団体や米国国立衛生研究所（National Institutes of Health：NIH）[6]のガイドラインによると，34 週以前の早期分娩リスクがある母体に対して糖質コルチコイドの投与を推奨している（ベタメタゾン 12 mg 筋注を 24 時間間隔で 2 回投与）。

要点と結果による影響：早期分娩リスクのある女性に対して出産前のベタメタゾン投与は，新生児の RDS 予防と周産期死亡率の低下に効果がある。妊娠 32 週以前の早期分娩に対して，出産 24 時間前にベタメタゾンを投与することで，さらに大

きな効果が得られた。

> **臨床症例　早期分娩における出産前糖質コルチコイド投与**
>
> **症例病歴：**
> 　G1P0 の女性が早期分娩のために妊娠 34 週で入院した。これまでの経過では妊娠は順調だった。状態は良好で，胎児心拍モニタリングも良好である。
> 　この試験の結果を踏まえて，胎児の肺成熟を促すためにこの患者にベタメタゾンを投与すべきか。
>
> **解答例：**
> 　この試験は，ベタメタゾンが妊娠 32 週以前において周産期合併症の予防に最も効果的であることを示した。しかしながら，ほとんどのガイドラインは妊娠 34 週以前の早期分娩のすべての女性に対して糖質コルチコイド投与を推奨している。
> 　そのため，妊娠 34 週で早期分娩にあるこの症例の女性は，糖質コルチコイドが必要かどうか判断する時期の境界線上にいる。治療は考慮してもよいが，明確な適応はない。

文献

1. Liggins GD, Howie RN. A controlled trial of antepartum glucocorticoid treatment for prevention of respiratory distress syndrome in premature infants. *Pediatrics.* 1972; 50: 515-525.
2. Crowley P. Prophylactic glucocorticoids for preterm birth. *Cochrane Database Syst Rev.* 2000;(2): CD000065. Review.
3. Roberts D, Dalziel S. Antenatal glucocorticoids for accelerating fetal lung maturation for women at risk of preterm birth. *Cochrane Database Syst Rev.* 2006; 3: CD004454.
4. Liu J et al. Antenatal dexamethasone has no adverse effects on child physical and cognitive development: a long-term cohort follow-up investigation. *J Matern Fetal Neonatal Med.* 2012; 25 (11): 2369.
5. Stutchfield PR et al. Behavioural, educational and respiratory outcomes of antenatal betamethasone for term caesarean section (ASTECS trial). *Arch Dis Child Fetal Neonatal Ed.* 2013; 98(3): F195-200. Epub 2013 Feb 19.
6. US Department of Health and Human Services, Public Health Service. *Report on the Consensus Development Conference on the Effect of Glucocorticoids for Fetal Maturation on Perinatal Outcomes.* NIH Pub No. 95-3784, November 1994.

SECTION 5

小児科

Pediatrics

34 小児における急性中耳炎の治療
Treatment of Acute Otitis Media in Children

生後6〜23か月の小児における急性中耳炎では，アモキシシリン・クラブラン酸による10日間の治療で短期的な治療効果を一応認める。ただし，抗菌薬のベネフィットは，副作用のみならず細菌の耐性化などのリスクもよく考慮する必要がある。これらを考慮に入れることは，厳しい基準により急性中耳炎と診断された小児に対して，抗菌薬治療を制限する必要があることを強調している。

— Hoberman et al.[1]

研究課題：2歳未満の小児患者における急性中耳炎は，すぐに抗菌薬で治療すべきか[1]。

研究資金提供：米国国立アレルギー感染病研究所（National Institute of Allergy and Infectious Diseases）

研究開始：2006年

研究発表：2011年

研究実施場所：ピッツバーグ小児病院（Children's Hospital of Pittsburgh and Armstrong Pediatrics），アームストロング小児クリニック（Armstrong Pediatrics：米国ペンシルベニア州の個人開業医）

研究対象：急性中耳炎を発症した6〜23か月の小児患者で，以下の条件を満たす者：
- 48時間以内の急性中耳炎症状の発症
- 急性中耳炎症状重症度スケール（Acute Otitis Media Severity of Symptoms Scale：AOM-SOS）のスコアが3以上。このスケールは，「耳の閉塞感，号泣，易刺激性，睡眠困難，活動性低下，食欲低下，発熱」などを，親の報告により，0〜14点で評価する。
- 中耳滲出液
- 中等度〜重度の鼓膜隆起，または軽度の隆起に耳痛か著明な鼓膜発赤を伴う。

研究除外対象：肺炎や囊胞性線維症などほかの疾病の合併がある，肺炎球菌共役ワクチンを2回接種していない，アモキシシリンに対するアレルギーがある，最近抗菌薬を使用したことがある，鼓膜破裂したことがある

被験者数：291人

研究概要：

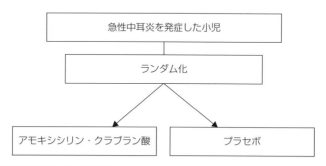

図 34.1　臨床試験デザインの概要

介入内容：抗菌薬群に割り付けられた小児患者には，アモキシシリン・クラブラン酸を1日2回，10日間（1日量としてはアモキシシリン 90 mg/kg，クラブラン酸 6.4 mg/kg）投与。コントロール群に割り付けられた患者には，プラセボ懸濁液を1日2回，10日間投与した。

経過観察：試験登録後 21 ～ 25 日以内の，あらゆる時点で評価した。

エンドポイント（評価項目）：
　一次アウトカム：症状改善までの時間，苦痛な症状
　二次アウトカム：臨床的失敗，副作用，医療資源の使用

結果

- ベースラインでは AOM-SOS スコアの平均値は 7.8 であり，52％の小児患者が両側性に発症した。さらに，72％に中等度または重度の鼓膜隆起がみられた。
- 抗菌薬群のほうが持続した症状改善が早期にみられ，苦痛な症状も少なかったが，抗菌薬関連合併症が多かった（**表 34.1** 参照）。

表 34.1　臨床試験の主要結果のまとめ

アウトカム	抗菌薬群	コントロール群	P 値
初期症状改善[a]			0.14[c]
2 日目	35%	28%	
4 日目	61%	54%	
7 日目	80%	74%	
持続症状改善[b]			0.04[c]
2 日目	20%	14%	
4 日目	41%	36%	
7 日目	67%	53%	
症状による負担[d]	2.79	3.42	0.01
臨床的失敗[e]			
4〜5 日以内	4%	23%	<0.001
10〜12 日以内	16%	51%	<0.001
感染関連合併症			
乳様突起炎	0%	1%	有意差なし[f]
鼓膜破裂	1%	5%	有意差なし[f]
抗菌薬関連合併症			
下痢	25%	15%	0.05
おむつかぶれ	51%	35%	0.008
鵞口瘡	5%	1%	有意差なし[f]

[a] AOM-SOS スコアが，0 または 1 と定義する。
[b] AOM-SOS スコアが，2 回連続で 0 または 1 と定義する。
[c] 全体的な傾向に対する。
[d] 最初の 7 日間の経過観察における AOM-SOS スコアの加重平均と定義する。
[e] 4〜5 日では「十分に症状改善しなかった，徴候あるいは耳鏡所見の増悪，もしくは両方」。10〜12 日では，中耳の滲出液を除いて「症状と耳鏡所見の完全またはそれに近い改善が達成できなかった」と定義する。
[f] 実際の P 値は報告されていない。

- アモキシシリン・クラブラン酸の使用により，最も重症な感染症（AOM-SOS スコア>8）の小児で最も絶対的なベネフィットを認めた。
- アセトアミノフェンの使用や医療資源の使用は，抗菌薬群もコントロール群も差はみられなかった。

批判と制限事項：この臨床試験の小児は，厳しい基準により急性中耳炎と診断されている。この試験の結果は，「確定的ではない」中耳炎（すなわち，鼓膜の明らかな隆起がみられない）には適応できない。

　研究者らは臨床的失敗を（部分的に）耳鏡所見で定義したが，症状がなくなった小児で耳鏡所見が持続中耳感染症を示す場合に，症候性の感染症が再発するリスクが高くなるかどうかは不明である。

研究者らはこの試験で，アモキシシリン・クラブラン酸が急性中耳炎に最も効果的な経口抗菌薬であるとされていたため採用した。ところが，米国小児科学会 (American Academy of Pediatrics：AAP)と米国家庭医学会(American Academy of Family Practice：AAFP)は，第1選択薬としてアモキシシリンを推奨している。

関連研究と有用情報：
- すぐに抗菌薬で治療するか，抗菌薬治療せずに経過観察するかを比較したほかの臨床試験では，一般的に抗菌薬投与により症状改善が早いことを示したが，同時に副作用(特に下痢と発疹)の発生率が上昇したことも示した[2-5]。
- 抗菌薬治療による薬剤耐性のデータは少ない。しかしながら，ある研究では抗菌薬投与により耐性肺炎球菌の鼻腔保菌率が増加したことを示した[6]。
- 米国小児科学会/米国家庭医学会のガイドラインでは，以下の場合に抗菌薬投与を推奨している[7]。
  - 生後6か月未満で中耳炎が疑われるすべての乳児
  - 生後6か月〜2歳の小児で重度の症状がある。
  - 2歳以上の小児で診断が確定的で重症の場合
- ガイドラインは，以下の場合に注意深い経過観察をするように推奨している。
  - 生後6か月〜2歳の小児で診断が確定的でなく，重症でない場合
  - 2歳以上の小児で診断が確定的ではない，または重症でない場合

要点と結果による影響： 厳しい基準で中耳炎と診断された2歳未満の小児では，アモキシシリン・クラブラン酸による治療で症状の改善が早まり，全症状の苦痛が軽減し，治療失敗率が低くなったが，抗菌薬の使用に伴って副作用(下痢とおむつ皮膚炎)もみられた。米国小児科学会のガイドライン(上述)では，中耳炎が疑われる小児で，抗菌薬投与か注意深い経過観察かのどちらを選択すべきかに関する推奨を出している。

臨床症例　　急性中耳炎に対する抗菌薬

症例病歴：

生後18か月の女児が36時間続く鼻水，易刺激性，微熱(37.5℃)のために父親に連れられて受診した。彼女は普通に食べることはできるが，受診前日の夜は夜泣きのために数回起きた。

身体所見では女児の状態はよいが，鼻水があり，体温は37.3℃であった。その他のバイタルサインは基準範囲内であった。耳の中をのぞこうとするも，じっとしていられず難しい。わずかに見えたなかで，どうやら右耳に中耳滲出液が溜まっており，鼓膜は少しだけ発赤しているが膨隆などは認めなかった。

この試験の結果を踏まえると，この女児の急性中耳炎に抗菌薬を投与すべき

か。

解答例：
　上記臨床試験では，2歳未満の小児で，厳格な基準で診断された急性中耳炎に対して抗菌薬の効果があることを示した。

　症例の女児は急性中耳炎の診断が確定的ではない（彼女の症状はすべてウイルス性上気道炎による可能性もある）。さらに，症状は比較的軽い。そのため，この臨床試験の結果をそのまま適応することは簡単にはできない。

　米国小児科学会と米国家庭医学会のガイドラインでは，生後6か月〜2歳の小児で診断が確定的でない中耳炎で，症状が軽い場合には，すぐに抗菌薬を投与するよりも注意深い経過観察が推奨されている。したがって，この症例の女児は注意深い経過観察が当てはまるだろう。注意深い経過観察としたら，彼女の状態が悪化した場合や，2〜3日で改善がみられない場合には，すぐにクリニックに電話するよう女児の父親に指導しなければならない（彼女の状態が悪化したら，おそらく抗菌薬による治療が必要となるだろう）。数日経過後に，女児が改善しているか確認するために，クリニックから家族に電話するのもよいだろう。

文献

1. Hoberman A et al. Treatment of acute otitis media in children under 2 years of age. *N Engl J Med.* 2011; 364 (2): 105-115.
2. Glasziou PP et al. Antibiotics for acute otitis media in children. *Cochrane Database Syst Rev.* 2004.
3. Coker TR et al. Diagnosis, microbial epidemiology, and antibiotic treatment of acute otitis media in children: a systematic review. *JAMA.* 2010; 304 (19): 2161.
4. Tähtinen PA et al. A placebo-controlled trial of antimicrobial treatment for acute otitis media. *N Engl J Med.* 2011; 364 (2): 116-126.
5. Tähtinen PA et al. Delayed versus immediate antimicrobial treatment for acute otitis media. *Pediatr Infect Dis J.* 2012; 31 (12): 1227-1232.
6. McCormick DP et al. Nonsevere acute otitis media: a clinical trial comparing outcomes of watchful waiting vs. immediate antibiotic treatment. *Pediatrics.* 2005; 115 (6): 1455.
7. American Academy of Pediatrics Subcommittee on Management of Acute Otitis Media. Diagnosis and management of acute otitis media. *Pediatrics.* 2004; 113 (5): 1451.

小児の持続性中耳炎における早期鼓膜チューブ留置

A Trial of Early Ear Tube Placement in Children with Persistent Otitis Media

持続性中耳炎を患っている3歳未満の小児では，早期の鼓膜チューブ留置は有意な発達アウトカムの改善につながらない。

—— Paradise et al.[1]

研究課題：持続性中耳炎の小児に対する早期鼓膜チューブ留置は，発達アウトカム（発話，言語能力，認知能力，精神発達）の改善につながるか[1]。

研究資金提供：米国国立小児保健発達研究所（National Institute for Child Health and Human Development），米国医療研究・品質調査機構（Agency for Healthcare Research and Quality：AHRQ），その他2つの製薬会社

研究開始：1991年

研究発表：2001年

研究実施場所：米国のピッツバーグ周辺の8施設（2つの総合病院外来，6つの開業医グループ）

研究対象：生後2か月～3歳までの小児で，抗菌薬投与にもかかわらず，両側ならば最低でも90日間，片側ならば最低でも135日間持続する「大量の」中耳滲出液。さらに，間欠的な中耳滲出液がある患児でも特定の基準を満たしている場合（たとえば，両側性の中耳滲出液で180日間中67％の期間罹患していた）には，試験に参加できた。試験参加は最低1か月に1回の耳検査を受けている患児のボランティアグループから採用された。

研究除外対象：低出生体重児〔2.27 kg（5ポンド）未満〕，メジャーな先天異常がある，ほかに重大な合併症がある

被験者数：429 人

研究概要：

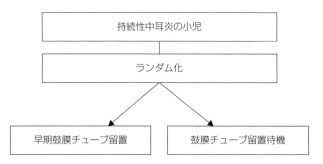

図35.1 臨床試験デザインの概要

介入内容：早期鼓膜チューブ留置群には「できるだけ早く」処置を行うように計画した。

　鼓膜チューブ留置待機群には，両側の滲出液がさらに6か月持続する場合，もしくは片側の滲出液がさらに9か月間持続する場合にのみ鼓膜チューブ留置をした。さらに，鼓膜チューブ留置を遅らせる群では，両親が鼓膜チューブ留置を希望した場合にはどの時点でも留置を施行した。

経過観察：3年

エンドポイント(評価項目)：研究者らは以下の発達アウトカムを評価した。
- 認知能力をMcCarthy知能発達検査(McCarthy Scales of Children's Abilities：MSCA)で評価する[2]。
- 受容言語をピーボディ(Peabody)絵画語彙検査(Peabody Picture Vocabulary Test：PPVT)で評価する[3]。
- 表現言語は，自然会話を15分間解析して(研究者らが，異なる言葉の数，発言の長さの平均，正しい子音の割合をおのおのの小児について記録)，評価する。
- 育児ストレスインデックス(Parenting Stress Index Short Form：PSI/SF)を使用して親のストレスを評価する[4]。
- 患児の行動について，親に対する，子どもの行動チェックリスト(Child Behavior Checklist：CBCL)を使用して評価する[5]。

　さらに，研究者らは早期鼓膜チューブ留置群と待機群とで，滲出液が持続した日数を推測した。

結果

- この試験の参加基準に合致した小児の平均年齢は生後 15 か月だった。
- 早期鼓膜チューブ留置群の 82% は 3 歳までにチューブ留置され，64% がランダム化されてから 60 日以内にチューブが留置された。
- 鼓膜チューブ留置待機群では，34% が 3 歳までにチューブ留置され，4% がランダム化されてから 60 日以内にチューブが留置された。
- 早期鼓膜チューブ留置群の患児のほうが，待機群よりも持続性中耳滲出液の罹患率が低かったが，これらのグループ間で発達アウトカムに差はなかった（表 35.1 参照）。

表 35.1　臨床試験の主要結果のまとめ

アウトカム	早期留置群	留置待機群	P 値
試験開始後 12 か月間で >50% の日数に滲出液があった割合	14%	45%	<0.001
滲出液があった日数の平均			
試験開始後 12 か月	29%	48%	<0.001
試験開始後 24 か月	30%	40%	<0.001
認知能力スコア[a] の平均値	99	101	有意差なし[c]
受容言語スコア[a] の平均値	92	92	有意差なし[c]
異なる言葉数[a] の平均値	124	126	有意差なし[c]
親のストレススコア[b] の平均値	66	68	有意差なし[c]
子どもの行動チェックリスト（CBCL）[b] の平均値	50	49	有意差なし[c]

[a] スコア値が高いほどよい結果である。
[b] スコア値が低いほどよい結果である。
[c] 実際の P 値は報告されていない。

批判と制限事項：鼓膜チューブ留置待機群では，持続性中耳滲出液の割合が多く，ほとんどに伝導性聴覚障害が発生していた。鼓膜チューブ留置待機群の聴覚が一時的に障害されたとしても，これは発達アウトカムに影響を与えないだろう。

関連研究と有用情報：
- 試験終了後も，研究者らは経過観察を数年間継続し，聴覚処理，識字能力，注意能力，社交性，学力などを含む発達アウトカムをモニタリングした。この観察期

間中には，4歳時[6]，6歳時[7]，9〜11歳時で[8]，早期鼓膜チューブ留置群と待機群では差は認められなかった。

- 米国小児科学会（American Academy of Pediatrics：AAP），米国家庭医学会（American Academy of Family Practice：AAFP），米国耳鼻咽喉科・頭頸部外科学会（American Academy of Otolaryngology-Head and Neck Surgery：AAO-HNS）では，生後2か月〜12歳までの小児で，発話能力，言語能力，学習能力が障害されるリスクがなく，重度の聴覚障害がない無症候性の持続性中耳滲出液は，それが3か月以上持続していたとしても介入の必要はないとしている。ガイドラインでは，このような小児は3〜6か月の間隔で滲出液が消失するまで定期的に経過観察するように推奨している[9]。この試験結果が発表される前に出ていた，米国医療研究・品質調査機構（AHRQ）の以前のガイドラインでは，1〜3歳のすべての小児で，両側性の聴覚障害を伴い4〜6か月間持続する中耳滲出液に対して鼓膜チューブ留置を推奨していた[10]。
- さまざまな研究で，小児に対して必要のない鼓膜チューブ留置が行われていることを報告している[11]。

要点と結果による影響：中耳炎と持続性中耳滲出液の患児に対して早期鼓膜チューブ留置を行うことで，チューブの留置を遅らせるか行わなかった患児よりも，持続性滲出液の割合が減少するが，発達アウトカムは2群間で差がなかった。さらに，鼓膜チューブ留置待機群では，実際に行われた留置数が圧倒的に少なかった。

臨床症例　小児の持続性中耳炎における早期鼓膜チューブ留置

症例病歴：

2歳の男児が急性中耳炎治療3か月後にあなたの外来を受診した。彼は1歳時にも急性中耳炎の治療を受けている。この男児の状態は改善しており，言語能力を含む発達のマイルストーンはすべて到達している。耳の診察を行ったところ，中耳炎を起こした耳の鼓膜は発赤も隆起もしていないが，両側の滲出液を認める。

この試験の結果を踏まえて，この中耳滲出液をどのように治療すべきか。

解答例：

この試験では，早期の鼓膜チューブの留置が発達アウトカムの改善にはつながらないことを示した。この症例の男児はこの試験に参加した小児と似ており，明らかに無症候性であるため，鼓膜チューブの留置を考慮する前に，最低でも今回の診察時から数か月間は経過観察を行う必要がある。滲出液がさらに持続する場合，学習能力が障害されている場合，重度の聴覚障害を認める場合，または急性中耳炎をさらに繰り返すようなことがあれば，鼓膜チューブの留置を

検討しなければならない。

文献

1. Paradise JL et al. Effect of early or delayed insertion of tympanostomy tubes for persistent otitis media on developmental outcomes at the age of three years. *N Engl J Med.* 2001; 344 (16): 1179-1187.
2. McCarthy D. *Manual for the McCarthy Scales of Children's Abilities.* San Antonio, TX: Psychological Corporation, 1972.
3. Dunn LM, Dunn LM. *Peabody Picture Vocabulary Test — Revised: manual for forms L and M.* Circle Pines, MN: American Guidance Service, 1981.
4. Abidin RR. *Parenting Stress Index: professional manual. 3rd ed.* Odessa, FL: Psychological Assessment Resources, 1995.
5. Achenbach TM. *Manual for the Child Behavior Checklist/2-3 and 1992 profile.* Burlington: University of Vermont Department of Psychiatry, 1992.
6. Paradise JL et al. Otitis media and tympanostomy tube insertion during the first three years of life: developmental outcomes at the age of four years. *Pediatrics.* 2003; 112: 265-277.
7. Paradise JL et al. Developmental outcomes after early or delayed insertion of tympanostomy tubes. *N Engl J Med.* 2005; 353: 576-586.
8. Paradise JL et al. Tympanostomy tubes and developmental outcomes at 9 to 11 years of age. *N Engl J Med.* 2007; 356 (3): 248-261.
9. American Academy of Family Physicians; American Academy of Otolaryngology-Head and Neck Surgery; American Academy of Pediatrics Subcommittee on Otitis Media with Effusion. Otitis media with effusion. *Pediatrics.* 2004; 113 (5): 1412-1429.
10. Stool S et al. *Otitis media with effusion in young children.* Clinical Practice Guideline, no. 12. Rockville, MD: Agency for Health Care Policy and Research, July 1994. (AHCPR publication no. 94-0622).
11. Keyhani S et al. Overuse of tympanostomy tubes in New York metropolitan area: evidence from five hospital cohort. *BMJ.* 2008; 337: a1607. DOI:10.1136/bmj.a1607.

軽度持続性喘息に対する吸入ステロイド薬

START 試験

Inhaled Corticosteroids for Mild Persistent Asthma

> 我々の研究が示したことは，軽度持続性喘息の患者において，1日1回の低用量ブデソニドが重症喘息発作のリスクを減少させることである。このベネフィットは，子どもの成長に対するわずかな影響をはるかに凌ぐ。
>
> —— Pauwels et al.[1]

研究課題：吸入ステロイド薬（副腎皮質ステロイド）は，最近発症した軽度持続性喘息のアウトカムを改善するか[1]。

研究資金提供：AstraZeneca 社

研究開始：1996 年

研究発表：2003 年

研究実施場所：32 か国の 499 施設

研究対象：5～66 歳で，「少なくとも週に1回は，喘鳴，咳，呼吸困難，胸部絞扼感があるが，毎日起こるほどではない」と定義される軽度持続性喘息の患者（**表36.1**）。さらに呼吸機能検査において，可逆性の閉塞性気道疾患が認められること〔気管支拡張薬の投与で努力性呼気1秒量（FEV_1）が 12％ 以上の上昇，運動により FEV_1 が 15％ 以上の減少，もしくは 14 日間で2つの最もよい最大呼気速度と2つの最も悪い最大呼気速度の変動が 15％ 以上〕。

表36.1 成人と小児の喘息分類[a]

分類	症状のある日数/週	夜間発作の回数/週
間欠性	≦2	≦2
軽度持続性[b]	>2	3〜4
中等度持続性	毎日	≧5
重度持続性	持続	頻回

[a] National Asthma Education and Prevention Program ガイドラインより。
[b] START 試験の参加患者のほとんどは，軽度持続性喘息に分類される。

研究除外対象：喘息の症状が2年以上ある患者，30日以上の副腎皮質ステロイドによる治療歴がある患者，医師が副腎皮質ステロイドをすぐに開始すべきと判断した患者，気管支拡張薬使用前の予測 FEV_1 が60％未満か使用後の予測 FEV_1 が80％未満の患者，ほかの重大な疾患がある患者

被験者数：7,241人

研究概要：

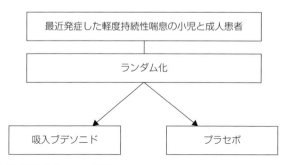

図36.1 START 試験デザインの概要

介入内容：吸入ブデソニド群に割り付けられた11歳以上の患者に対しては，400μgの1日1回吸入を与え，11歳未満の患者には200μgの1日1回吸入を与えた。プラセボ群に割り付けられた患者には乳糖の吸入を与えた。
　両群の患者ともに，担当医師の裁量で追加の喘息治療薬（気管支拡張薬など）を投与した。担当医師は吸入ステロイドや全身性ステロイドを含むすべての喘息治療薬の投与が許された。

経過観察：3年

エンドポイント（評価項目）：

一次アウトカム：最初の重大な喘息関連イベント（喘息増悪のために入院や緊急治療が必要な場合や、喘息関連死などのイベント）

二次アウトカム：症状なしの日数（患者によって記録された症状日記などに基づいて計算），喘息治療薬の追加の必要性，気管支拡張薬使用前と使用後の FEV_1 の変化

結果

- 試験参加者の平均年齢は24歳で，55％の患者が18歳以下であった。
- 気管支拡張薬使用前のベースラインの平均予測値は86％で，気管支拡張薬使用後は96％であった。
- プラセボ群に割り付けられた患者のうち，23.6％は試験終了時に吸入ステロイドを使用していた（両群ともに，喘息の症状がコントロールできない場合は，担当医師の裁量で副腎皮質ステロイドを含むすべての喘息治療薬の使用が許されていた）。
- 吸入ブデソニド群の患者のほうが，プラセボ群と比較して喘息関連イベントが少なかった（表36.2 参照）。
- 吸入ブデソニド群に割り付けられた5〜15歳までの小児は，コントロール群と比べて1年あたり平均0.43 cm 身長の伸びが少なかった。

表36.2 STARTの主要結果のまとめ

アウトカム	ブデソニド群	プラセボ群	P値
重大な喘息関連イベントが少なくとも1回あった患者[a]	3.5%	6.5%	<0.0001
症状がない日の割合[a]	89%	91%	<0.0001
全身性ステロイドを少なくとも1回投与された患者	15%	23%	<0.0001
気管支拡張薬使用前の予測 FEV_1 変化率	+3.49%	+1.77%	<0.0001
気管支拡張薬使用後の予測 FEV_1 変化率	−1.79%	−2.68%	0.0005

[a] 実際の割合（%）は報告されていない。図から得られた大まかな数値である。

批判と制限事項：この試験では，喘息治療でのブデソニド以外の吸入ステロイド薬との比較がなされていない。また，吸入ステロイド薬の最適用量や投与方法につ

いても示されていない。

関連研究と有用情報：
- START 終了後，ブデソニド群とプラセボ群のすべての患者が，さらに 2 年間延長して非盲検で吸入ブデソニドによる治療を受けた。合計で 5 年間の経過観察が終わった時点では，吸入ブデソニド群の患者のほうが重大な喘息関連イベントの発生が少なく，ほかの喘息治療薬の追加が少なかった[2]。さらに START を解析した結果，吸入ブデソニドは費用対効果にも優れていることがわかった[3,4]。
- その他の試験でも喘息患者における吸入ステロイドのベネフィットを示した[5,6]。
- START はブデソニドによるわずかな身長の成長障害を示した。ほかの研究でもブデソニドの使用により成人時に身長がわずかに低くなることを示したが[7]，さらに別の研究では，ブデソニド長期間使用後，成人時に基準範囲内の身長に成長することを示している[8]。
- 再発性の喘鳴がある就学前児童が参加した試験では，ブデソニドを毎日使用する群と，呼吸器感染症を起こしているときのみ間欠的に使用する群で比較している。両群ともにアウトカムに差はなかったが，間欠的にブデソニドを使用する群のほうが薬剤必要量が少なかった[9]。吸入ステロイドの間欠的使用と毎日の使用を比較したほかの研究でも同様の結果を得ている[10]。

要点と結果による影響： START は，小児と成人における最近発症した軽度持続性喘息患者に対して，ブデソニドを毎日吸入することにより重度の喘息発作を減らすことを示した。ブデソニドで治療された 5〜15 歳までの小児は，3 年間の研究期間で，わずかだがプラセボと比べて身長が低くなった。持続性喘息の患者では小児と成人ともに，吸入ステロイドはコントローラーとしての第 1 選択薬に推奨される。

臨床症例　軽度持続性喘息に対する吸入ステロイド

症例病歴：
　幼児の頃から軽度喘息の既往がある 8 歳の男児が，1 か月前から喘息が増悪したため，あなたの外来を受診した。たまにサルブタモール吸入薬を使用するだけだったが，最近になって週に 3〜4 回使用するようになった。さらに，この 1 か月は喘息発作のため夜間に 3 回ほど起きている。問診を進めると，この男児の両親が 1 か月前からガレージの工事を行っており，家が埃っぽくなっているという。
　START の結果を踏まえて，どのようにこの男児の喘息を治療すべきか。

解答例：
　START では，軽度持続性喘息を患う小児と成人患者において，ブデソニドを

毎日吸入することで重度喘息発作を減らせることを示した。過去1か月間，この症例の男児はサルブタモール吸入薬を週に2回以上必要としており，喘息のために夜間3回以上起きなければならなかった。これらの症状が持続すれば，この男児は軽度持続性喘息に分類されるだろう。

しかしながら，この男児の喘息症状の増悪は家の埃が原因となっている可能性が高い。彼の両親にガレージの工事が症状の増悪につながってる可能性があり，男児の埃に対する曝露を減らす方法を探るべきだと説明する必要がある。工事が終了するまで吸入ステロイドを処方するのも悪くはないが，ステロイドをずっと使い続けることは推奨されない。そのような治療の必要はないうえ，副作用（たとえば，短期的でわずかだが身長の成長障害が認められる）もあるためである。

文献

1. Pauwels RA et al. Early intervention with budesonide in mild persistent asthma: a randomized, double-blind trial. *Lancet.* 2003; 361: 1071-1076.
2. Busse WW et al. The Inhaled Steroid Treatment As Regular Therapy in Early Asthma (START) study 5-year follow-up: effectiveness of early intervention with budesonide in mild persistent asthma. *J Allergy Clin Immunol.* 2008; 121 (5): 1167.
3. Sullivan SD et al. Cost-effectiveness analysis of early intervention with budesonide in mild persistent asthma. *J Allergy Clin Immunol.* 2003 Dec; 122 (6): 1229-1236.
4. Weiss K et al. Cost-effectiveness analysis of early intervention with once-daily budesonide in children with mild persistent asthma: results from the START study. *Pediatr Allergy Immunol.* 2006; 17(Suppl 17): 21-27.
5. Adams NP et al. Fluticasone vs. placebo for chronic asthma in adults and children. *Cochrane Database Syst Rev.* 2005 (4):CD003135.
6. Adams N et al. Budesonide for chronic asthma in children and adults. *Cochrane Database Syst Rev.* 2001;(4):CD003274.
7. Kelly HW et al. Effect of inhaled glucocorticoids in childhood on adult height. *N Engl J Med.* 2012; 367 (10): 904.
8. Agertoft L, Pederson S. Effect of long-term treatment with inhaled budesonide on adult height in children with asthma. *N Engl J Med.* 2000; 343 (15): 1064-1069.
9. Zeiger RS et al. Daily or intermittent budesonide in preschool children with recurrent wheezing. *N Engl J Med.* 2011; 365 (21): 1990-2001.
10. Papi A et al. Rescue use of beclomethasone and albuterol in a single inhaler for mild asthma. *N Engl J Med.* 2007; 356 (20): 2040-2052.

37 注意欠陥多動性障害の小児に対する集学的治療
MTA 試験

The Multimodal Treatment Study of Children with Attention Deficit / Hyperactivity Disorder (MTA)

> 注意欠陥多動性障害（ADHD）の症状に対して，我々が綿密に計画した薬物療法による治療は，行動療法やルーチンのコミュニティケアよりも優れていた。
> —— The MTA Cooperative Group[1]

研究課題：注意欠陥多動性障害 (attention-deficit / hyperactivity disorder：ADHD) の小児に対する最も効果的な治療戦略は，(1) 薬物療法，(2) 行動療法，(3) 薬物療法と行動療法の組み合わせ，(4) ルーチンのコミュニティケアのうち，どれだろうか[1]。

研究資金提供：米国国立精神衛生研究所 (National Institute of Mental Health) と米国教育省 (Department of Education)

研究開始：1992 年

研究発表：1999 年

研究実施場所：米国とカナダの 8 つの臨床研究施設

研究対象：7 〜 9.9 歳で，DSM-IV の ADHD 混合型（最も多いタイプで，多動と注意欠陥の両方の症状がある）の診断基準を満たす小児。ADHD の診断は，親の報告と，境界症例に関しては教師の報告をもとに，研究者により確定された。対象の小児は，精神医療施設，小児科医，広告や学校通知などの募集を通じて採用された。

研究除外対象：すべての評価と治療に参加できない小児

被験者数：579 人

研究概要：

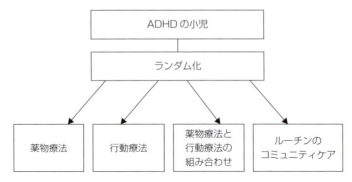

図37.1 MTA試験デザインの概要

介入内容：

1群「薬物療法」：このグループの小児には，メチルフェニデートを28日間さまざまな投与量で投与し最適用量（親と教師の評価に基づいて）を決定した。治療に適切な反応をしなかった小児には，代替としてデキストロアンフェタミンなどで治療した。続いて，小児は薬剤師と月に1回会い，親と教師からの報告に基づいた標準化プロトコルにより投与量を調整した。

2群「行動療法」：このグループの親と小児は，「親のトレーニング，小児重点療法（child-focused treatment），学校への介入」に参加した。1つの家族が受ける親のトレーニングは，博士レベルの心理療法士による27のグループセッションと8つの個別セッションで構成されていた。最初のセッションは週に1回行われたが，時間とともに間隔が開いていった。小児重点療法は，8週間に及ぶ夏季プログラムで，社交性の発達，クラスでの適切な行動などを促進させ，グループ活動も含まれていた。学校への介入は，学校の各教師に対して同じ心理療法士による個別相談セッションを10〜16回行った。教師にはクラスでどのように適切な行動を促進させるかを教えた。さらに子どもは，心理療法士の監督下にある助手から，クラスで12週間毎日補助を受けた。

3群「組み合わせ療法」：このグループの親と子どもは，薬物療法と行動療法の両方を受けた。カウンセラーと薬物療法士の間で情報を「定期的に共有」し，薬物療法の変更と行動療法による介入が連携されるように配慮された。

4群「コミュニティケア」：このグループの子どもは地域の医師に紹介し，各医師が標準治療を行った。

経過観察： 14か月

エンドポイント（評価項目）： 研究者らは，6つの主要アウトカム領域を評価し

た。
1. ADHD 症状を，親と教師の評価に基づき，標準化された手段である Swanson, Nolan and Pelham Questionnaire (SNAP) により評価[2]
2. その他の 5 つのアウトカム領域：
- 親と教師による SNAP 評価から得られた，反抗性・攻撃性
- 親と教師による標準化された Social Skills Rating System (SSRS) 評価から得られた，社交性[3]
- 親と教師による SSRS 評価と，子ども自身が評価した Multidimensional Anxiety Scale for Children (MASC) から得られた，内因性症状（不安とうつ症状）[4]
- 親子関係質問票により評価された親子関係
- Wechsler Individual Achievement Test (WIAT) での，読解，数学，書き取り (spelling) スコアにより評価された学力[5]

結果

- 試験終了時には，薬物療法と組み合わせ療法に割り付けられた 87％の小児が実際に治療薬を服用しており，そのうち 84％がメチルフェニデートを，12％がデキストロアンフェタミンを服用していた。
- 治療薬を服用している 49.8％の小児が軽度の副作用を経験し，11.4％が中等度の副作用を，2.9％の小児が重度の副作用を経験した（すべて親の報告による）。
- コミュニティケアグループに割り付けられた小児の 67.4％が，試験期間中に薬剤投与されていた。
- ADHD 症状は試験期間中，4 つすべての群で大きく改善しているが，下記のとおり，薬物療法と組み合わせ療法に割り付けられた小児のアウトカムが最もよかった。

MTA の主要結果のまとめ：
薬物療法 vs. 行動療法
- 薬物療法のほうが，親と教師の評価での注意欠陥，また教師の評価での多動性・衝動性において優れていた。

組み合わせ療法 vs. 薬物療法
- いずれの一次アウトカム領域においても，有意差はみられなかった。ただし，全体的なアウトカムの二次解析では，薬物療法のみよりも組み合わせ療法のほうがわずかに優れており，これは特に複雑な ADHD の症状を呈している小児に関してみられた傾向である。
- 組み合わせ療法の小児のほうが，薬物療法のみよりも平均薬剤用量が少なかった (31.2 mg vs. 37.7 mg)。

組み合わせ療法 vs. 行動療法
- 組み合わせ療法のほうが，親と教師の評価での注意欠陥，また親の評価での多動性・衝動性，反抗性・攻撃性，読解力スコアが優れていた。

コミュニティケア vs. その他の試験治療群
- 薬物療法と組み合わせ療法のほうが全体的に，コミュニティケアよりも ADHD 症状やその他のアウトカム領域で優れていた。
- 行動療法とコミュニティケアは，ADHD 症状の改善についてはほぼ同様であるが，親子関係に関しては行動療法のほうが優れていた。

批判と制限事項：MTA 試験は，特定の行動療法と比較して特定の薬物療法の優位性を示したが，薬物療法が必ずしも行動療法より優れているとは限らない。すなわち，異なる行動療法が薬物療法と同様あるいはより優れている効果を示す可能性もある。

この試験で使用された薬物療法と行動療法は，時間的制約が多く，実際の臨床現場では導入が難しいかもしれない。

関連研究と有用情報：MTA 試験終了後，試験に参加した小児は治療を続けるために通常のコミュニティケアへと戻った。3 年間の経過観察（試験終了後 22 か月間経過して，通常のコミュニティケアへと戻った）では以下のことが報告された。
- ADHD 治療薬を定期的に服用している小児の割合は，行動療法群で 45％まで増加した。
- ADHD 治療薬を定期的に服用している小児の割合は，薬物療法群と組み合わせ群で 71％まで減少した。
- ADHD 治療薬を定期的に服用している小児の割合は，コミュニティケア群で 62％と比較的一定していた。
- 3 年後の症状はどの治療群でもほぼ同じであった。すなわち，薬物療法群と組み合わせ療法群の優位性(initial advantage)はなくなっていた。
- その他の研究でも，ADHD の小児に対する中枢神経刺激薬による効果を示している[6-8]。
- 米国小児科学会（American Academy of Pediatrics：AAP）による小児 ADHD に関するガイドラインでは，以下のように推奨している[9]。
    - 12 歳未満の小児に対する薬物療法や行動療法は，家族の希望次第とする。
    - 12 〜 18 歳の小児に対する治療の第 1 選択は，薬物療法，または薬物療法と行動療法の組み合わせである（行動療法は，本人や家族が薬物療法を望まない場合に選択することができる）。

要点と結果による影響：ADHD の小児に対して，研究期間の 14 か月間では，よく管理された薬物療法は行動療法やコミュニティケアよりも優れていた。この効果はランダム化の 3 年後（小児が通常のコミュニティケアに戻った後）までは持続しなかった。薬物療法と行動療法の組み合わせで治療を受けた小児は，薬物療法単独とアウトカムは同じであったが，症状のコントロールのために使用した薬剤の投与量が少なかった。さまざまな制限事項があるなかで，この MTA 試験は，ADHD の小児に対して注意深く管理された薬物療法が行動療法よりも優れているエビデンスとして頻繁に引用されている。しかしながら，小児や家族がこれらの治療法を望まない場合には，行動療法も第 1 選択として適切であり効果があるかもしれない。

臨床症例　　ADHD の治療

症例病歴：

　6 歳の男児が ADHD と診断された。彼の教師と親からの報告では，集中する時間が短く，多動であり，時々クラス活動を邪魔してしまうという。彼の学校の成績は普通であるが，彼の教師と親は，集中力が改善すればもっと成績が上がると考えている。

　MTA 試験の結果を踏まえて，この男児の ADHD は薬物療法で治療すべきか，行動療法で治療すべきか，それとも両方だろうか。

解答例：

　MTA 試験は，ADHD の症状改善には行動療法よりも薬物療法のほうが効果的であることを示した。しかし，薬物療法には副作用があるかもしれないため，米国小児科学会は 12 歳未満の ADHD 治療には，薬物療法，行動療法またはその組み合わせを第 1 選択として推奨している。そのため，この症例の男児は家族の希望次第でどのような治療を開始してもかまわない。

文献

1. The MTA Cooperative Group. A 14-month randomized clinical trial of treatment strategies for attention-deficit/hyperactivity disorder. *Arch Gen Psychiatry.* 1999; 56: 1073-1086.
2. Swanson JM. *School-based assessments and interventions for ADD students.* Irvine, CA: KC Publications, 1992.
3. Gresham FM, Elliott SN. *Social Skills Rating System: Automated System for Scoring and Interpreting Standardized Test* [computer program]. Version 1. Circle Pines, MN: American Guidance Systems, 1989.
4. March JS et al. The Multidimensional Anxiety Scale for Children (MASC): factor structure, reliability, and validity. *J Am Acad Child Adolesc Psychiatry.* 1997; 36: 554-565.

5. *Wechsler Individual Achievement Test: Manual.* San Antonio, TX: Psychological Corp, 1992.
6. Schachter HM et al. How efficacious and safe is short-acting methylphenidate for the treatment of attention-deficit disorder in children and adolescents? A meta-analysis. *CMAJ.* 2001; 165 (11): 1475.
7. Biederman J et al. Efficacy and tolerability of lisdexamfetamine dimesylate (NRP-104) in children with attention-deficit/hyperactivity disorder: a phase III, multicenter, randomized, double-blind, forced-dose, parallel-group study. *Clin Ther.* 2007; 29 (3): 450.
8. Wigal S et al. A double-blind, placebo-controlled trial of dexmethylphenidate hydrochloride and d,l-threo-methylphenidate hydrochloride in children with attention-deficit/hyperactivity disorder. *J Am Acad Child Adolesc Psychiatry.* 2004; 43 (11): 1406.
9. American Academy of Pediatrics. ADHD: Clinical practice guideline for the diagnosis, evaluation, and treatment of attention-deficit/hyperactivity disorder in children and adolescents. *Pediatrics.* 2011; 128 (5): 1007.

38 MMR ワクチンと自閉症
Measles, Mumps, and Rubella Vaccination and Autism

> MMR ワクチンが自閉症の原因になるという仮説を，この研究は強い科学的根拠に基づき打ち砕いた。
>
> —— Madsen et al.[1]

研究課題：麻疹(measles)，ムンプス(mumps)，風疹(rubella)のワクチン(MMR)は，自閉症の原因になるだろうか[1]。

研究資金提供：デンマーク国立研究財団(Danish National Research Foundation)，米国疾病管理予防センター(Centers for Disease Control and Prevention：CDC)，米国自閉症研究支援連合(National Alliance for Autism Research：NAAR)

研究開始：1991～99 年のデータを使用(データは後ろ向きに集められた)

研究発表：2002 年

研究実施場所：デンマーク

研究対象：デンマークで 1991 年 1 月～1998 年 12 月までに生まれたすべての子ども(デンマークではすべての子どもが出生時に国家登録される)

研究除外対象：結節性硬化症，Angelman 症候群，脆弱 X 症候群，先天性風疹症候群(これらの疾患はすべて自閉症との関連性がある)

被験者数：537,303 人の子ども(82％が MMR を接種，18％が未接種)

研究概要：MMRワクチンを接種した子どもと，接種していない子どもとで，自閉症の発症率を比較した。

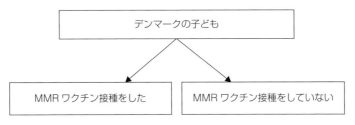

図 38.1 臨床試験デザインの概要

　研究者らは，デンマーク国家健康委員会(Danish National Board of Health)のデータを使用して，MMRを受けた子どもとその接種年齢の情報を得た。デンマークの国家ワクチンプログラムでは，MMRワクチンを生後15か月で初回接種，12歳時に追加接種することを推奨している。

　小児の自閉症もしくは自閉症スペクトラム障害は，国家精神疾患登録データ(デンマークでは，自閉症の疑いのある子どもは小児精神科医に紹介され，自閉症と診断された場合は登録される)から抽出した。研究者らは，診断日を記録し，ワクチン接種から自閉症診断までの期間を算出した。

　また，研究者らは，ワクチン接種をした子どもとしなかった子どもの違いを調整して解析した。具体的には，年齢，性別，社会経済的地位，母親の教育レベル，出生時の母親の妊娠週数などで調整した。

経過観察：自閉症は，1歳から研究期間終了(1999年12月31日)まで観察した。研究終了時の子どもの平均年齢は約5歳であった。

エンドポイント(評価項目)：自閉症または自閉症スペクトラム障害の発症率

結果

- 82%の子どもがMMRワクチンを接種しており，接種時の平均月齢は生後17か月であった。
- 自閉症と診断された子どもの診断時の平均年齢は，4歳3か月であった。
- 8歳時における自閉症の罹患率は10,000人あたり7.7人(0.08%)であり，研究当時の他国の罹患率と変わらなかった。
- ワクチン接種の有無で，自閉症の発症率に有意差はなかった(**表38.1**参照)。
- どの時期においてもワクチン接種後に自閉症診断の集積(クラスタリング)は認め

られず，ワクチン接種年齢とそれに続く自閉症の発症に関連性はなかった（ワクチン接種と自閉症発症の関連性について反論している）。

表 38.1　臨床試験の主要結果のまとめ

アウトカム	ワクチン接種 vs. 未接種での自閉症発症の調整相対リスク[a]（95% 信頼区間）
自閉症	0.92（0.68 〜 1.24）
自閉症スペクトラム障害	0.83（0.65 〜 1.07）

[a] 相対リスク＜1.0 ならば，ワクチン接種した子どものほうが未接種の子どもよりも自閉症が少ないことを示している。

批判と制限事項：研究者らは，ワクチン接種した子どもとしなかった子どもの違いを調整しようとした。しかしながら，この研究はランダム化比較試験ではなかったため，すべての潜在的な交絡因子を調整しきれなかった可能性がある。たとえば，自閉症の家族歴がある子どもは，MMRワクチンと自閉症との関連についてのメディア報道によってワクチン接種を控えていたかもしれない。その結果，自閉症の家族歴のある子ども（自閉症発症のリスクが高い可能性もある）が，ワクチン接種を控えたために不均衡が生じて，ワクチン接種をした子どもにおける本来の自閉症発症率がわからなくなってしまったかもしれない。

さらに，研究者らはワクチン接種後のさまざまな時間間隔で検証したうえで，自閉症診断の集積（クラスタリング）をみつけることができなかったが，このデータセットでは自閉症の初発症状がいつ出たのかは記載されていなかった。そのため，ワクチン接種後の特定の時点で，診断ではなく，初発症状が出たタイミングでクラスタリングしていた可能性は否定できない。

関連研究と有用情報：
- 小児の自閉症の症状と徴候は，2〜3歳頃から現れることが多い。この時期は，多くのガイドラインでのMMRワクチン接種推奨時期の直後に当たる。これがワクチンと自閉症に関連性があると親（や専門家）が考える理由になっているかもしれない。
- ほかにもいくつかの研究があり，いずれもMMRワクチンと自閉症の関連性を示すことはできなかった[2-4]。また，チメロサール（以前の小児ワクチンによく含まれていた水銀成分）と自閉症の関連性を示すこともできなかった[5-7]。
- よく引用される文献の1つで[8]，後に掲載雑誌から撤回されたもので[9]，MMRワクチン接種直後に消化器症状とともに自閉症を発症した子どもたちに関して報告したものがある。この文献はメディアから注目され，親たちも関心を寄せたが，データが捏造された可能性があり，大きな疑惑が抱かれている。

要点と結果による影響：この大規模なコホート研究は，MMR ワクチンと自閉症または自閉症スペクトラム障害との関連性を示すことはできなかった。さらに，ワクチン接種後にどの時間間隔においても自閉症診断のクラスタリングはなかった。これらの結果は，ワクチン接種と自閉症発症の関連性に対して異議を唱えるものである。

臨床症例　MMR ワクチンと自閉症

症例病歴：

　生後 15 か月になる女児を両親が不安そうに外来に連れてきた。前任の小児科医は，MMR ワクチン接種を女児にさせたくないのならば，新しい小児科医を探すようにといった。女児の母親は，彼女の甥がワクチン接種直後に自閉症症状が現れたため，MMR ワクチン接種を心配している。両親はワクチンに関して，あなたの意見を聞きたいという。データははたして，MMR ワクチンと自閉症の関連性を示しているのか。もし，ワクチン接種を拒否したら，あなたはこの女児を今後も診察するのか。

解答例：

　この研究では，ほかの研究と同様に，MMR ワクチンと自閉症の関連性を示すことはできなかった。さらに，MMR ワクチンと自閉症の関連性を示唆するもので最も多く引用されている文献は，データの捏造などにより大きな疑惑を抱かれている。これらの研究のどれもが，MMR ワクチンと自閉症のわずかな関連性を除外しきれてはいないが，現在あるエビデンスでは関連性はないというほうが優勢である。

　この両親に答える 1 つの方法としては，質が高い数多くの研究が MMR ワクチンと自閉症発症を関連づけていなかったことを説明することである。わずかな関連性をすべて否定するのは無理であるが，おそらくないだろうとはいえる。あなたはワクチンの確実に明白なベネフィットを強調して，米国小児科学会（American Academy of Pediatrics：AAP）などの主要な専門団体も，すべての子どもに対してワクチン接種を強く推奨していることを説明すべきである。もし，両親がまだ心配しているようであれば，子どもがもう少し大きくなるまで数か月間延期することを提案してもよいかもしれない。

　両親が女児にワクチンを受けさせないと決断したら，この女児の診察を続けるかどうか判断しなければならない。多くの小児科医は，ワクチン接種をしていない子どもの診察を続けながら，接種をするように継続して説得するが，なかには診察を中止する医師もわずかながら存在する。

文献

1. Madsen KM et al. A population-based study of measles, mumps, and rubella vaccination and autism. *N Engl J Med.* 2002;347(19): 1477-1482.
2. Taylor B et al. Autism and measles, mumps, and rubella vaccine: no epidemiological evidence for a causal association. *Lancet.* 1999; 353 (9169): 2026-2029.
3. Mrozek-Budzyn D et al. Lack of association between measles-mumps-rubella vaccination and autism in children: a case-control study. *Pediatr Infect Dis J.* 2010; 29 (5): 397-400.
4. Smeeth L et al. MMR vaccination and pervasive developmental disorders: a case-control study. *Lancet.* 2004; 364 (9438): 963-969.
5. Madsen KM et al. Thimerosal and the occurrence of autism: negative ecological evidence from Danish population-based data. *Pediatrics.* 2003; 112 (3 Pt 1): 604-606.
6. Hviid A et al. Association between thimerosal-containing vaccine and autism. *JAMA.* 2003; 290 (13): 1763-1766.
7. Thompson WW et al. Early thimerosal exposure and neuropsychological outcomes at 7 to 10 years. *N Engl J Med.* 2007; 357 (13): 1281-1292.
8. Wakefield AJ et al. Ileal-lymphoid-nodular hyperplasia, non-specific colitis, and pervasive developmental disorder in children. *Lancet.* 1998; 351 (9103): 637-641.
9. Retraction — Ileal-lymphoid-nodular hyperplasia, non-specific colitis, and pervasive developmental disorder in children. *Lancet.* 2010; 375 (9713): 445.

SECTION 6

放射線科

Radiology

39 腰痛に対する MRI 検査
Magnetic Resonance Imaging for Low Back Pain

腰痛の検査では，単純 X 線検査よりも迅速 MRI を望む患者は多いが，患者にとってのベネフィットはわずかである．さらに，脊椎手術件数の増加も見込まれ，費用もかさむことになるだろう．

—— Jarvik et al.[1]

研究課題：画像検査が必要な腰痛患者は，単純 X 線検査と磁気共鳴画像（magnetic resonance imaging：MRI）のどちらで評価をすべきか[1]。

研究資金提供：米国医療研究・品質調査機構（Agency for Healthcare Research and Quality：AHRQ），米国国立関節炎・骨格筋・皮膚疾患研究所（National Institute of Arthritis and Musculoskeletal and Skin Diseases：NIAMS）

研究開始：1998 年

研究発表：2003 年

研究実施場所：米国ワシントン州にある 4 つの画像診断施設（外来クリニック，教育病院，多種専門医外来クリニック，画像診断専門センター）

研究対象：腰痛か神経根障害のために腰椎の画像検査をオーダーされた 18 歳以上の成人

研究除外対象：1 年以内に脊椎手術を受けた患者，急性外傷を受けた患者，脊椎に金属インプラントを挿入している患者

被験者数：380 人

研究概要：

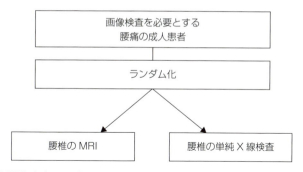

図 39.1 臨床試験デザインの概要

介入内容： 単純 X 線検査群に割り付けられた患者は，標準的なプロトコルに従い撮像された。ほとんどの患者が前後と側面像のみであったが，なかには医師の指示で別方向からの撮像を追加した患者もいる。

　MRI 群に割り付けられた患者は，なるべく試験登録日に撮像するようにスケジュール調整し，難しい場合は少なくとも試験登録日から 1 週間以内には行うようにした。ほとんどは静磁場強度 1.5 T で，矢状と軸位像の T2 強調画像を撮像した。

経過観察： 12 か月

エンドポイント（評価項目）：

　一次アウトカム：Roland-Morris 質問票 23 項目修正版 (Roland-Morris Back Pain Disability Scale) [2]

　二次アウトカム：Medical Outcomes Study 36-Item Short Form Survey (SF-36) を用いた生活の質 (QOL) [3]，Deyo-Diehl の患者満足度質問票 (Patient Satisfaction Questionnaire) で評価した患者満足度 [4]，欠勤日数，患者の安心感，医療資源の利用

　Roland-Morris 質問票 23 項目修正版は 23 項目の「はい」「いいえ」の質問でできている。「はい」と答えるたびに 1 点加算され，最高 23 点である。以下はこのスケールの質問例である。
- 腰痛または足の痛み（坐骨神経痛）のために，ほとんど家にいる。
- 腰痛または足の痛み（坐骨神経痛）のために，いつもよりゆっくり歩いている。
- 腰痛または足の痛み（坐骨神経痛）のために，ほとんどベッドで過ごしている。

結果

- 試験に参加した患者の平均年齢は 53 歳だった。15％は無職か身体障害か休職中で，24％はうつ病，70％が足に放散する痛みを訴えていた。
- 49％の患者はかかりつけ医から画像検査の依頼があり，51％は専門医からの依頼であった。
- MRI により，33％の患者で椎間板ヘルニア，7％に神経根障害，20％に中等度〜重度の脊柱管狭窄，17％に外側陥凹狭窄が診断された。こうした診断は単純 X 線検査では通常できない。
- 腰痛スケールのスコアは単純 X 線検査群と MRI 群で有意差はみられなかったが，MRI 群の患者のほうが画像検査による安心感を得ているようだった。両群では医療費に有意差は認められなかった(表 39.1, 39.2 参照)。

表 39.1　12 か月経過後の主要結果のまとめ [a]

アウトカム	単純 X 線検査群	MRI 群	P 値
Roland-Morris Back Pain Disability Scale（スケール：0 〜 23）[b]	8.75	9.34	0.53
SF-36，身体機能（スケール：0 〜 100）[c]	63.77	61.04	有意差なし [d]
患者満足度（スケール：0 〜 11）[c]	7.34	7.04	有意差なし [d]
過去 4 週間の欠勤日数	1.26	1.57	有意差なし [d]
画像検査による安心感	58％	74％	0.002

[a] 12 か月時点でのアウトカムは，ベースラインのスコアにより調整した。たとえば，12 か月での Roland スケールスコアは MRI 群に割り付けられた患者のほうがベースラインでわずかに高かったので，調整を必要とした。
[b] スコアが高いほど悪い結果を示す。
[c] スコアが高いほどよい結果を示す。
[d] 実際の P 値は報告されていない。

表 39.2　試験期間中の医療資源利用の比較

アウトカム	単純X線検査群	MRI群	P値
麻薬性鎮痛薬の処方	25%	26%	0.94
追加のMRI回数（患者1人あたり）	0.22	0.09	0.01
理学療法，鍼治療，マッサージの回数（患者1人あたり）	7.9	3.8	0.008
専門医コンサルトの回数（患者1人あたり）	0.49	0.73	0.07
腰椎手術	2%	6%	0.09
医療費の総額	1,651米ドル	2,121米ドル	0.11

批判と制限事項：MRI群でみられた脊椎手術の増加と医療費総額の増加は，統計学的には有意差がなかった．そのため，この試験結果から確固たる結論を導き出すのは適切ではない．

関連研究と有用情報：
- 別の試験では，増悪する神経機能症状などの警告症状がない腰痛に関しては，早期の脊椎画像検査〔単純X線検査，コンピュータ断層撮影（computed tomography：CT），MRI〕はアウトカムを改善せず[5]，硬膜外ステロイド注射適用の判断にもあまり役に立たないことを報告している[6]。
- ガイドラインでは，腰椎のMRIは以下の徴候か症状がある患者に限定することを推奨している[7]。
  - 馬尾症候群，腫瘍，感染症，神経障害を伴う骨折，などの緊急時
  - 神経根症状が重度で長期持続するため，手術による治療を検討している場合
  - 脊柱管狭窄症が重度で長期持続するため，手術による治療を検討している場合

要点と結果による影響：MRI検査は腰痛患者にとって（単純X線検査と比較して）安心感を与えるものの，機能的改善のアウトカムには結びつかない．さらに，MRIで撮像しなければ発見されなかったであろう解剖学的異常をみつけてしまい，本当に必要かどうかわからない手術を行う可能性がある．

> **臨床症例　腰痛に対する MRI 検査**
>
> **症例病歴：**
> 　52 歳の男性が，6 週間持続する腰痛を訴えあなたの外来を受診し，腰椎の MRI を希望している。腰痛は庭仕事をした直後に発症しており，それ以来ほとんど改善していない。動けないほどの痛みではないが，苦痛ではあり，痛みは右足に放散する。全身性の症状（発熱，震え，体重減少）は認められず，排便と排尿に異常は認めない。痛みのために歩行が困難となっている。身体所見では，体重過多ではあるが，明らかな苦痛はなさそうである。可動域は痛みのために制限されている。神経学的症状は認められない。
> 　この試験の結果を踏まえると，あなたはこの患者を MRI 検査すべきだろうか。
>
> **解答例：**
> 　この試験結果によると，今回のような症例に MRI 検査をして機能的アウトカムの改善は見込めないと思われるうえ，MRI を撮らなければ発見されなかったであろう解剖学的異常をみつけてしまい，不必要な手術をする可能性が増える。それでも，試験では MRI を撮ることにより患者に安心感を与えることは示されている。したがって，あなたは別の方法で患者に安心感を与えなければならない。たとえば，腰痛の原因として感染症やがんのような重篤な疾患の可能性を示唆する徴候や症状が認められないことを説明するのはどうだろうか。
> 　単純 X 線写真などのほかの画像検査で，警告症状がない急性腰痛症のアウトカムを改善することはなさそうである。そのため，単純 X 線写真ですら必要がない可能性がある。

文献

1. Jarvik JG et al. Rapid magnetic resonance imaging vs radiographs for patients with low back pain: a randomized controlled trial. *JAMA.* 2003; 289 (21): 2810-2718.
2. Roland M, Morris R. A study of the natural history of back pain, 1: development of a reliable and sensitive measure of disability in low back pain. *Spine.* 1983; 8: 141-144.
3. Ware JE, Sherbourne CD. The MOS 36-item short-form survey (SF-36), I: conceptual framework and item selection. *Med Care.* 1992; 30: 473-483.
4. Deyo RA, Diehl AK. Patient satisfaction with medical care for low-back pain. *Spine.* 1986; 11: 28-30.
5. Chou R et al. Imaging strategies for low-back pain: systematic review and meta-analysis. *Lancet.* 2009; 373 (9662): 463.
6. Cohen SP et al. Effect of MRI on treatment results or decision making in patients with lumbosacral radiculopathy referred for epidural steroid injections: a multicenter, randomized controlled trial. *Arch Intern Med.* 2012; 172 (2): 134.
7. Bigos SJ et al. *Acute low back pain problems in adults.* Clinical practice guideline No

14. Rockville, MD: Agency for Health Care Policy and Research, Public Health Service, US Department of Health and Human Services, December 1994.

無症状の糖尿病患者における冠動脈疾患スクリーニング

DIAD 試験

Screening for Coronary Artery Disease in Asymptomatic Patients with Diabetes

> 2型糖尿病患者にルーチンで冠動脈疾患のスクリーニングをする理由は、検査を行うことで多くの高リスク患者を的確にみつけ出し、心血管イベントを防ぐためにさまざまな介入ができるという前提があった。しかしながら、DIAD 試験の結果をみると、この考えは改めなければならない。
>
> ── Young et al.[1]

研究課題：心血管イベントの高リスク群であると考えられる無症候性2型糖尿病患者に、冠動脈疾患のスクリーニングをすべきか[1]。

研究資金提供：米国国立衛生研究所（National Institutes of Health：NIH）、Bristol Myers-Squibb Medical Imaging 社、Astellas Pharma 社

研究開始：2000 年

研究発表：2009 年

研究実施場所：米国とカナダの 14 施設

研究対象：50～75 歳の2型糖尿病患者

研究除外対象：狭心症の症状がある患者、負荷試験か冠動脈造影を最近行った患者、過去に心血管イベントを起こしたことがある患者、安静時心電図が著しく異常な患者、余命が限られている患者

被験者数：1,123 人

研究概要：

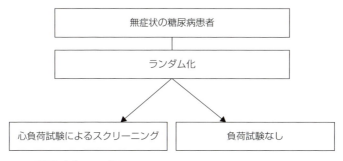

図 40.1 DIAD 試験デザインの概要

介入内容： 心負荷試験を行う群に割り付けられた患者には，アデノシン負荷試験と放射性核種心筋血流スキャンを行った。検査結果で異常が出た患者は，主治医の判断で治療した（薬物療法，冠動脈造影，血行再建術の判断は主治医に委ねられた）。コントロール群の患者は，症状が出現するなどの適応がない限り負荷試験は行わなかった。

経過観察： 平均 4.8 年

エンドポイント（評価項目）：
　一次アウトカム：非致死性心筋梗塞と心血管死の複合エンドポイント
　二次アウトカム：不安定狭心症，心不全，脳卒中，冠動脈血行再建術

結果

- スクリーニング群では 22% が異常を示し，そのうち 10% が軽度心筋血流欠損，6% が中等度～重度の心筋血流欠損，6% が非血流性異常を示した。
- 負荷試験が正常だった患者の 2% と，軽度心筋血流欠損を示した患者の 2% が，試験期間中に心血管イベントの発生を認めた。それに対し，中等度～重度の心筋血流欠損を認めた患者の 12.1%，非血流性異常を認めた患者の 6.7% が試験期間中に心血管イベントの発生を認めた。
- スクリーニング群では，負荷試験後 120 日以内に 4.4% の患者が冠動脈造影を行った。それに対して，非スクリーニング群では，ランダム化後 120 日以内に冠動脈造影を行った患者は 0.5% であった。
- スクリーニング群と非スクリーニング群で心血管アウトカムに統計学的有意差は認められなかった（表 40.1 参照）。

表 40.1　DIAD の主要結果のまとめ

アウトカム	スクリーニング群	非スクリーニング群	P 値
心筋梗塞または心血管死	2.7%	3.0%	0.73
不安定狭心症	0.7%	0.5%	0.70
心不全	1.2%	1.2%	0.99
脳卒中	1.8%	0.9%	0.20
血行再建術	5.5%	7.8%	0.14
全死亡率[a]	3.2%	2.7%	0.60

[a] 全死亡率は事前に定義されたエンドポイントではない。

批判と制限事項：心血管イベント率は一般的な糖尿病患者よりも低い。これはこの試験の研究者も述べていることではあるが，患者がアスピリン，スタチン，アンジオテンシン変換酵素 (angiotensin-converting enzyme：ACE) 阻害薬でよく管理されていたからであろう。きちんと管理されていない患者群ではスクリーニングが効果的であった可能性はある。さらに，予想よりもイベントの発生が少なかったので，この試験は両群のわずかな差を指摘するだけの検出力がなかった。

関連研究と有用情報：米国糖尿病学会 (American Diabetes Association) のガイドラインでは，無症状の糖尿病患者に対する冠動脈疾患のスクリーニングは推奨していない[2]。しかし，米国心臓病学会／米国心臓協会 (American College of Cardiology / American Heart Association：ACC／AHA) は無症状の糖尿病患者に対して，運動療法を開始する計画がある場合には運動負荷試験を行うことを推奨している[3]。

要点と結果による影響：2 型糖尿病患者において負荷試験によるスクリーニングで 22％ が異常を示した。しかしながら，このスクリーニング検査によって異常をみつけることは，患者管理の役には立たないようである。

臨床症例　無症状の糖尿病患者における冠動脈疾患スクリーニング

症例病歴：
　あなたは救急外来で，52 歳の女性で糖尿病治療中の患者の胸痛を診察している。この胸痛は 3 日前から始まり，その日の午後は 1 歳の孫と一緒に過ごしていた。その際，孫を何回も抱き上げていた。腕を頭部よりも上に挙げるたびに，胸部左側と背部に痛みを感じた。歩いているときは胸痛は出現せず，息切れや

嘔気，嘔吐，発汗などの関連症状は認めなかった。

あなたは，この女性の胸痛が筋骨格系に起因しており，心臓が起因となっている可能性は低いと考えている。しかしながら，この女性は糖尿病があるため心血管リスクは高く，非典型的な症状が出現している可能性もある。あなたはこの患者に対して心負荷試験を行うかどうか迷っているが，DIAD試験の結果は判断にどの程度影響を与えるだろうか。

解答例：

DIADは，糖尿病で心血管疾患の症状がない患者は負荷試験によるスクリーニングが効果的ではないことを示している。この症例の女性は胸痛を訴えているが，心血管疾患であるという臨床的な疑いはきわめて低いとあなたは感じている。あなたが負荷試験を行い，結果が心血管疾患を示唆したとしても，彼女が現在訴えている胸痛はおそらく負荷試験の結果とは何ら関係のないものであろう。言い換えれば，負荷試験が陽性であったとしても，あなたは「結果を信じない」だろう。そのため，この女性に対して心負荷試験を行うことは，無症状の糖尿病患者に負荷試験を行うことと同じであろう。試験結果が異常を示す確率は22％程度あるかもしれないが，だからといって，この患者の治療に影響を及ぼさないだろう。

文献

1. Young LH et al. Cardiac outcomes after screening for asymptomatic coronary artery disease in patients with type 2 diabetes: the DIAD study: a randomized controlled trial. *JAMA.* 2009; 301 (15): 1547-1555.
2. American Diabetes Association. Standards of medical care in diabetes—2013. *Diabetes Care.* 2013; 36 (Suppl 1): S11.
3. Gibbons RJ et al. ACC/AHA 2002 guideline update for exercise testing: summary article: a report of the American College of Cardiology/American Heart Association Task Force on Practice Guidelines (Committee to Update the 1997 Exercise Testing Guidelines). *J Am Coll Cardiol.* 2002; 40 (8): 1531.

急性肺塞栓症の診断
Christopher 試験
Diagnosing Acute Pulmonary Embolism

臨床的に肺塞栓症が疑われる患者を解析した大規模コホート研究では，簡易的な臨床的診断基準，D-ダイマー，CT スキャンを使用することで治療方針を決断できることを示している。

—— The Christopher Study Investigators[1]

研究課題：臨床的診断基準〔修正版 Wells スコア（modified Wells criteria）〕，D ダイマーとコンピュータ断層撮影（computed tomography：CT）を事前に定義づけして作成したシンプルなプロトコルにより，臨床的に急性肺塞栓症が疑われる患者を安全かつ効率的に除外することはできるだろうか[1]。

研究資金提供：参加病院による制限のない資金提供

研究開始：2002 年

研究発表：2006 年

研究実施場所：オランダの 12 施設

研究対象：急性肺塞栓症を臨床的に疑われた 18 歳以上の成人。救急救命室を受診した患者（81.7%）と入院患者（18.3%）を含む。「突然発症の呼吸困難，すでに呼吸困難がある場合の突然の急性増悪，他の明らかな原因が見当たらない突然発症の胸膜性胸痛」のいずれかがある患者

研究除外対象：未分画ヘパリンまたは低分子ヘパリンを 24 時間以上投与されている患者，余命 3 か月未満の患者，妊娠している患者，造影剤注射にアレルギーのある患者，腎不全の患者（クレアチニンクリアランスが 30 mL/秒 未満），循環動態が安定していない患者

被験者数：3,306 人

研究概要：

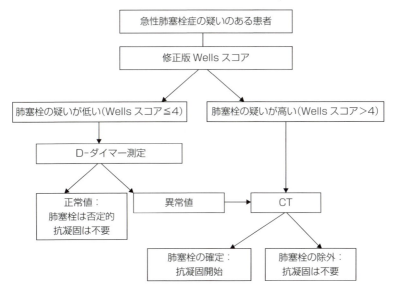

図 41.1　Christopher 試験プロトコルの概要

介入内容： 肺塞栓症が疑われた患者は担当医により評価され，修正版 Wells スコアが 4 以下の場合は「疑いが低い」，4 より大きい場合は「疑いが高い」と分類された。

表 41.1　修正版 Wells スコア[6)]

基準	ポイント
深部静脈血栓症の徴候や症状（下腿浮腫と深部静脈の圧痛など）	3.0
他の鑑別診断よりも肺塞栓症が疑わしい	3.0
心拍数＞100 拍/分	1.5
3 日以上の体部固定，または 4 週間以内の手術歴	1.5
肺塞栓症または深部静脈血栓症の既往	1.5
喀血	1.0
6 か月以内の活動性悪性腫瘍	1.0

修正版 Wells スコアが 4 以下の患者は D-ダイマーを測定し，陰性（D-ダイマー濃度が 500 ng/mL 以下）であれば肺塞栓症の診断は除外されたとみなされ，抗凝固療法を開始しなかった。D-ダイマーが陽性であれば胸部造影 CT を撮像した。さらに，修正版 Wells スコアが 4 より大きい場合も，胸部 CT 検査を行った。

CTで肺塞栓症が診断された場合は，未分画ヘパリンまたは低分子ヘパリンにて抗凝固療法を開始し，引き続きワルファリンを投与した．CTが急性の塞栓症を示さなかった場合，抗凝固療法は開始せず，他の鑑別診断を行った．CTではどちらともいえない場合（動きによるアーチファクトや造影不十分など）は，担当医の判断に従って治療方針を決定した．

経過観察：3か月

エンドポイント（評価項目）：
　一次アウトカム：症候性静脈血栓塞栓症のイベント〔致死性または非致死性肺塞栓症，または深部静脈血栓症（DVT）〕

結果

修正版 Wells スコアと D-ダイマー分類
- 66.7%の患者が修正版 Wells スコア4以下であり，D-ダイマーの測定を行った．
- D-ダイマーの測定を行った52%の患者が陽性であった．
- 全患者のうち68%がCT検査を行った．これはD-ダイマーが異常値を示したため，もしくは修正版 Wells スコアが4より大きかったためである．

CT検査を指示された患者の結果
- 30%の患者が肺塞栓症と診断され，抗凝固療法を開始した．
- 67%の患者は肺塞栓症と診断されず，ほかに特に抗凝固療法の適応がなければ，抗凝固療法は開始しなかった．
- 3%の患者は，どちらともいえないCT検査結果であったか，CT検査を受けなかった．この場合の10%の患者に，担当医は抗凝固療法を開始することを選択した．

表41.2 Christopher 試験の主要結果のまとめ

患者群	非致死性血栓塞栓症 イベント （95% 信頼区間）	致死性肺塞栓症 イベント （95% 信頼区間）
Wells スコアと D-ダイマーで肺塞栓症が除外された（患者の 32%）	0.5% (0.2〜1.1%)	0% (0.0〜0.3%)
CT で肺塞栓症が除外された （患者の 46%）	1.3% (0.7〜2.0%)	0.5% (0.2〜1.0%)
CT で肺塞栓症が診断された （患者の 20%）	3.0% (1.8〜4.6%)[a]	1.6% (0.8〜2.9%)[a]
CT 検査を受けなかった，または検査結果がどちらともいえない （患者の 2%）	2.9%[b]	1.4%[b]

[a] 症候性血栓塞栓イベントの再発を指す。
[b] 95% 信頼区間は報告されていない。

批判と制限事項：結果的に，全患者数の 68% と高い割合の患者が CT 検査を受けることになった。すなわち，このプロトコルに従っても，32% の患者にしか CT 検査が不要であるということはできなかった。

この研究では，肺塞栓症が疑われた患者の評価に用いる他のプロトコルとの比較を行わなかった。そのため，このプロトコルが他のものより優れているかどうかはわからない。

関連研究と有用情報：
- 別の研究で，より複雑なプロトコルを使用したものでは，肺塞栓症を疑われた患者に対しての臨床的評価，D-ダイマーと画像検査の有用性を示している[2]。
- PIOPED I 試験は，臨床的・画像検査的に肺塞栓症が強く疑われた場合，換気／血流シンチグラフィー（$\dot{V}/\dot{Q}$ スキャン）が肺塞栓症の確定診断に役立つことを示した。さらに，$\dot{V}/\dot{Q}$ スキャンは，検査結果が正常で臨床的にも肺塞栓症の可能性が低い場合に，肺塞栓症を除外するために役立つ。しかしながら，$\dot{V}/\dot{Q}$ スキャン施行後の臨床・画像検査結果は多くの場合，相反するものであったり，どちらともいえない結果を示したりする[3]。
- PIOPED II 試験は，造影 CT 検査が臨床的評価（古典的 Wells スコア）と組み合わされた場合に，肺塞栓症を正確に診断もしくは除外することができることを示した。ただし，これは臨床的評価と画像検査結果が相反する場合を除く[4]。
- Christopher 試験で使用したスコアシステムと類似したシステムを使用している古典的 Wells スコアは，患者を肺塞栓症の確率に基づき，低度，中等度，高度と分類している[5]。

要点と結果による影響：臨床的診断基準(修正版 Wells 基準)，D-ダイマー，CT を使用した簡易なプロトコルは，急性肺塞栓症を臨床的に疑われた患者を，安全かつ効率的に除外することができる。図 41.1 で示したプロトコルに従った患者は，3 か月間の経過観察において血栓塞栓症の発症率がきわめて低かった。

臨床症例　　急性肺塞栓症の診断

症例病歴：

85 歳の男性。既往歴にうっ血性心不全，慢性腎臓病，だいぶ前に大腸がんの治療歴がある。比較的突発的に起こった呼吸苦を主訴に救急外来を受診した。この 12 時間で呼吸苦はひどくなってきている。昨年は心不全の増悪や肺炎のため救急外来を数回受診しており，入院歴もある。

身体所見は心拍数 110 拍/分，呼吸数 24 回/分。頸部静脈の怒張と両側下腿浮腫がある。

Christopher 試験の結果に基づくと，肺塞栓症を考慮する場合にどのように評価すべきか。

解答例：

Christopher 試験に基づくと，臨床的に肺塞栓症が疑われて修正版 Wells スコアが 4 以下の場合には，肺塞栓症の評価を行うために D-ダイマーを測定すべきである。D-ダイマーが上昇していたら，CT 検査を行い，診断を確定または否定する。修正版 Wells スコアが 4 より大きい場合は，すぐに胸部 CT 検査をすべきである。

症例の患者は複雑である。突然の呼吸苦で来院はしているが，他の疾患（うっ血性心不全）が症状の原因となっているかもしれない。もし，あなたがこの患者がうっ血性心不全の増悪を起こしていると考えるのならば，肺塞栓症の評価をすること自体，意味がないだろう。なぜなら，Christopher 試験には臨床的に急性肺塞栓症が疑われている患者だけが参加しているからである。実際，肺塞栓症の評価を行うことは，無害とはいえない。Christopher 試験では 68％の患者が結局は CT 検査を受けており，造影剤による腎障害などを起こしている可能性はある。

したがって，Christopher 試験は臨床的に肺塞栓症が疑われている患者に対しては有用なプロトコルを提供してくれるが，プロトコルの正しい運用のためには臨床的判断が決定的に重要である。

文献

1. Christopher Study Investigators. Effectiveness of managing suspected pulmonary embolism using an algorithm combining clinical probability, D-dimer testing, and computed tomography. *JAMA.* 2006; 295 (2): 172-179.
2. Perrier A et al. Multidetector-row computed tomography in suspected pulmonary embolism. *N Engl J Med.* 2005; 352 (17): 1760-1768.
3. The PIOPED Investigators. Value of the ventilation/perfusion scan in acute pulmonary embolism: results of the prospective investigation of pulmonary embolism diagnosis (PIOPED). *JAMA.* 1990; 263 (20): 2753-2759.
4. Stein PD et al. Multidetector computed tomography for acute pulmonary embolism. *N Engl J Med.* 2006; 354 (22): 2317-2327.
5. Wells PS et al. Excluding pulmonary embolism at the bedside without diagnostic imaging: management of patients with suspected pulmonary embolism presenting to the emergency department by using a simple clinical model and D-dimer. *Ann Intern Med.* 2001; 135: 98-107.
6. Wells PS et al. Derivation of a simple clinical model to categorize patients' probability of pulmonary embolism: increasing the model's utility with the SimpliRED D-dimer. *Thromb Haemost.* 2000; 83: 416-420.

頭部 CT 検査を必要としない低リスク頭部外傷の小児を特定する

42 Identifying Children with Low-Risk Head Injuries Who Do Not Require Computed Tomography

> 我々は臨床的に重要な頭部外傷のリスクが非常に低い小児に対して不必要な CT 検査をしないよう，妥当性まで評価された推測ルールを作成した。この推測ルールを使用することによって CT 検査を制限し，不必要な放射線被曝から小児を守ることができるだろう。
>
> —— Kuppermann et al.[1]

研究課題：臨床的に重要な外傷性脳損傷 (clinically important traumatic brain injuries：ci-TBIs) のリスクが非常に低く，評価のためにコンピュータ断層撮影 (computed tomography：CT) 検査を必要としない小児を特定するための臨床推測ルールを作成することはできるだろうか[1]。

研究資金提供：Pediatric Emergency Care Applied Research Network (PECARN)，連邦政府により資金提供を受け，米国保健研究局 (United States Health Resources and Services Administration) により支援されている団体

研究開始：2004 年

研究発表：2009 年

研究実施場所：米国にある 25 施設の救急外来

研究対象：鈍的頭部外傷のために 24 時間以内に救急外来を受診した 18 歳未満の小児

研究除外対象：「非常に小さな外傷」で受診した小児，たとえば，頭皮の切創や擦過傷は認めるが，徴候・症状のない地面の高さで起きた落下外傷。また，貫通外傷，脳腫瘍，「神経疾患の既往歴がある」小児。脳室シャントがある小児，出血性疾患のある小児，グラスゴー・コーマ・スケール (Glasgow Coma Scale：GCS) が 14 未

満の小児も除外された。

被験者数：42,412 人

研究概要：

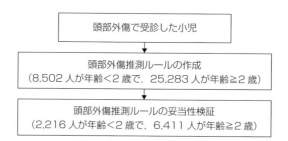

図 42.1　研究デザインの要約

推測ルールの作成：救急医は頭部外傷で受診した小児（作成用サンプル）の問診をとり，診察を行うことで，小児の病歴と身体所見に関する情報を集めた。この情報は，頭部画像が行われた小児では検査前に集められた。その後，脳損傷リスクを評価するための推測ルールを作成するために，この情報と患者アウトカム（すなわち，臨床的に重要な外傷性脳損傷が最終的にみつかったかどうか）との相関関係が調べられた。

推測ルールの妥当性評価：作成された推測ルールはその後，鈍的頭部外傷で受診した独立サンプル（妥当性評価サンプル）に適用され，推測ルールが臨床的に重要な外傷性脳損傷と最終的に診断された小児をどのくらい診断できるか評価された。

患者アウトカムの決定：リサーチコーディネーターが入院したすべての小児の患者カルテを調査して，最終的にどの小児が臨床的に重要な外傷性脳損傷（ci-TBIs）を起こしたか決定した。さらに，リサーチコーディネーターは，救急外来から帰宅したすべての小児の保護者に電話インタビューを行い，損傷の見落としがないかどうか調査した。

臨床的に重要な外傷性脳損傷は以下のように定義された：
- 外傷性脳損傷による死
- 脳神経外科手術
- 24 時間以上の気管内挿管
- 「CT で外傷性脳損傷と診断されて」2 晩以上の入院歴がある。

研究者たちは「短期間の気管内挿管」，一晩のみの入院や「マイナーな CT 所見」に対しては ci-TBIs と分類しなかった。というのは，これらのアウトカムは発見されなければならない重要な外傷を必ずしも代表する典型例ではない，すなわち，これらの外傷が発見されなかったとしても，患者アウトカムはほぼ変わらないであろう症例であるからである。

結果

- 表 42.1 は，作成用サンプルのデータを解析することにより得られた ci-TBI を推測する 6 つの因子である。両方の年齢群で共通する ci-TBI の最大の推測因子は，意識障害もしくは頭蓋骨骨折の臨床的な所見である。
- 表 42.2 は推測因子をもとに 3 群に分類している：低リスク，中等度リスクと高リスクである。
- 妥当性評価サンプルでは，2 歳より大きい 2 人の小児が 6 つの推測因子のどれにも当てはまらなかったにもかかわらず，最終的に ci-TBI と診断された。2 人ともスポーツ中に受傷しており，ヘルメットをかぶっておらず，中等度の頭痛を訴え，前頭部皮下血腫があり，脳神経外科手術は必要なかった。

表 42.1　臨床的に重要な外傷性脳損傷の推測因子

2 歳未満の小児	2 歳以上の小児
● 意識障害[a]	● 意識障害[a]
● 触知可能もしくは触知できると思われる頭蓋骨骨折	● 頭蓋底骨折の臨床徴候[c] ● 意識消失
● 後頭部，側頭部，頭頂部皮下血腫	● 嘔吐
● 5 秒以上の意識消失	● 重度の機序による外傷[b]
● 重度の機序による外傷[b]	● 重度の頭痛
● 両親が子どもが正常でないと判断	

[a] グラスゴー・コーマ・スケールが 14 以上，または以下のどれかを満たすものと定義：興奮，眠気，同じ質問を繰り返す，言葉によるコミュニケーションが遅い。
[b] 以下のように定義：患者の放出，同乗者の死亡，転覆を伴う自動車事故；歩行中もしくはヘルメットを着用せずに自転車に乗っており，自動車との交通事故に遭う；2 歳以上では 1.5 m（5 フィート）以上の高さからの落下，2 歳未満では 1 m（3 フィート）以上の高さからの落下；高衝撃性物体に頭部が激突。
[c] たとえば，耳介後打撲痕（Battle's sign），眼窩周囲打撲痕（raccoon eyes），鼓室内出血，髄液耳漏もしくは髄液鼻漏。

表 42.2 2 歳以上の小児における推測因子の存在による臨床的に重要な外傷性脳損傷確率[a]

リスク分類	分類される小児のパーセント	ci-TBI の確率
意識障害もしくは頭蓋底骨折の所見	14.0%	4.3%
意識障害もしくは頭蓋底骨折以外の４つの推測因子のいずれかが当てはまる	27.7%	0.9%
６つの推測因子がどれも当てはまらない	58.3%	<0.05%

[a] これらの確率は 2 歳未満の小児でもほぼ同じであるが，推測因子が違う（表 42.1 参照）。2 歳未満の小児では，最も高リスクな分類は「意識障害と触知可能な頭蓋骨骨折」である。

批判と制限事項： この研究に参加するに当たって，救急外来の選定は厳しく行われた。実際の臨床現場では，医師，特に小児科領域の経験があまりない医師の場合は，この推測ルールに従うのは安全性や有効性の点で疑問が残る。

　小児は，早期幼少期と 2 歳までの間で大きく変化していくため，この年齢層では推測ルールをもっと細かく分類（たとえば，1 歳未満と 1 ～ 2 歳で違うルールを適用する，など）する必要があるかもしれない。

関連研究と有用情報：
- この試験の追跡研究では，救急外来において CT 検査を受けるか受けないか決断するまでの経過観察時間が長いほうが，結局 CT 検査を受けなかったことがわかった[2]。
- この研究の一環として作成された PECARN 推測ルールは，他の施設でも導入されて成果を上げている[3]。
- いくつかの研究によると，1,000 ～ 5,000 の頭部 CT ごとに 1 例ほど，放射線被曝による致死的悪性腫瘍が小児では存在するかもしれないとのこと[4]。
- ほかにいくつかの小児における頭部外傷時に CT 検査が必要かどうかを決める推測ルールが作成された[5]が，PECARN 試験で作成されたルールが最もよいようだ[6]。

要点と結果による影響： この研究は，ci-TBI のリスクが非常に低い小児を正確に特定できる推測ルールを作成し，妥当性を評価した。研究者らは以下のようにルールを適用することを提言している：
- 6 つの推測因子のうち 1 つも当てはまらない小児は，ci-TBI のリスクが非常に低い（<0.05%）ため，CT 検査は必要ない。
- 2 つの高リスク因子（意識障害もしくは頭蓋骨骨折の所見）のどちらかが当てはまる場合は高リスク（約 4%）であり，CT 検査を受けるべきである。

- 意識障害もしくは頭蓋骨骨折の所見以外の 4 つの推測因子のどれかが当てはまる場合は，ci-TBI のリスクが中等度(約 0.9%)あり，CT 検査を受ける決断は他のさまざまな因子，たとえば，担当医の判断や，当てはまる推測因子の数，患者の経過を評価すること，家族の希望などにより個別化されるべきである。

> **臨床症例　頭部 CT 検査を受けるべきか決断する**
>
> **症例病歴：**
>
> 　生後 18 か月の男児が両親のベッドから転落したため，両親により救急外来に運ばれた。ベッドは 1～1.2 m ほどの高さがあり，側頭部から落下した。小児は落下後，数分間泣いたが，それ以後は普段どおりに過ごしている。意識は失わなかった。
>
> 　診察上，右頬部に小さな擦過傷があり，右頭頂部に圧痛を認める。皮下血腫や触知可能な頭蓋骨骨折はなさそうだ。神経学的所見は正常である。
>
> 　この研究の結果を踏まえ，外傷性脳損傷の評価のためこの男児に CT 検査をオーダーすべきだろうか。
>
> **解答例：**
>
> 　症例の男児は 2 歳未満における臨床的に重要な外傷性脳損傷の 6 つの推測因子のうち 1 つを満たしている：重度の機序による外傷 (1 m 以上の高さからの落下) がある。この研究によると，この男児に臨床的に重要な外傷性脳損傷がある確率は約 0.9% である (より詳しい追跡調査の解析結果では，2 歳未満で重度機序による外傷があるが他の推測因子がないものの確率は 0.3% である[7])。この研究の研修者らは，このリスク分類にある患児に対して CT 検査を行うかどうかは担当医の判断と家族の希望により個別化されなければならない，としている。
>
> 　この男児の担当医として，両親には脳損傷の確率は低いことを説明してもよいかもしれない。もし CT 検査をオーダーしたら，重大な異常をみつける可能性はわずかに存在するかもしれないが，ほとんどの場合は正常であろう。CT 検査を受けることによる放射線被曝は無害ではないかもしれない。CT 検査を受けることにしても，注意深く経過観察をして状態が増悪した場合に CT 検査を受けることにしても，どちらの方針でもよい。家族にも CT 検査を受けるべきか相談して，最も納得のいく選択をすべきである。

文献

1. Kuppermann N et al. Identification of children at very low risk of clinically-important brain injuries after head trauma: a prospective cohort study. *Lancet.* 2009; 374: 1160-1170.
2. Nigrovic LE et al. The effect of observation on cranial computed tomography utilization for children after blunt head trauma. *Pediatrics.* 2011; 127 (6): 1067-1073.
3. Bressan S et al. Implementation of adapted PECARN decision rule for children with minor head injury in the pediatric emergency department. *Acad Emerg Med.* 2012; 19 (7): 801.
4. Brenner DJ, Hall EJ. Computed tomography—an increasing source of radiation exposure. *N Engl J Med* 2007; 357: 2277-2284.
5. Maguire JL et al. Should a head-injured child receive a head CT scan? A systematic review of clinical prediction rules. *Pediatrics.* 2009; 124 (1): e145.
6. Pickering A et al. Clinical decision rules for children with minor head injury: a systematic review. *Arch Dis Child.* 2011; 96 (5): 414-421.
7. Nigrovic LE et al. Prevalence of clinically important traumatic brain injuries in children with minor blunt head trauma and isolated severe injury mechanisms. *Arch Pediatr Adolesc Med.* 2011; 166 (4): 356-361. Epub 2011 Dec 5.

SECTION 7

神経内科・精神科

Neurology and Psychiatry

急性虚血性脳卒中後3〜4.5時間以内の血栓溶解
ECASS III 試験

43

Thrombolysis 3 to 4.5 Hours after an Acute Ischemic Stroke

脳卒中発症後3〜4.5時間以内に投与されたアルテプラーゼは，わずかではあるが有意な臨床的アウトカムの改善につながった。

— Hacke et al.[1]

研究課題：急性虚血性脳卒中の発症から3時間以内のアルテプラーゼを用いた血栓溶解療法の有効性は確立しているが，3〜4.5時間後にアルテプラーゼを投与した場合には，同じように有効なのだろうか[1]。

研究資金提供：Boehringer Ingelheim 社（製薬会社）

研究開始：2003 年

研究発表：2008 年

研究実施場所：ヨーロッパにある 100 以上の施設

研究対象：18〜80歳の急性虚血性脳卒中で発症から3〜4.5時間以内に受診した患者

研究除外対象：頭部のコンピュータ断層撮影（computed tomography：CT）もしくは磁気共鳴画像（magnetic resonance imaging：MRI）で脳内出血の所見がある患者，脳卒中発症時間が不明の患者，3か月以内に大手術もしくは外傷がある患者，収縮期血圧が＞185 mmHg もしくは拡張期血圧が＞110 mmHg，または抗凝固療法中の患者。さらに，米国国立衛生研究所（National Institutes of Health：NIH）の Stroke Scale（詳細は www.strokecenter.org/trials/scales/nihss.html）でスコアが＞25 の「重症脳卒中」，または「中大脳動脈領域の3分の1以上が梗塞している患者」は，梗塞領域が広範なため出血性梗塞のリスクが高く，除外された。

被験者数：821人

研究概要：

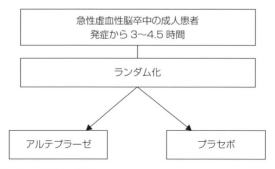

図43.1 ECASS Ⅲのデザイン要約

介入内容：アルテプラーゼ群の患者は，0.9 mg/kg（最大90 mg）のアルテプラーゼを静脈注射された。プラセボ群の患者はプラセボを静脈注射された。試験薬投与後24時間以内のヘパリンの静脈注射と経口抗凝固薬，アスピリンは禁止されたが，予防量のヘパリンもしくは低分子ヘパリンは許可されていた。

経過観察：90日

エンドポイント：
　一次アウトカム：modified Rankin scaleを利用して評価された身体障害[2]
　二次アウトカム：4つの独立した身体障害評価スケール（modified Rankin scale, Barthel Index, National Institutes of Health Stroke Scale, Glasgow Outcome Scale）を組み合わせたglobal disability scaleを利用して評価された身体障害，脳内出血，死亡率

表 43.1 modified Rankin scale [a]

スコア	状態説明
0	症状なし
1	日常生活活動をすべて行うことができる
2	「以前できていた日常生活活動のすべてはできないが，介助なく自分の世話をすることができる」
3	「介助は必要だが，歩行に補助は必要ない」
4	「補助なしでは歩行できず，介助なしでは日常生活を送ることができない」
5	「寝たきりで尿便失禁あり，常に看護と注意が必要である」
6	死亡

[a] 詳細は www.strokecenter.org/trials/scales/rankin.html を参照。

結果

- 脳卒中が発症してから試験薬の投与までの時間の中央値は 3 時間 59 分であった。
- アルテプラーゼの global disability scale に対する良好なアウトカムを示すオッズ比は 1.28〔95% 信頼区間 (confidence interval：CI) 1.00 〜 1.65〕であった (表 43.2 を参照)。

表 43.2 ECASS Ⅲ の主要結果のまとめ

アウトカム	アルテプラーゼ群	プラセボ群	P 値
Rankin scale で良好なアウトカム(スコアが 0 か 1)	52.4%	45.2%	0.04
死亡率	7.7%	8.4%	0.68
脳内出血	27.0%	17.6%	0.001
症状のある脳内出血	2.4%	0.2%	0.008

批判と制限事項：この試験に参加した施設の多くの救急外来では，どの患者が血栓溶解に適しているかを迅速に評価して，治療薬をすぐに投与できる態勢が整っている。しかしながら，現実的には，急性虚血性脳卒中で来院した患者に対して時間内に血栓溶解を行うことは難しい。

関連研究と有用情報：
- NINDS 試験では，発症から 3 時間以内の急性虚血性脳卒中に対するアルテプラーゼの投与の有効性を確立した[3]。
- 急性虚血性脳卒中発症から 6 時間までの間に投与する血栓溶解療法の有効性に関しては，現在研究が進められている。予備調査によると，わずかな有効性を認める[4,5]ようであるが，最終的な結果はまだ不明である。
- 急性虚血性脳卒中に対する血管内治療の最近のデータでは，血栓溶解療法と比較して有効性を認めることはできなかった[6]。
- 血栓溶解療法が 4.5 時間（もしくは 6 時間）までならば有効であることが示されているが，いちばんよいアウトカムが出たのは 1.5 時間以内に治療を受けた患者である[7]。
- ガイドラインでは，急性虚血性脳卒中で受診した患者には，発症から 4.5 時間以内であれば血栓溶解療法を推奨している[8]。

要点と結果による影響： ECASS Ⅲ試験は，脳卒中発症から 4.5 時間以内に血栓溶解療法にて治療を行うことでそれなりの有効性を認めることができることを確立した。しかしながら，1.5 時間以内に治療した患者のアウトカムがいちばんよかった。

臨床症例　　急性虚血性脳卒中に対する血栓溶解療法

症例病歴：

　60 歳の女性が救急車で救急外来に運ばれてきた。娘は母が，家で呂律がまわらなくなったことと右腕には脱力があることを発見した。女性は娘に救急外来受診の 2.5 時間前に電話しており，気分不快を報告しているが，症状が始まったのがいつ頃かは正確には覚えていない：「娘に電話をかけた 1 時間くらい前かしら？　本当に覚えてないの」とのこと。

　診察では，バイタルサインに特記すべきことはなかった。会話で呂律がまわらず，右上肢の脱力を認める。

　救急外来受診後 45 分で撮影された頭部 MRI では，右中大脳動脈領域の約 20%に早期虚血性変化を認めるが出血は認めていない。

　ECASS Ⅲの結果に基づき，あなたはこの患者に血栓溶解療法を開始すべきだろうか。

解答例：

　ECASS Ⅲ試験は脳卒中発症後 4.5 時間までに開始するアルテプラーゼを用いた血栓溶解療法がそれなりに有効であることを確立した。

　この症例では，おそらく虚血性脳卒中を発症しており，4.5 時間以内に発症していたとしたら，血栓溶解療法のよい適応であると考えられる。発症の正確な

時間はわかっていないが，娘に電話した1時間くらい前と本人は推測している。その時間に加えて，救急外来に到着するまでに2.5時間経過しており，さらに，救急外来で45分経過した —— 合計で約4時間15分経過したことになる。そのため，すぐに治療を開始できるのであれば，血栓溶解療法を開始すべきである。

文献

1. Hacke W et al. Thrombolysis with alteplase 3 to 4.5 hours after acute ischemic stroke. *N Engl J Med.* 2008; 359 (13): 1317-1329.
2. Bonita R et al. Modification of Rankin Scale: Recovery of motor function after stroke. *Stroke* 1988; 19 (12): 1497-1500.
3. The National Institute of Neurological Disorders and Stroke rt-PA Stroke Study Group. Tissue plasminogen activator for acute ischemic stroke. *N Engl J Med.* 1995; 333 (24): 1581.
4. IST-3 collaborative group. The benefits and harms of intravenous thrombolysis with recombinant tissue plasminogen activator within 6 h of acute ischaemic stroke (the third international stroke trial [IST-3]): a randomised controlled trial. *Lancet.* 2012; 379 (9834): 2352.
5. Wardlaw JM et al. Recombinant tissue plasminogen activator for acute ischaemic stroke: an updated systematic review and meta-analysis. *Lancet.* 2012; 379 (9834): 2364.
6. Chimowitz MI. Endovascular treatment for acute ischemic stroke — still unproven. *N Engl J Med.* 2013; 368 (10): 952-955.
7. Hacke et al. Association of outcome with early stroke treatment: pooled analysis of ATLANTIS, ECAS, and NINDS rt-PA stroke trials. *Lancet.* 2004; 363: 768-774.
8. Jauch EC et al. Guidelines for the early management of patients with acute ischemic stroke: a guideline for healthcare professionals from the American Heart Association/American Stroke Association. *Stroke.* 2013; 44: 870.

44 うつ病の初期治療
Initial Treatment of Depression

うつ病の治療として薬物療法で治療しても精神療法にて治療しても回復する確率は同等であるが，精神療法では臨床的改善経過が緩慢となるだろう。
— Schulberg et al.[1]

研究課題：うつ病の治療として薬物療法と精神療法のどちらのほうが有効性は高いのだろうか？　さらに，これらの治療はプライマリ・ケア医による通常の治療よりも優れているのだろうか[1]。

研究資金提供：米国国立精神衛生研究所(National Institute of Mental Health)

研究開始：1991 年

研究発表：1996 年

研究実施場所：ピッツバーグ大学(University of Pittsburgh)の関連施設である 4 つの外来クリニック

研究対象：18 ～ 64 歳で DSM-Ⅲ-R[2] で大うつ病の診断基準を満たし，Hamilton Rating Scale-Depression (HRS-D)[3] で最低 17 のうち 13 スコアを満たす患者。これらは精神科医により決定された。
　HRS-D スケールは後述する。DSM-Ⅲ-R におけるうつ病の診断基準は DSM-Ⅳの基準とほぼ同じであり，抑うつに加え，以下の症状が存在する：
- 興味喪失
- 食欲障害
- 睡眠障害
- 精神運動性の変化
- 気力の減退
- 罪責感
- 思考力や集中力の減退
- 死についての思考，自殺念慮

研究除外対象：他の内科・精神科疾患があり，ランダム化された治療群に割り付

けることができない患者。さらに，気分障害のために現在治療を受けている患者も除外された。

被験者数：276人

研究概要：

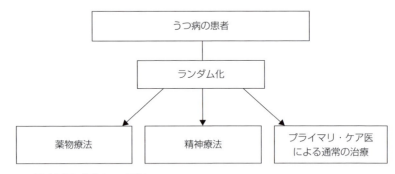

図44.1 臨床試験デザインの要約

介入内容：薬物療法に割り付けられた患者は，ノルトリプチリンが薬物療法のトレーニングを受けた家庭医もしくは一般内科医により投与された。各患者はかかりつけの外来クリニックで治療を受けたが，処方医は患者の主治医ではなかった。患者はノルトリプチリン 25 mg から開始され，投与量調節のために週に1回もしくは2週に1回受診した。臨床的改善がみられ，ノルトリプチリンの治療血中濃度域（190 〜 570 nmol/L）に入ったら，1か月に1回の受診ペースに変更され，変更からさらに6か月間受診した。

精神療法に割り付けられた患者は，精神科医もしくは臨床心理士による対人精神療法で治療を受けた。患者はかかりつけの外来クリニックにて週に1回，16週間に及ぶ治療を受け，さらに維持療法を月に1回，4か月間行った。

プライマリ・ケア医による通常の治療群に割り付けられた患者は主治医がいつもしているように治療を受けた。

経過観察：8か月

エンドポイント：HRS-D の平均値。さらに，HRS-D スコアが7以下の患者をうつ病から「回復した」とみなし，その割合を算出した。

HRS-D はよく使用されるうつ病のスコアリング・システムであり，うつ症状の重症度を評価している。臨床医により行われる。20以上で中等度以上のうつ病とみなされている。この研究では，最低でも HRS-D スコアが13以上あることが前提

であり，試験参加前のベースラインの平均値は 23 であった．以下に，17 の評価項目の例を挙げる：

- 抑うつ気分
  0：なし
  1：質問をすればこのような気分を認める
  2：自然とこのような気分を言語的に口に出す
  3：口に出さずとも顔の表情，態度，声や泣いてしまうことなどで非言語的にこのような気分があることを伝えてくる
  4：伝えてくることは，自然と口に出す言語的コミュニケーションも非言語的コミュニケーションもほとんどこのような気分のことだけである

結果

- 研究に参加した患者の平均年齢は 38 歳であり，80%が女性であった．
- HRS-D スコアのベースラインの平均値は 23 であった．
- 薬物療法に割り付けられた患者の 33%が，精神療法の 42%が 8 か月間の治療を完了した．
- 通常の治療群では 63%の患者がなんらかの精神科療法で治療され，45%が試験開始から 2 か月以内に抗うつ薬の処方を受けた．
- ノルトリプチリンと精神療法は両方とも通常の治療よりも有効性が高かったが，ノルトリプチリンと精神療法の 2 群間では，うつ症状の有意差を認めなかった（表 44.1 参照）．
- ノルトリプチリンのほうが精神療法よりも改善が速かった（表 44.1 には記載されていない）．

表 44.1 試験の主要結果のまとめ

アウトカム	ノルトリプチリン群	精神療法群	通常の治療群	検査の有意差[a]
試験終了時のHRS-Dの平均値	9.0	9.3	13.1	ノルトリプチリンと精神療法は両方とも通常の治療よりも有効性が高かったが，ノルトリプチリンと精神療法の2群間ではうつ症状の有意差を認めなかった
うつ病からの回復割合（HRD-S≦7）	48%	46%	18%	ノルトリプチリンと精神療法は両方とも通常の治療よりも有効性が高かったが，ノルトリプチリンと精神療法の2群間ではうつ症状の有意差を認めなかった

[a] 実際のP値は報告されず。

批判と制限事項：通常の治療群に割り付けられていた患者を治療するプライマリ・ケア医は，患者がうつ病と診断されたことをすぐには知らされなかった。これによって治療開始が遅れたかもしれず，通常の治療群のアウトカムが悪かった原因かもしれない。

うつ病の治療はこの試験が遂行されてから進化している。たとえば，うつ病治療の第1選択薬はノルトリプチリンではなく，副作用のより少ない選択的セロトニン再取り込み阻害薬（selective serotonin reuptake inhibitor：SSRI）である[4]。しかしながら，SSRIを用いた最近の試験でも，この試験と同様の結果が報告されている[5,6]。

最後に，薬物療法群の33%，精神療法群の42%しか，8か月間，すべての治療を完遂できなかった。このことは，これらの治療法でもうつ病を治療することは難しいことを示している。

関連研究と有用情報：

- 抗うつ薬と精神療法を比較した他の試験でも，同様の結果を報告している[5-7]。
- いくつかの研究では，薬物療法と精神療法の組み合わせのほうが，どちらか1つの治療法のみよりもわずかに有効性が高いことを報告している。これは特に慢性の重症うつ病にて顕著であった[8]。
- 医療政策研究所（Agency for Health Care Policy and Research）のガイドラインでは，薬物療法もしくは精神療法のどちらも，軽度から中等度のうつ病治療を開始するのに適していると結論づけている。しかしながら，重症うつ病の患者は治療薬の投与を受けるべきであるとしている[9]。

要点と結果による影響：プライマリ・ケアにおけるうつ病の患者では，初期治療として薬物療法（ノルトリプチリン）でも精神療法でも同等の有効性を認めるが，症状の改善は薬物療法のほうがわずかに早かった。この試験で使用された薬物療法と精神療法のプロトコルはプライマリ・ケア医による通常の治療よりも優れていた。このことにより，うつ病の治療が標準化される必要があることが浮き彫りとなっている。

臨床症例　うつ病の初期治療

症例病歴：

52歳の女性が，ここ2か月間，「気分が落ち込む」ということであなたのプライマリ・ケア・クリニックに来院した。彼女は人生のストレスが自分を非常にイラつかせているという。彼女は以前にも抑うつ気分があったようだが，このために医者にかかろうと思ったのは初めてである。あまり睡眠がとれていないこと，気力が出ないこと，そして罪責感や不適切感を頻繁に感じている。食欲，精神運動性，集中力に問題なく，自殺念慮や死についての反復思考などは認めない。

この試験の結果を踏まえて，この患者にはどのような治療の選択肢があるのだろうか。

解答例：

この試験では，精神療法と薬物療法は両方ともうつ病の初期治療として同等に有効であることを示したが，薬物療法のほうが，臨床的改善が早いようである。

症例の患者は軽度のうつ病の症状を呈している。質の高い精神療法を受けることができることが前提ではあるが，精神療法でも治療できるし，薬物療法（副作用を考慮すると，選択的セロトニン再取り込み阻害薬を使用することになるだろう）でも治療できる。患者に治療の選択肢を提示して，どちらで治療を受けたいか希望を聞くべきである。

文献

1. Schulberg HC et al. Treating major depression in primary care practice. *Arch Gen Psychiatry.* 1996; 53: 913-919.
2. American Psychiatric Association. *Diagnostic and statistical manual of mental disorders,* Third Edition, Revised. Washington, DC: Author, 1987.
3. Hamilton M. A rating scale for depression. *J Neurol Neurosurg Psychiatry.* 1960; 23: 56-62.
4. Mulrow CD et al. Efficacy of newer medications for treating depression in primary care patients. *Am J Med.* 2000; 108 (1): 54.

5. Chilvers C et al. Antidepressant drugs and generic counseling for treatment of major depression in primary care: randomized trial with patient preference arms. *BMJ.* 2001; 322: 1-5.
6. DeRubeis RJ et al. Cognitive therapy vs. medications in the treatment of moderate to severe depression. *Arch Gen Psychiatry.* 2005; 62: 409-416.
7. Schulberg HC et al. The effectiveness of psychotherapy in treating depressive disorders in primary care practice: clinical and cost perspectives. *Gen Hosp Psychiatry.* 2002; 24 (4): 203.
8. Pampallona et al. Combined pharmacotherapy and psychological treatment for depression: a systematic review. *Arch Gen Psychiatry.* 2004; 61 (7): 714.
9. Depression Guideline Panel. *Depression in primary care: treatment of major depression: clinical practice guideline.* US Dept of Health and Human Services, Public Health Service, Agency for Health Care Policy and Research. AHCPR publication 93-0551, Rockville, MD 1993.

高齢者の不眠症に対する行動療法 vs. 薬物療法

45 Behavioral versus Pharmacological Treatment for Insomnia in the Elderly

これらの研究結果によると，行動療法と薬物療法は単独でも組み合わせでも，短期的な治療としては高齢者の不眠症に有効である。経過を追跡したところ，行動療法のほうが長期的に有効であるという結果が出た。

—— Morin et al.[1]

研究課題：高齢者に対する不眠症の治療としては，認知行動療法と薬物療法，2つの組み合わせのどれがいちばんよいのだろうか[1]。

研究資金提供：米国国立精神衛生研究所（National Institute of Mental Health）

研究開始：1990年代中頃

研究発表：1999年

研究実施場所：米国ヴァージニア州にある大学病院

研究対象：55歳以上の成人で，入眠障害もしくは睡眠維持障害の不眠症が最低でも6か月以上持続している。入眠障害は入眠までに30分以上かかるのが週3晩以上あると定義され，睡眠維持障害は入眠後，少なくとも30分以上，途中で覚醒してしまうことが週3晩以上あると定義された。この試験に参加するためには，さらに日中の易疲労感などの症状があることが必要であった。

　試験参加者は医師への周知や新聞広告などで募集された。ボランティアには，睡眠専門医，臨床心理士と医師による徹底的なスクリーニング評価がなされ，試験参加者が絞り込まれた。結果として，集まったボランティアの半分以下が試験対象となった。

研究除外対象：不眠症がその他の疾患や薬剤による患者，睡眠時無呼吸の患者，

定期的に睡眠薬を服用している患者，重度の精神疾患がある患者，介護老人福祉施設などの施設に入所している患者や認知症がある患者。

被験者数：78人

研究概要：

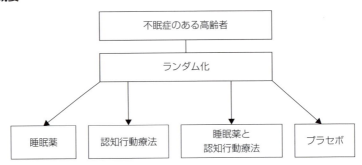

図 45.1　臨床試験デザインの要約

介入内容：認知行動療法に割り付けられた患者は，臨床心理士による週1回，90分間のグループ・セッションを8週間受けた。この療法中はベッドで睡眠をとるための時間の割合を増やすため，ベッドで過ごす時間を制限された。さらに，寝室は寝るためだけに使用し，15〜20分入眠することができなかった場合には寝室から退室するように指導された。最後に，認知行動療法のセッションでは，睡眠にまつわる正しくない四方山話（たとえば，すべての人が8時間睡眠をとらなくてはならないなど）に触れながら，睡眠衛生に関してや，睡眠のパターンが正常な加齢とともにどのように変化するかなどを解説した。

　薬物療法に割り付けられた患者は，temazepamを就寝1時間前に服用するように指導された。患者は精神科医の診察を毎週受けて薬物療法に関して指導を受けた。temazepamの初期用量は7.5 mgであり，最高30 mgまで担当医の判断で漸増された。患者はtemazepamを週に2〜3回使用するように指導されたが，一応，毎晩服用しても薬が足りるように与えられた。

　認知行動療法と薬物療法の組み合わせに割り付けられた患者は上述の両方の治療を受けた。

　プラセボに割り付けられた患者は，temazepam群の投与スケジュールに合わせてプラセボの薬を投与された。

　治療終了時に，担当医により普段行っている治療が再開されたが，経過観察は24か月間継続された。

経過観察：24か月

エンドポイント：(1) 患者記録としての睡眠日記と睡眠ポリグラフ計による睡眠時間，(2) 睡眠障害指数（Sleep Impairment Index）のスコア（不眠症の臨床的重症度を評価する質問票で睡眠障害，日中の機能，睡眠障害による悩み，睡眠に関する全体的な満足度などをみている）

結果

- 63％の患者は混在型睡眠障害（入眠障害と睡眠維持障害の両方），28％の患者は睡眠維持障害のみ，そして，わずか6％の患者が入眠障害のみであった。
- 試験参加者における睡眠障害の平均持続期間は17年であり，77％の患者には睡眠薬の服薬歴があった。
- 治療遵守率はすべてのグループで高かった：認知行動療法群に割り付けられた患者は97％のセッションに参加し，薬物療法群に割り付けられた患者は就寝前，すべての夜の約75％服薬した。

試験の主要な結果のまとめ：
- 睡眠日記から読み取れる睡眠パターンは，プラセボと比較してすべての群で改善した（$P<0.05$）（表45.1 参照）。
- 睡眠ポリグラフ計による睡眠パターンはどの群も似たようなパターンを示したが，認知行動療法と薬物療法の組み合わせ群のみが，プラセボと比較して統計学的に有意な改善を示した（認知行動療法と薬物療法はそれぞれ単独では有意差を見いだせない改善を示した）。
- 認知行動療法と薬物療法の組み合わせは，認知行動療法と薬物療法のそれぞれ単独よりも効果的である傾向を示したが，統計学的有意差を示すことはできなかった。
- 認知行動療法と組み合わせ療法は，患者報告による睡眠障害指数のスコアの改善が，薬物療法のみよりも（$P=0.01$）もしくはプラセボのみよりも（$P=0.002$）大きかった。
- 薬物療法群よりも認知行動療法群のほうが，睡眠パターンの改善が24か月以降も持続した。

表 45.1　試験の主要結果のまとめ[a]

	認知行動療法群	薬物療法群	組み合わせ群	プラセボ群
治療開始前	322	340	290	331
治療開始後	352	384	332	351
24か月経過観察時	387	352	331	331

[a] これらのデータは，患者記録による睡眠日記から得られたものである。睡眠ポリグラフ計も同様のパターンを示した。

批判と制限事項：この研究は，研究プロトコルにとても従順な患者を注意深く選択して参加させている。この試験の結果は研究外では適用できないのでないだろうか。たとえば，「実際の臨床現場」では，この試験の患者のように，確実に認知行動療法のセッションに出席するようなことはないのではないだろうか。

この試験での認知行動療法では，臨床心理士と8回に及ぶセッションで治療を行った。このような治療はすべての臨床現場で用意するのは難しく，費用も高額になるだろう。

これは明らかな理由によるものではあるが，認知行動療法を受けた患者も治療医も盲検はされていない。盲検していないことにより，バイアスが生じた可能性はある。たとえば，認知行動療法に割り付けられた患者は，プラセボでなく「本当に」治療を受けているということがわかっているので，睡眠パターンについて改善を報告することが多くなるのではないだろうか。

この試験のサンプル数は小さい(78人)ので，この試験の検出力は3つの治療による効果の小さな差を検出するには不十分であった。

関連研究と有用情報：
- 不眠症に対して認知行動療法と薬物療法を比較した臨床試験では，若い成人でも高齢者でもこの試験と同様の結果を報告している[2-4]。
- 認知行動療法と，認知行動療法と薬物療法（ゾルピデム）の組み合わせ療法を比較している試験では，最初は組み合わせ療法のほうが認知行動療法のみよりもわずかに優れていることが示された。しかしながら，組み合わせ療法の患者のなかでも，最終的に薬物を漸減して中止した患者にいちばん有効性を認めた[5]。
- 多くの専門家が，慢性不眠症に対して認知行動療法単独もしくは（重症例で）認知行動療法と薬物療法の併用を第1選択として推奨する。もし，薬物が使用されたのであれば，数週間のみの使用にとどめるのが理想的である。

要点と結果による影響：認知行動療法，薬物療法，その組み合わせによる3つの治療群すべてにおいて，プラセボと比較して不眠症の改善を認めた。組み合わせ療

法は，最初最も効果的であるようにみえたが，結果として患者報告による症状は薬物療法のみよりも，組み合わせ療法もしくは認知行動療法のほうが大きく改善した。重要なこととして，認知行動療法が長期的な経過観察結果では最も効果的であったことが挙げられる。

> **臨床症例　高齢者における睡眠障害**
>
> **症例病歴：**
> 　76歳の女性があなたの外来を受診した。夫が突然亡くなり，2週間経つ。不眠を訴えており，何かできないか相談したいという。問診をさらに進めると，不眠症は数年前から存在しており，夫の突然死で急激に症状が悪くなったという。1週間以上も「全くといっていいほど」眠れておらず，日中は常に疲労感がありイライラするという。さらに，女性は悲しそうでもある。
> 　この試験の結果に基づき，あなたはこの女性の不眠症をどのように治療すべきか。
>
> **解答例：**
> 　この女性には慢性的な不眠症が存在しており，夫の死に伴い，急激に症状が悪くなっている。この急性症状がかなり生活の質を落としているため，ベンゾジアゼピンもしくはゾルピデムのような睡眠薬の処方は適切である。高齢者における薬物療法は，鎮静がかかりすぎてしまうような副作用が起きやすいこともあり，注意を要する。また，この患者の精神状態を注意深く観察することも重要であろう。悲しむことは普通であるが，高齢者はうつ病になりやすいことにも注意しなければならない。彼女には，このつらい時期には定期的に外来を受診するか，電話にて状況を相談することを提案してもよい。また，なるべく家族や友人と過ごすことを勧めるべきである。
> 　彼女の急性不眠症を治療するとともに，慢性不眠症に対して認知行動療法による治療も受けるべきである。具体的には，睡眠のときだけ寝室を使用し，入眠が難しいときには寝室から出て，睡眠衛生を改善し，ベッドで過ごす時間の制限を行うべきである。悲しみがだんだんなくなるまで介入を遅らせてもよいが，このような治療を行うことにより，最終的には薬物療法のみよりも持続した睡眠パターンの改善につながるであろう。

文献
1. Morin CM et al. Behavioral and pharmacological therapies for late-life insomnia: A randomized controlled trial. *JAMA*. 1999; 281 (11): 991-999.
2. Jacobs GD et al. Cognitive behavior therapy and pharmacotherapy for insomnia: a randomized controlled trial and direct comparison. *Arch Intern Med*. 2004; 164 (17):

1888-1896.
3. Sivertsen B et al. Cognitive behavioral therapy vs. zopiclone for treatment of chronic primary insomnia in older adults. *JAMA*. 2006; 295 (24): 2851-2858.
4. McClusky HY et al. Efficacy of behavioral vs. triazolam treatment in persistent sleep-onset insomnia. *Am J Psychiatry.* 1991; 148 (1): 121-126.
5. Morin CM et al. Cognitive behavioral therapy, singly and combined with medication, for persistent insomnia: a randomized controlled trial. *JAMA*. 2009; 301 (19): 2005.

SECTION 8

医療制度, 社会制度に基づいた診療

Systems-Based Practice

46 グループヘルスによるメディカルホームのデモンストレーション

The Group Health Medical Home Demonstration

> グループヘルスの経験からいえることは，プライマリ・ケアがメディカルホームという形で充実化すること，コストのコントロール，質の改善と患者と診療チームのニーズにより応えることができるようになることが期待されるということ，である。
>
> —— Reid et al.[1]

研究課題：プライマリ・ケア医による医療を，主治医による継続的なケアや，チームに基づいた統合的なケア，ケアに対するアクセスの改善などを強調したメディカルホーム・モデルの原則に基づいて再編成することで，医療の質が向上し，費用削減につながるのだろうか[1]。

研究資金提供：グループヘルス協同組合 (Group Health Cooperative) とグループヘルス・パーマネンテ・メディカル・グループ (Group Health Permanente medical group)

研究開始：2006 年

研究発表：2010 年

研究実施場所：ワシントン州シアトルにあるグループヘルス協同組合のクリニック

研究対象：シアトルのプライマリ・ケア内科診療所の患者と医師で，メディカルホーム・モデルに同調した診療改変を試験的に行ったもの。このクリニックは非営利団体であるグループヘルス協同組合が保有し運営している。このクリニックは約 9,200 人の成人患者を診療している。他のグループヘルスのクリニックはコントロール群となった。

被験者数：試験期間中にメディカルホーム・クリニックで継続的に診療を受けていた約 7,000 人の成人患者。コントロール群は約 20 万人の患者で，近隣にある 19

のグループヘルス・クリニックで参加した。

試験概要：メディカルホーム・クリニックと「規模，メディケア使用者数と指導安定性」でなるべく一致するようなコントロール群となる2つのクリニックとの間で，患者と医師の満足度を比較した。さらに，医療の質や利用，コストも，メディカルホーム・クリニックとコントロール群となった19のクリニックとの間で比較された。

表46.1　グループヘルス・クリニック改変のまとめ

一般的な変更
- 医師1人あたりの患者診療数を2,300から目標1,800へ減らす
- 患者1人あたりの診察時間を20分から30分へ増やす
- 医師は生産性によるインセンティブから免除される

IT (information technology)の変更
- 患者と医師のコミュニケーションには電子メールと電話が推奨された
- 患者はオンラインで検査値を確認して，リフィル処方箋を使用することが推奨された
- 患者は「受診後のまとめ」を電子カルテから読むことが可能で，それを推奨された

慢性疾患のマネジメント
- 診療医は持続的に電子レジストリ，定期検診のリマインダー，最良の診療に関する注意喚起を利用した
- 診療プランが慢性疾患を治療中の患者に与えられた
- 慢性疾患治療中の患者のためのセルフケアが，グループ訪問，行動変容プログラム，治療者の仲間によるワークショップなどを通じて広められた

受診準備
- 患者は相談したい内容を確認するため受診前に連絡を受けた
- 診療医は定期的に検査値，他科回しのカルテや患者に足りない診療などをレビューした

患者アウトリーチ
- 患者はすべての入院，救急外来受診，時間外診療後のフォローアップを受けた
- 患者は足りない診療などが発見された場合に連絡を受けた
- 患者は投薬管理と検査値異常の連絡を受けた

患者マネジメントの変更
- 患者から受けた電話はすべて診療チームに転送された
- チームのパフォーマンスは常に追跡され，チーム打ち合わせのときにシステマチックに問題点が討議された

介入内容：メディカルホームへの再構築の原則は，国の専門家と，グループヘルスに属する医師やスタッフ，患者，研究者が行ってきた2つのワークショップにより得られたアイディアにより作成された。再構築に当たり，診療スタッフは，リーダーとなる医師，医療助手，准看護師，医師助手（フィジシャン・アシスタント）もしくはナース・プラクティショナー，看護師と臨床薬剤師から構成される診療チームに組織化された。診療チームは毎日「打ち合わせ」を行い，患者の診療の計画や調整，問題解決に当たった。

経過観察：2年

エンドポイント：患者調査により評価された患者満足度；医師や診療スタッフへの調査により評価された診療者の燃え尽き度；HEDIS(Healthcare Effectiveness Information Set)による22項目で評価される診療の質のスコア；医療資源の利用とコスト

結果

患者の診療経験：
- 試験期間中，メディカルホーム・クリニックにて診療を受けていた患者のほうが，コントロール・クリニックで診療を受けている患者よりも，わずかながらもよい診療経験をしたと感じていた。
- たとえば，診療調整の調査スコア(100点満点のスケール)は，メディカルホーム・クリニックでは80.7点から83.9点に増えていたが，コントロール・クリニックでは77.4点から78.9点に増えていた。

診療者の燃え尽き度：
- ベースラインでは，診療者に対する調査でのスコアはメディカルホーム・クリニックとコントロール・クリニックで差はなかった。
- 2年の試験期間の終了時には，感情的疲弊スコアと非人格化スコアはメディカルホームのほうがコントロール・クリニックよりも有意によかったが，個人的達成感のスコアは差がなかった。

診療の質：
- メディカルホーム・クリニックを受診した平均的な患者のHEDIS評価は試験前に68.7%であったが，試験終了時には75.9%となっていた。
- コントロール・クリニックを受診した平均的な患者のHEDIS評価は試験前に64.3%であったが，試験終了時には70.3%となっていた。
- メディカルホーム・クリニックは，コントロール・クリニックと比べて1.3%ポイント改善が大きかった($P<0.05$)。

医療資源の利用とコスト：
- メディカルホーム・クリニックの患者は，コントロール・クリニックよりも6%ほど受診が少なかったが，電子メールや電話での相談が多かった。
- メディカルホーム・クリニックの患者のほうが，救急外来や時間外診療受診がコントロール・クリニックよりも29%少なかった。

- 全入院はメディカルホーム・クリニックの患者で6%少なかった。
- 推測全費用は，1か月あたりメディカルホーム・クリニックの患者のほうが10.30米ドル安かったが，統計学的有意差はなかった（$P=0.08$）。
- 研究者らがメディカルホームを実現するためにスタッフを募集して採用するのに費やした1米ドルは，グループヘルスとして1.50米ドルとなって返ってきた計算である，としている〔この推測には，以前から導入されていたシステム全体の改良にかかった他の諸経費やITでかかった費用などは含まれていない〕。

批判と制限事項： これはランダム化比較試験ではなかったため，交絡因子が試験結果に影響を与えた可能性がある。たとえば，研究者らはメディカルホームとコントロール・クリニックの差を調整しようとはしたものの，メディカルホームで得られた医療資源の利用率やコストの低下は改変を加えたことにより得られたものではなく，メディカルホームにより健康的な患者層が集まり，より熱意のあるスタッフが働くことによる結果の可能性がある。さらに，調査票を完成させたのは一部の患者や医療スタッフであり，調査票を完成させる意志のある者の意見のみが反映されている可能性がある。

要点と結果による影響： 前述のとおり，欠点はあるが，グループヘルスによるメディカルホームは，プライマリ・ケアに対する投資により医療ケアの質が改善し，コストを削減できるかもしれないことを示した。さらに，グループヘルスにより導入された改変により，患者とともにスタッフの満足度までもが向上したと考えられる。

臨床症例　グループヘルスによるメディカルホームのデモンストレーション

症例病歴：

　国家医療改革に対応するため，プライマリ・ケア内科クリニックは，メディカルホームという形に変わる計画がある。クリニックの患者には，すべての医師の電子メールアドレスが提供され，患者が電子メールで質問をした場合には24時間以内に返答が得られることを約束している。さらに，患者が希望すれば，その日のうちに予約をとれることも約束している。これらのサービスをサポートするために，クリニックは医師の給料を生産性に応じて支払うことによって，より効率よく働いてもらうことを計画している。

　グループヘルスによるメディカルホームのデモンストレーションについて読んだ後，あなたはこのプログラムがどのような影響を与えると思うか。

> **解答例：**
> グループヘルスによるメディカルホームのデモンストレーションにより，救急受診と入院率の減少がみられ，患者と医療スタッフの満足度も向上した。しかしながら，グループヘルスはメディカルホームへの改変のために多くの資源を投入した（たとえば，医師や他の医療スタッフを追加で雇用するなど）。メディカルホームを導入しようとして適切な資源を投入していない場合には，同じような好結果を得られていない。そのため，この件でみられるようなプログラムは成功しないのではないだろうか。

文献
1. Reid RJ et al. The Group Health medical home at year two: cost savings, higher patient satisfaction, and less burnout for providers. *Health Aff* (Millwood). 2010; 29 (5): 835-843.

47 退院時の医療連携を改善するためのプログラム
プロジェクト RED

A Program to Improve Care Coordination at Hospital Discharge

> プロジェクト RED による介入で，都心にある教育病院の一般内科病棟に入院していた患者が退院してから 30 日以内の（救急受診と再入院を合わせた）病院利用率を約 30%低下させることに成功した。
>
> —— Jack et al.[1]

研究課題：退院後の医療連携改善を行うことで救急受診率や再入院率を減らすことはできるのだろうか[1]。

研究資金提供：米国医療研究・品質調査機構 (Agency for Healthcare Research and Quality：AHRQ)，米国国立心肺血液研究所 (National Heart, Lung, and Blood Institute：NHLBI)，米国国立衛生研究所 (National Institutes of Health：NIH)

研究開始：2004 年

研究発表：2009 年

研究実施場所：マサチューセッツ州ボストンのボストンメディカルセンター

研究対象：都心にあり「多様な人種」を診療対象とする教育病院の一般内科病棟に入院した成人患者。

研究除外対象：家に電話がない患者，「研究の詳細や承諾を英語により得られない」患者，自殺企図があり観察下におかれている患者，視覚障害者・聴覚障害者。さらに自宅退院にならなかった患者（長期療養型病院への転院など）も除外された。

被験者数：749 人

研究概要：

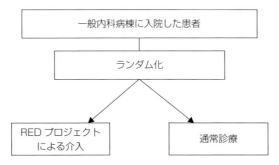

図 47.1　臨床試験デザインの要約

介入内容： プロジェクト RED(Reengineered Discharge：退院再設計) 群の患者は退院支援看護師が付き，以下のようなサービスと介助が入院中に提供された：

- 病状に関する教育
- 退院後の外来予約と計画立案
- 退院時の服薬指導と処方薬確認
- 退院後の問題点をどのように解決するか (たとえば，誰に相談すべきか，など) の教育

退院時には退院支援看護師は，なぜ入院が必要であったか，退院時処方，外来担当医の連絡先，退院後の予約と検査をまとめた退院計画書を手渡した。また，この退院計画書と退院サマリーを外来担当医に送付した。

退院 2〜4 日後，臨床薬剤師が患者に「退院計画の再確認，処方薬の総括と問題解決」のために電話した。

コントロール群の患者は，通常のケアを入院中と退院後に受けた。

経過観察： 30 日

エンドポイント： 一次アウトカム：退院から 30 日以内の救急受診と再入院。二次アウトカム：退院時診断名の患者理解；退院後にプライマリ・ケアの主治医を受診する患者の割合；「退院に向けた自己判断による準備状況」

結果

- プロジェクト RED 群の患者のうち，83%は退院計画書を手渡され，91%は退院から 24 時間以内にプライマリ・ケアの主治医に退院情報が送付された。

- 退院後，薬剤師はプロジェクト RED 群の 62% の患者に連絡をとることができ，そのうちの半数以上には「訂正が必要」であった処方薬の問題があった。
- プロジェクト RED 退院支援看護師は患者 1 人あたり推測で 87.5 分費やし，薬剤師は推定で 26 分費やした。
- プロジェクト RED 群はコントロール群と比べると，退院後の救急受診や再入院が少なかった（表 47.1 参照）。
- プロジェクト RED で救急受診や再入院を減らすことに最も効果的であった患者層は，過去 6 か月間に病院を最も利用した患者であった。
- まとめると，プロジェクト RED の介入により（主に，救急受診と再入院を減らすことによって）患者 1 人あたり平均 412 米ドルの医療費削減を達成した。しかしながら研究者らは，この医療費削減とプロジェクトを導入する経費が相殺されるかどうかはコメントしなかった。

表 47.1 試験の主要結果のまとめ[a]

アウトカム	コントロール群	プロジェクト RED 群	P 値
退院後の入院と救急受診の総数	0.451[a]	0.314[a]	0.009
救急受診	0.245[a]	0.165[a]	0.014
入院	0.207[a]	0.149[a]	0.090
退院時診断が理解できている	70%	79%	0.017
退院後にプライマリ・ケアの主治医を受診	44%	62%	<0.001
退院準備ができているとの自己報告	55%	65%	0.013

[a] ひと月あたり患者 1 人あたりの平均受診回数。

批判と制限事項：スタッフに限りがあり，退院支援看護師は 1 日あたり 2〜3 人しか試験に参加させることができなかった。また，週末や祝日によっては全く患者を試験に参加させることがなかった。

プロジェクト RED はさまざまな介入により構成されており（入院中の教育，退院計画と退院後の経過観察など），どの介入が効果的であったのか不明である。

プロジェクト RED は他の病院では効果的ではないかもしれない。たとえば，社会経済的地位の高い患者では，退院後計画などのそれほど支援は必要ないのではないだろうか。

関連研究と有用情報：

- 他の研究でも，退院時の医療連携プログラムにより，救急受診や再入院を減らす

ことができることが示されている[2,3)]。しかしながら，すべてのプログラムがうまく行っているわけではない[4-6)]。

要点と結果による影響： プロジェクトREDによるプログラムは，退院時の医療連携を改善することによって救急受診や再入院を大きく減らした。

臨床症例　　退院時の医療連携

症例病歴：
　一般市中病院が退院時の医療連携の改善を試みている。プロジェクトREDのようなプログラムを導入するために障壁となることは何か。

解答例：
　プロジェクトREDのようなプログラムの導入に障壁となる最も大きな問題は，おそらく経済的な問題である。このようなプログラムを運営するための資金がどこから出資されるべきか，不透明である。医療連携を改善しても病院の収益は増えない（逆に，救急受診や再入院が減ることにより減益となるかもしれない）。さらに，保険会社はプロジェクトREDのようなプログラムに対して補償はしない。
　米国のメディケアは現在，経済的インセンティブを再構築して，プロジェクトREDのようなプログラムを普及させて医療の質と効率を高めようとしている。たとえば，メディケアは再入院率が高い病院に対してペナルティーを科すことによって，退院時における医療連携の改善を普及させようとしている。

文献

1. Jack BW et al. A reengineered hospital discharge program to decrease rehospitalization. *Ann Intern Med.* 2009; 150: 178-187.
2. Coleman EA et al. The care transitions intervention: results of a random controlled trial. *Arch Intern Med.* 2006; 166: 1822-1828.
3. Naylor MD et al. Comprehensive discharge planning and home follow-up of hospitalized elders: a randomized clinical trial. *JAMA.* 1999; 281: 613-620.
4. Weinberger M et al. Does increased access to primary care reduce hospital readmissions? Veterans Affairs Cooperative Study Group on Primary Care and Hospital Readmission. *N Engl J Med.* 1996; 334: 1441-1447.
5. Shepperd S et al. Discharge planning from hospital to home. *Cochrane Database Syst Rev.* 2004: CD000313.
6. Hesselink G et al. Improving patient handovers from hospital to primary care: a systematic review. *Ann Intern Med.* 2012; 157 (6): 417.

48 集中治療室(ICU)における カテーテル関連血流感染を減らす
キーストーン・ICU プロジェクト

Reducing Catheter-Related Bloodstream Infections in the Intensive Care Unit

ミシガン州全体における医療安全介入の一環で，我々は 103 の ICU におけるカテーテル関連血流感染を減らすための簡単で安価な介入を導入した。介入開始から 3 か月間で，感染率の中央値はベースラインの 1,000 カテーテル日数あたり 2.7 例から 0 例まで減らすことができた。

—— Pronovost et al.[1]

研究課題：集中治療室 (intensive care unit：ICU) スタッフに 5 つの簡単な感染制御対策からなる医療安全介入を導入することにより，カテーテル関連血流感染の発生率を減らすことはできるのだろうか[1]。

研究資金提供：米国医療研究・品質調査機構 (Agency for Healthcare Research and Quality：AHRQ)

研究開始：2003 年

研究発表：2006 年

研究実施場所：ミシガン州にある 67 病院の 103 の ICU

研究対象：ミシガン州にある 67 病院の 103 の ICU に入院中の患者 (ミシガン州の ICU 病床の 85%に及ぶ)。ICU の種類としては，内科，外科，循環器，神経，外科外傷と 1 つの小児 ICU などが含まれていた。

研究除外対象：4 つの ICU からのデータは除外された。これらの施設は必要なデータを追跡せず，また，ある 1 つの ICU からのデータは他の ICU からのデータに含まれていたため重複していた。また，ミシガン州の 34 病院はこの研究に参加しないことを決めた。

研究概要：ミシガン・キーストーン・ICU プロジェクトの一環として，参加 ICU はスタッフ間のコミュニケーションを改善するための目標シートを日課としたり，安全の文化をスタッフ間に行き渡らせるプログラムを導入したり，カテーテル関連血流感染を減らすための介入などを含むいくつかの医療安全介入を導入した。この研究の解析はカテーテル関連血流感染を減らすことの介入に焦点を当てている。

参加 ICU の血流感染率が医療安全介入導入 3 か月前からモニターされ，導入から 18 か月間は引き続きモニターされた。

介入内容：医療安全介入を導入する準備として，おのおののICUに最低でも1人の医師と1人の看護師をチームリーダーに任命した。チームリーダーは「安全の科学」と介入の構成について，「研究スタッフによって運営される隔週ごとのカンファレンスコール，また，州全体の会議を年に2回行うことでトレーニングを受けた。チームリーダーは各病院の感染制御のスタッフと共同で医療安全介入の導入を行った。

医療安全介入では，血流感染予防のために5つのシンプルな方法を推進した：

- 手指衛生
- 中心静脈カテーテル挿入時に無菌のドレープを使用すること
- カテーテル挿入前にクロルヘキシジンで消毒すること
- できるだけ，鼠径部に中心静脈ラインを挿入することを避けること
- 不必要なカテーテルは抜去すること

これらの方法は以下のように推進されていった：

- 臨床医は血流感染の害について，また，感染を予防する方法をとることの重要性について教育された。
- それぞれの ICU には，中心静脈カテーテル挿入時に必要な物品を収めた専用のカートが用意された。
- 中心静脈カテーテルカートには，スタッフが予防法を遵守するようにチェックリストが収められ，臨床医は中心静脈ラインを確保した際にこのチェックリストをすべて確認するよう指導された。
- 毎日の ICU 回診で，チームは不必要なカテーテルの抜去について話し合った。
- 臨床医チームは担当患者における血流感染率のフィードバックを定期的に受けた。
- ICU のスタッフは予防法が遵守されずに中心静脈カテーテルを挿入しようとしている現場を目撃したら，挿入を中止できる権限を与えられた (すなわち，安全介入を遵守していない場合，看護師と他のスタッフにはいつでも医師を止めることのできる権限を与えられた)。

経過観察：18 か月

エンドポイント：安全介入の導入前後におけるカテーテル関連血流感染率の変化

結果

表48.1 キーストーン・ICUプロジェクトの主要結果のまとめ

時間	研究病院間における1,000カテーテル日数あたりの感染数の中央値[a]	研究病院間における1,000カテーテル日数あたりの感染数の範囲[b]	ベースラインの感染率と比較した場合のP値
ベースライン	2.7	0.6〜4.8	—
導入中	1.6	0.0〜4.4	≦0.05
導入後			
0〜3か月	0	0.0〜3.0	≦0.002
16〜18か月	0	0.0〜2.4	≦0.002

[a] カテーテル日数とは，研究対象のすべての患者に入っていたカテーテルの総日数のことである．たとえば，1人の患者にカテーテルが7日間入っていたら7カテーテル日数となる．
[b] 研究病院間での最も高い感染率と最も低い感染率．

- ICUの中心静脈キットの中にクロルヘキシジンを用意する病院は介入前19%であったが，介入後6週目には64%まで増加した．
- 試験期間中は平均感染率が持続的に減少していった．これは，試験期間を通じて安全介入が著効したことを示している（**表48.1**参照）．
- 安全介入は教育病院でも教育病院でなくとも効果的であった．また，200床以上の大病院でも200床未満の小さな病院でも効果があったが，小さな病院のほうが効果は若干高かった．

批判と制限事項：安全介入を導入しないコントロール群となるICUが置かれなかったため，他の因子でなく，安全介入そのものが感染率の低下に寄与したことを証明することはできない．しかしながら，同時期にとられた統計で，他の州では特に感染率の低下がみられなかったことにより，感染率の低下が安全介入以外で説明がつかないと反論することができるだろう．

　病院のスタッフがカテーテル関連血流感染の診断法を変更したため，感染報告数が減少した可能性はある．たとえば，病院スタッフは感染率がモニターされていることを知っているため，試験期間中はあえて感染を少なく報告していた可能性がある．しかしながら，感染率は「ICUのスタッフではない病院感染制御部のスタッフ」により「あらかじめ定められた基準で収集され報告されている」ため，研究者らは，この指摘はありえないと考えている．

　ICUのスタッフが予防介入の各方法をどの程度遵守していたかは不明であり，感

染率を低下させるためにどの方法が最も効果的であったかも不明である。たとえば，予防介入の方法のうち1つだけ，たとえば，クロルヘキシジンでの消毒などが著効して感染率の低下がみられていた可能性がある。

最後に，これらの介入を実施するに当たり，どのくらいの時間，努力と費用を費やさなければならないのかわからない。しかし，介入がシンプルで高価な器具や材料なども必要なかったため医療資源の消費はあまり大きくなかった，と考えられる。

関連研究と有用情報：
- 追跡解析の結果，ミシガン州におけるカテーテル関連血流感染の低下は，さらに18か月間持続したことが示されている（合計36か月間の追跡）[2]。
- 追跡解析の結果，安全介入を加えたことにより，ミシガン州メディケア患者におけるICUの全死亡率は周囲の州と比べて低下したことも示された[3]。
- 費用対効果解析をキーストン・ICUプロジェクト対象の6病院において実施したところ，介入により医療システムにおける費用の削減がみられたことが報告されている。介入により感染を1つ回避するたびに，平均で3,375米ドルかかる計算だが，カテーテル関連血流感染が1つ起きると，約12,000〜54,000米ドルの費用が治療にかかる[4]。
- キーストーン・ICUプロジェクトで使用されたモデルは，ロードアイランド[5]やハワイ[6]など他の州でも導入され成功している。
- チェックリストによるシンプルなプロトコルは，外科患者においても合併症を減らすためにとても効果的であった[7,8]。
- チェックリストによるシンプルなプロトコルを利用することにより，人工呼吸器関連肺炎など他の病院感染症も大きく減らせることが報告されている[9,10]。
- このような安全介入による成功が報告されているにもかかわらず，米国や他国の多くの病院はこの簡単な方法を導入していない。

要点と結果による影響： ICUのスタッフによる5つの簡単な感染制御法の導入により，カテーテル関連血流感染が著明に減少した。他の因子ではなく，この安全介入そのものが感染率の低下に寄与したかは言いきれないところもあるが，この研究はこの安全介入が幅広く多くの病院で導入されるべきである決定的なエビデンスを提示している。

> **臨床症例　ICUでカテーテル関連血流感染を減らす**
>
> **症例病歴：**
> あなたは市中病院の病院長である。あなたの病院には10床からなる小さなICUがある。この試験の結果に基づくと，あなたはこの研究で使用された感染制御プログラムを導入すべきだろうか。

解答例：

　この研究は，ICUのスタッフが5つのシンプルな感染制御法を含む安全介入を導入することで，カテーテル関連血流感染が大きく減ったことを示した。しかしながら，あなたの病院に同じようなプログラムを導入するには，スタッフが時間を割き，医療資源の投入が行われなければならない。さらに，研究対象となっていたミシガン州の病院のような効果が得られるかも不明である。

　病院長としてこのような投資に価値があるのか，それとも他に投資したほうがよいのか（たとえば，医療スタッフの増員など）判断しなければならない。この研究で使用された安全介入は比較的安価であり，害が大きいだけでなく治療にも多額の費用がかかるこの感染症を減らすには著効することがわかっているため，多くの専門家は投資の価値があると考えている。しかしながら，病院長としての最終判断はあなた次第である。

文献

1. Pronovost P et al. An intervention to decrease catheter-related bloodstream infections in the ICU. *N Engl J Med.* 2006; 355 (26): 2725-2732.
2. Pronovost PJ et al. Sustaining reductions in catheter related bloodstream infections in Michigan intensive care units: observational study. *BMJ.* 2010; 340: c309.
3. Lipitz-Snyderman A et al. Impact of a statewide intensive care unit quality improvement initiative on hospital mortality and length of stay: retrospective comparative analysis. *BMJ.* 2011; 342: d219.
4. Waters HR et al. The business case for quality: economic analysis of the Michigan Keystone Patient Safety Program in ICUs. *Am J Med Qual.* 2011; 26 (5): 333-339.
5. DePalo VA et al. The Rhode Island ICU collaborative: a model for reducing central line-associated bloodstream infection and ventilator-associated pneumonia statewide. *Qual Saf Health Care.* 2010; 19 (6): 555-561.
6. Lin DM et al. Eradicating central line-associated bloodstream infections statewide: The Hawaii experience. *Am J Med Qual.* 2012; 27 (2): 124-129. Epub 2011 Sep 14.
7. Haynes AB et al. A surgical safety checklist to reduce morbidity and mortality in a global population. *N Engl J Med.* 2009; 360: 491-499.
8. de Vries EN et al. Effect of a comprehensive surgical safety system on patient outcomes. *N Engl J Med.* 2010 363; 20: 1928-1937.
9. Bouadma L et al. Long-term impact of a multifaceted prevention program on ventilator-associated pneumonia in a medical intensive care unit. *Clin Infect Dis.* 2010; 51 (10): 1115.
10. Berenholtz SM et al. Collaborative cohort study of an intervention to reduce ventilator-associated pneumonia in the intensive care unit. *Infect Control Hosp Epidemiol.* 2011; 32 (4): 305.

非小細胞肺がんに対する早期緩和医療

49

Early Palliative Care in Non-Small-Cell Lung Cancer

> 転移性非小細胞肺がんに対する標準的な腫瘍治療と早期緩和医療の統合は，約2か月間の生存延長につながり，臨床的に有意な生活と気分の質の向上が得られた。
>
> ―― Temel et al.[1]

研究課題：転移性非小細胞肺がん(non-small-cell lung cancer：NSCLC)の患者の生活の質(QOL)は，早期緩和医療により向上するのだろうか？ また，早期緩和医療による生存期間への影響は何か？[1]

研究資金提供：米国臨床腫瘍学会(American Society of Clinical Oncology)のCareer Development Awardと，2つのがん財団法人

研究開始：2006年

研究発表：2010年

研究実施場所：米国マサチューセッツ州ボストンのマサチューセッツ総合病院 (Massachusetts General Hospital)

研究対象：外来通院中の患者で転移性NSCLCを8週間以内に診断された患者。さらに患者は，米国東海岸がん臨床試験グループ(Eastern Cooperative Oncology Group：ECOG)のパフォーマンスステータス(performance status：PS)が0，1もしくは2(0＝無症状，1＝症状はあるが歩行可能，2＝症状があり1日のうちベッドで過ごす時間は＜50％)，である必要がある。

研究除外対象：すでに緩和医療を受けている患者

被験者数：151人

研究概要:

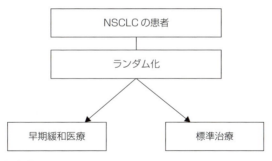

図49.1　臨床試験デザインの要約

介入内容：早期緩和医療群の患者は試験参加後3週間以内に緩和医療医もしくは看護師の診察を受け，その後は最低でも月に1回は診察を受けた。追加の緩和医療診察は必要に応じて行われた。緩和医療の診察は感情的症状と身体的症状に焦点を当てて評価を行い，診療の目標や医療連携の確立まで話し合われた。

標準治療群の患者は，患者，患者の家族もしくは腫瘍内科医が必要としたときのみ緩和医療の診察を受けた。

両群の患者とも研究期間中，標準的ながん治療を受けた。

経過観察：一次解析に12週，生存時間分析に1年

エンドポイント：一次アウトカム：生活の質スコアのベースラインから12週経過後までの変化。生活の質はFACT-L (Functional Assessment of Cancer Therapy-Lung)の項目の一部を使い評価された。評価項目には身体的健康感と機能的健康感 (functional well-being)が含まれ，「肺がんにみられる7つの特異的な症状」も合わせて評価された。二次アウトカム：抑うつ状態(Hospital Anxiety and Depression scale)とPHQ-9 (Patient Health Questionnaire-9)を用いて評価された；医療資源の利用；心肺蘇生を希望するかどうかの記録；そして生存期間

結果

- 早期緩和医療群の患者は平均4回の診察を受けた。
- 標準治療群の14％の患者は試験開始後12週間以内に緩和医療の診察を受けた。
- 早期緩和医療群のほうが標準治療群よりも，生活の質，抑うつ状態，生存期間延長において，好ましい結果が得られた(**表49.1**参照)。

表 49.1　試験の主要結果のまとめ

アウトカム	早期緩和医療群	標準治療群	P 値
生活の質スコアの変化 [a]	+2.3	−2.3	0.04
抑うつ症状 [b]	16%	38%	0.01
積極的な終末期医療 [c]	33%	54%	0.05
心肺蘇生に関する記録	53%	28%	0.05
生存期間の中央値	11.6 か月	8.9 か月	0.02

[a] スコアは 0〜84 までの範囲で,高いスコアは生活の質がよいことを示している。ベースラインでは,早期緩和医療群の平均値が 56.2 で,標準治療群が 55.3 であった。
[b] Hospital Anxiety and Depression Scale にて評価。抑うつ状態が PHQ-9 での評価も同様のパターンを示した。
[c] 研究者らは,死亡するまでの 14 日以内に化学療法で治療を受けていたら,もしくはホスピスの診療を受けなかったら,ホスピスに死亡する 3 日前以内に入所していたら,積極的な終末期医療を受けたと判断した。

批判と制限事項：早期緩和医療の効果が特定の介入から得られたものなのか,緩和医療チームからの追加診療時間とチームによる注意喚起により得られたものなのか,明確ではない。

関連研究と有用情報：
- 追跡の質的解析によると,介入群で行われた緩和医療は「症状とどう向き合うか,病気とのつき合い方,病気に対する理解を深める,予後についての理解」を強調していたことがわかった [2]。
- ENABLE II 試験では,進行がんに対して緩和医療介入で生活や気分の質が改善されるが,症状の重さや入院・救急受診は減らなかったことが示された [3]。事後解析にて介入には生存期間に有意な効果がないことが示された(緩和医療群の生存期間中央値は 14 か月だったのに対し,標準治療群は 8.5 か月,$P=0.14$) [3]。ENABLE II 試験はほとんど電話による介入であった。
- 早期緩和医療による介入が効果的であるとするデータが多く出てきたため,最近,米国臨床腫瘍学会は転移性がんで症状が重い患者に関しては早期緩和医療による介入を推奨している [4]。

要点と結果による影響：NSCLC 診断後の緩和医療コンサルテーションでは,生活の質向上や抑うつ症状の改善などの効果のみならず,生存期間延長も認められた。NSCLC やおそらくは他の進行がんに対する標準治療の一環として,早期緩和医療は導入されるべきである。

臨床症例　　早期緩和医療コンサルテーション

症例病歴：
　74歳の女性が転移性卵巣がんの診断を受けた。彼女はがんセンターにあるあなたの外来を2週間後に受診した。治療方針に関する説明のほかに，あなたは緩和医療への受診も勧めるべきだろうか。

解答例：
　この試験では，NSCLCの患者のみ対象であったが，進行がんの患者に対する緩和医療サービスが，生活の質の向上や，抑うつ症状の改善に効果的であることが示された。さらに，早期の緩和医療コンサルテーションにより生存期間延長も認められた。

　転移性卵巣がんは転移性NSCLCと同様，予後不良である：ステージⅢもしくはⅣの卵巣がんの5年生存率は50%以下である。転移性卵巣がん患者における早期緩和医療による効果は，良質なデザインの臨床試験で評価はされていないが，この臨床試験の結果を考慮に入れると，おそらくは早期緩和医療による介入は効果的であろうことが予想される。そのため，彼女の感情的症状と身体的症状の管理や現実的な治療目標を設定することを手伝ってくれる緩和医療の専門家に紹介することは正しいことだろう（注意すべきは緩和医療がホスピスとは違うということだ。ホスピスは終末期を対象としており，目標は生存期間を延長することではなく，苦しみのないようにすることである。緩和医療は重篤な病気を抱え，生存期間を延長する，もしくは完治を目指すために頻回に治療を受けている患者に対して生活の質を改善することである）。

文献

1. Temel JS et al. Early palliative care for patients with metastatic non-small-cell lung cancer. *N Engl J Med*. 2010; 363 (8): 733-742.
2. Yoong J et al. Early palliative care in advanced lung cancer: a qualitative study. *JAMA Intern Med*. 2013; 173 (4): 283-290.
3. Bakitas et al. Effects of a palliative care intervention on clinical outcomes in patients with advanced cancer: the Project ENABLE II randomized controlled trial. *JAMA*. 2009; 302 (7): 741-749.
4. Smith TJ et al. American Society of Clinical Oncology provisional clinical opinion: the integration of palliative care into standard oncology care. *J Clin Oncol*. 2012; 30 (8): 880.

バルチモアでの直接服薬確認療法（DOT）による結核治療

50 Directly Observed Therapy for the Treatment of Tuberculosis in Baltimore

地域密着型の直接服薬確認療法（DOT）を導入してから，この研究が行われた他の大都市と比べて絶対的にも相対的にもバルチモアにおける結核の年間発生率は低下した。

—— Chaulk et al.[1]

研究課題：地域における結核の発生率を低下させるためには，直接服薬確認療法（directly observed therapy：DOT）は効果的なのだろうか[1]。

研究資金提供：公共に公開されているデータを使用しており，資金提供なしの解析である。

研究開始：1981 年

研究発表：1995 年

研究実施場所：米国メリーランド州バルチモア

研究対象：この研究は，1981 年にバルチモアに地域密着型の DOT プログラムを導入した後の結核発生率の動向を 11 年間追跡して評価したものである。結核発生率の動向は，バルチモアと，発生率が高いが DOT プログラムが導入されていない米国の 5 つの都市（マイアミ，サンフランシスコ，ニューアーク，アトランタ，ワシントン DC）と比較された。

さらに結核発生率は，バルチモアと，結核発生率の高い米国 19 都市とが比較された。19 都市のなかには，すでに DOT プログラムが始まっていた都市もあったが，バルチモアのプログラムと比べると包括的ではなかった[2]。

介入内容：1981 年にバルチモア保健局は，結核の新規診断患者に DOT プログラム参加を勧める街全体での取り組みを開始した。参加した患者にはケースマネジメ

ントチーム（1チームあたり25～35人）が割り当てられ，治療薬に対するDOTが行われた。退院前にチームのメンバー（保健師）が患者に会い，プログラムのこと，また，患者の役に立ちそうな他の公共サービスに参加させるためにその説明を行った。患者にはDOTをいくつかの場所（自宅，職場，学校や近くのクリニックなど）で行う選択肢が与えられた。約90％の患者が自分の属する地域（自宅など）でDOTを行うことを選択した。

プログラムの一環として，患者は標準的な抗結核薬を服用した。この治療薬は無料で提供され，治療開始から15～60日間は週に5回服薬し，残りの期間は週に2回服薬した。予約をいつも守れない患者については，ケースマネジメントチームがその理由を問いただした。

DOTプログラムに参加しないといった患者はかかりつけ医により治療を受けた。

経過観察：11年

エンドポイント：結核発生率，3か月後の喀痰陰転率（すなわち，喀痰培養で陽性となった患者に対して3か月治療後の培養陰性の割合），治療完遂率

結果

- プログラム開始から3年で，バルチモアの結核患者の54％がDOTプログラムに参加し，11年目には76％が参加した。
- DOTを行うことに同意した患者は参加しなかった患者と比べて3か月後の喀痰陰転率が高かった。たとえば，研究の最後の年には，喀痰陰転率はDOT患者で86.8％であったのに対して，かかりつけ医から治療を受けた患者では38.5％であった。
- 3か月後の喀痰陰転率は，バルチモア（DOTに参加した患者も参加しなかった患者も含めて76.1％）のほうが，包括的なDOTプログラムがなかった比較対象5つの都市よりも高かった。
- 治療完遂率は，バルチモア（DOTに参加した患者も参加しなかった患者も含めて78.1％）のほうが，包括的なDOTプログラムがなかった比較対象の5つ都市〔サンフランシスコ（84.6％）を除く〕よりも高かった。
- 試験期間中にバルチモアにおける結核発生率は大きく低下した（**表50.1**参照）。バルチモアは試験開始前，米国で6番目に結核発生率が高かったが，試験終了時には28番目になっていた。

表50.1　1981～1992年の結核発生率の動向[a]

グループ	1981年	1992年	パーセント変化[b]
バルチモア	35.6	17.2	−51.7%
発生率が最も高いが街全体でDOTプログラムが導入されていない米国5都市	52.4	53.5	+2.1%
結核発生率が最も高い米国20都市[c]	34.1	33.6	+1.8%[d]

[a] 発生率は100,000人あたり。
[b] 統計学的検査は報告されていない。
[c] バルチモア，および結核発生率が最も高い米国のその他の19都市。
[d] バルチモアを除く，結核発生率が最も高い米国のその他の19都市。

批判と制限事項： バルチモアで結核発生率が低下したのは，DOTプログラムではなく，他の因子からである可能性はある。たとえば，バルチモアへの移民率が他の都市よりも低ければ，これがバルチモアにおける結核発生の低下の理由になる。しかしながら，研究者の解析では，他の因子〔たとえば，後天性免疫不全症候群（acquired immunodeficiency syndrome：AIDS），移民，貧困や失業率〕がバルチモアの結核発生の低下の因子となったことは示唆されていない。

関連研究と有用情報：
- DOTプログラムを導入することで結核の患者が最も効果的に治療され，そのために他者への感染が減ったことにより結核発生率が低下したのであろう。
- 他のDOTプログラムでは，街全体でのプログラムも，治療失敗するリスクが高い患者に絞ったプログラムも高い効果を示している[3]。さらに，DOTは薬剤耐性結核の発生率を低下させていることを報告している研究もある[4]。
- バルチモアでの経験に基づきさまざまな解析を行った結果，DOTプログラムにはかなりの費用がかかるが，費用対効果に優れていることを示した[5-7]。DOTプログラムは結核発生率の低下（すなわち，治療を必要とする患者が減る）と，治療成功率の高さ（再治療の必要が少なくなる），多剤耐性結核菌の減少（治療に莫大な費用がかかる）により医療費を削減することができている。
- バルチモアにおけるDOTプログラムの一環として，結核患者への濃厚接触者とツベルクリン反応が陽性になった者も結核予防薬のDOT（たとえば，6～12か月間のイソニアジド服用による予防）を受けることができた。試験期間中の結核発生率の低下がDOTプログラム中のこの介入によるものである可能性はある。
- 米国疾病管理センター（Centers for Disease Control：CDC）と米国胸部学会（American Thoracic Society）では，結核の患者全員にDOTを勧めるように推奨されている[8]。

要点と結果による影響： バルチモアの街全体に地域密着型の DOT プログラムを導入することにより，結核治療コンプライアンスが改善し，治療成功率（喀痰培養陰転率により定義）が向上した。導入後，バルチモアにおける結核発生率は激減し，比較対象となった都市では結核発生率は微増していた。バルチモアにおける結核発生率の低下が DOT プログラムとは関係ない可能性もあるが，どうやら地域密着型 DOT は結核の罹患率を減少させるようである。

臨床症例　結核の治療に対する直接服薬確認法（DOT）

症例病歴：

あなたは州の保健福祉長官である。あなたの州での結核発生率は米国平均よりも少しだけ高い。あなたはバルチモアにおける結核患者への DOT の成功に感銘を受けている。しかしながら，予算削減のなか，医療費は限られている。あなたの州で結核患者の治療に DOT を導入する投資をすべきか。

解答例：

バルチモアにおける研究やその他の研究でも，DOT が住民における結核発生率を低下させることが示唆されている。DOT を導入することは服薬を直接確認するためのケースマネジャーなどを割り付けなければならないため，経費がかかる。しかしながら，長期的にみると，DOT は，結核発生率の低下（治療が必要な患者数の低下につながる），治療成功率の向上（再治療の必要性の減少につながる）や，おそらくは多剤耐性結核菌の減少（治療に莫大な費用がかかる）が期待できるため，費用対効果に優れていることが示唆されている。そのため，制限はあるかもしれないが，医療費を使用できるのであれば，あなたの州の患者すべてに，それが難しければ少なくとも服薬コンプライアンスが悪くなるリスクのある患者に対して，DOT を勧めることができるようにすべきである。

文献

1. Chaulk CP et al. Eleven years of community-based directly observed therapy for tuberculosis. *JAMA*. 1995; 274: 945-951.
2. Chaulk CP, Kajandjian VA. Directly observed therapy for treatment completion of pulmonary tuberculosis: Consensus Statement of the Public Health Tuberculosis Guidelines Panel. *JAMA*. 1998; 279 (12): 943-948.
3. Hill AR et al. Effectiveness of directly observed therapy (DOT) for tuberculosis: a review of multinational experience reported in 1990-2000. *Medicine* (Baltimore) 2002; 81: 179.
4. Weis SE et al. The effect of directly observed therapy on the rates of drug resistance and relapse in tuberculosis. *N Engl J Med*. 1994; 330 (17): 1179.
5. Chaulk CP et al. Modeling the epidemiology and economics of directly observed therapy

in Baltimore. *Int J Tuberc Lung Dis.* 2000; 4 (3): 201-207.
6. Moore RD et al. Cost-effectiveness of directly observed vs. self-administered therapy for tuberculosis. *Am J Respir Crit Care Med.* 1996; 154 (4 Pt 1): 1013-1019.
7. Burman WJ et al. A cost-effectiveness analysis of directly observed therapy vs self-administered therapy for treatment of tuberculosis. *Chest.* 1997; 112 (1): 63-70.
8. Treatment of tuberculosis. American Thoracic Society, CDC, Infectious Diseases Society of America. *MMWR Recomm Rep.* 2003; 52 (RR-11): 1.

付録 臨床研究に関する質問
Study Questions

(1) 糖尿病予防プログラム(Diabetes Prevention Program)が示したことは：
   (a) メトホルミンと生活習慣改善の両者とも，糖尿病発症を予防したり遅らせたりすることができる。
   (b) 生活習慣改善とメトホルミンは微小血管疾患などの糖尿病関連合併症を防ぐことができる。
   (c) 糖尿病発症を3年間で1人予防するためには，約7人にメトホルミンによる治療をするか，約14人に生活習慣改善強化プログラムによる介入をする必要がある。
   (d) 糖尿病発症を3年間で1人予防するためには，約7人に生活習慣改善強化プログラムによる介入をするか，14人にメトホルミンによる治療をする必要がある。

(2) 脂質，タンパク質，炭水化物の比率が違う4つの食事療法を評価した試験で明らかになったことは：
   (a) 低脂肪食は他の食事療法よりも効果的だった。
   (b) 低炭水化物食は他の食事療法よりも効果的だった。
   (c) 4つの食事療法すべてで，2年間で適度な体重減少を認めた。それぞれの群で有意な差は認められなかった。
   (d) 4つの食事療法のいずれも成功しなかった。

(3) Physician's Health Study と Women's Health Study の結果，アスピリンは：
   (a) いかにも健康そうな男性で心筋梗塞リスクのわずかな減少をもたらし，いかにも健康そうな女性で脳卒中リスクのわずかな減少をもたらす。また，男性と女性のいずれでも，出血リスクが減少する。
   (b) いかにも健康そうな男性で心筋梗塞リスクのわずかな増加をもたらし，いかにも健康そうな女性で脳卒中リスクのわずかな増加をもたらす。また，男性と女性のいずれでも，出血リスクが増加する。
   (c) いかにも健康そうな男性と女性で，心血管疾患リスクと出血リスクのいず

れにも影響しない。
- (d) いかにも健康そうな男性で心筋梗塞リスクのわずかな減少をもたらし，健康な女性で脳卒中リスクのわずかな減少をもたらす。また，男性と女性のいずれでも，出血リスクが増加する。

(4) Women's Health Initiative (WHI) で明らかになったことは：
- (a) ホルモン療法の全体的なリスクとベネフィットは互いに打ち消し合うものである。
- (b) すでに心疾患のある女性では，ホルモン併用療法により，心血管疾患罹患率の低下がみられる。
- (c) ランダム化比較試験は必ずしも正確ではない。
- (d) ホルモン併用療法のリスク（心血管疾患と乳がん）はベネフィット（骨折の減少）を上回る。さらに WHI は，新しい治療法を標準化するためには，観察研究よりもランダム化比較試験が重要であることを示した。

(5) European Randomized Study of Screening for Prostate Cancer (ERSPC) 試験で明らかになったことは，4年ごとに PSA 検査により前立腺がんをスクリーニングすることは：
- (a) 前立腺がんによる死亡をわずかに減少させるが，それに伴い前立腺がんの（実は不要な）診断と治療の大幅な増加がみられる。
- (b) 前立腺がんによる死亡の大幅な減少をもたらすが，前立腺がんの診断率には影響しない。
- (c) 前立腺がんの死亡率に影響しない。
- (d) あらゆる原因による死亡の減少をもたらす。

(6) マンモグラフィーによる乳がんスクリーニングのコクランレビューで明らかになったことは：
- (a) 10 年間でスクリーニングを受けた女性 2,000 人ごとに，1 人が寿命を延ばすことになり，10 人が不必要な乳がん治療を受けることになる。
- (b) 10 年間でスクリーニングを受けた女性 2,000 人ごとに，10 人が寿命を延ばすことになり，1 人が不必要な乳がん治療を受けることになる。
- (c) マンモグラフィーによるスクリーニングを行うことは明らかにあらゆる原因による死亡率に有効性を示す。
- (d) マンモグラフィーによるスクリーニングを行うことは，50 歳以上の女性よりも 40〜49 歳の女性でよりはるかに有効である。

(7) FUTURE II 試験で明らかになったことは，4 価のヒトパピローマウイルス (human pappilomavirus：HPV) ワクチンは 15〜26 歳の女性において：

(a) 浸潤性子宮頸がんの発症率の減少をもたらす。
(b) 子宮頸がんの前駆病変である高悪性度子宮頸部病変の絶対的減少をもたらす。
(c) すでに HPV-16 と HPV-18 に感染した患者のこれらのタイプの HPV による高悪性度子宮頸部病変の発症を防ぐ。
(d) 高悪性度子宮頸部病変を予防するのに有効でない。

(8) CAST 試験で明らかになったことは：
(a) 抗不整脈薬は心筋梗塞後の心臓死を予防するのに有効である。
(b) 抗不整脈薬である encainide，フレカイニド，moricizine は直近の心筋梗塞を起こした患者の心臓死を増加させた。
(c) 抗不整脈薬は心筋梗塞後の不整脈を抑制するのに有効でない。
(d) 試験は結論が出る前に，早期に中止された。

(9) ALLHAT 試験で明らかになったことは，chlorthalidone は：
(a) 高血圧の高リスク患者の第 1 選択薬としてアムロジピンとリシノプリルよりも劣っている。
(b) 高血圧の高リスク患者の第 1 選択薬としてはアムロジピンよりも優れているが，リシノプリルよりは劣る。
(c) 高血圧の高リスク患者の第 1 選択薬として，アムロジピンとリシノプリルと比べ，少なくとも同等の有効性があり，いくつかの点では優れている。
(d) 高血圧の高リスク患者の第 1 選択薬として，ヒドロクロロチアジドよりも優れている。

(10) JUPITER 試験で明らかになったことは：
(a) スタチン療法は CRP 値が上昇しており脂質値が基準値範囲内の健康人での心血管イベントを減少させない。
(b) スタチン療法は CRP 値が上昇しており脂質値が基準値範囲内の健康人での心血管イベントを減少させる。絶対ベネフィットは大きかった。つまり，1 つの心血管イベントを予防するのに治療されなければならないのはたった 10 人である。
(c) スタチン療法は CRP 値が上昇しており脂質値が基準値範囲内の健康人での心血管イベントを減少させるが，スタチン療法の絶対ベネフィットは小さかった。心血管イベントリスクを評価するために CRP 値が必要かどうかは不明のままである。
(d) CRP の測定により，スタチン療法が有効な患者を確実に見極めることができる。

(11) AFFIRM 試験で明らかになったことは：
  (a) リズムコントロール群で治療されている心房細動患者では，抗凝固療法をやめても安全であるということである．
  (b) 高齢者や心血管リスク因子がある患者で心房細動を治療する際，レートコントロールはリズムコントロールと比べ，少なくとも同等の有効性がある．
  (c) 高齢者や心血管リスク因子がある患者で心房細動を治療する際，リズムコントロールはレートコントロールよりも有効性がある．
  (d) 心血管リスク因子をもたない若い患者で心房細動を治療する際，レートコントロールはリズムコントロールと比べ，少なくとも同等の有効性がある．

(12) RACE II 試験で明らかになったことは：
  (a) 持続性心房細動のある患者の厳格なレートコントロール（安静時心拍数の目標値＜80 拍/分）は，緩いレートコントロール（安静時心拍数の目標値＜110 拍/分）よりも有効である．
  (b) 持続性心房細動のある患者の厳格なレートコントロール（安静時心拍数の目標値＜80 拍/分）は，緩いレートコントロール（安静時心拍数の目標値＜110 拍/分）よりも症状コントロールが良好で，心不全の発症が少ない．
  (c) 持続性心房細動のある患者の緩いレートコントロール（安静時心拍数の目標値＜110 拍/分）は，厳格なレートコントロール（安静時心拍数の目標値＜80 拍/分）に比べ，同等の有効性がある．
  (d) 心房細動のある大多数の患者には薬物療法は必要ない．

(13) MERIT-HF 試験が示したことは，慢性収縮性心不全のある患者において，メトプロロールの徐放性（放出制御性）製剤は：
  (a) 忍容性が悪く，効率に失神が発症した．
  (b) 死亡率を高め，入院を増やし，症状と QOL を悪化させた．
  (c) 死亡率を下げたが，入院を増やし，症状と QOL を悪化させた．
  (d) 死亡率を下げ，入院を予防し，症状と QOL を改善した．

(14) COURAGE 試験が示したことは，安定冠動脈疾患患者において：
  (a) 経皮的冠状動脈インターベンション（percutaneous coronary intervention：PCI）は，薬物療法に比べ死亡率を高める．
  (b) PCI は，薬物療法に比べ死亡率を下げる．
  (c) PCI と薬物療法は同様のアウトカムをもたらす．
  (d) 薬物療法は症状コントロールは良好だが，PCI のほうが死亡率が低い．

(15) UKPDS（United Kingdom Prospective Diabetes Study）試験は：
  (a) 食事療法は 2 型糖尿病患者の治療に薬物療法と同等の有効性があることを

示した。
- (b) ２型糖尿病患者において薬物療法により高血糖を治療することのベネフィットを決定的に示した最初の臨床研究であった。これらのベネフィットは試験終了後 10 年間持続していた。
- (c) メトホルミン，インスリン，スルホニル尿素薬は，２型糖尿病発症の予防に効果的であることを示した。
- (d) メトホルミンはインスリンやスルホニル尿素薬よりも低血糖発作や体重増加の原因となる可能性が高い。

(16) ACCORD 試験が示したことは，２型糖尿病患者におけるヘモグロビン (Hb) A1c の目標値を 6.0％にすることにより：
- (a) 目標値 7.0～7.9％に比べ死亡率が下がる。
- (b) 目標値 7.0～7.9％に比べ死亡率が上がる。
- (c) 目標値 7.0～7.9％に比べ低血糖発作が少なくなった。
- (d) 目標値 7.0～7.9％に比べ体重増加が少なくなった。

(17) A-HeFT (African American Heart Failure Trial) 試験が示したことは：
- (a) 白人と比べてアフリカ系米国人の心不全に，硝酸イソソルビドとヒドララジンの併用療法がより効果である。
- (b) アフリカ系米国人の NYHA クラスⅢまたはⅣで駆出分画率が低下している心不全患者において，硝酸イソソルビドとヒドララジンの併用は ACE 阻害薬と同等の効果がある。
- (c) アフリカ系米国人の NYHA クラスⅢまたはⅣで駆出分画率が低下している心不全患者において，硝酸イソソルビドとヒドララジンの併用は効果がない。
- (d) アフリカ系米国人の NYHA クラスⅢまたはⅣで駆出分画率が低下している心不全患者において，硝酸イソソルビドとヒドララジンの併用は標準的な心不全治療に追加された場合にアウトカムを改善する。

(18) HIV 患者の NA-ACCORD 試験が示したことは，無症候性 HIV 患者において，CD4 値が 351～500/mm^3 の場合と 500/mm^3 を超える場合に抗レトロウイルス薬療法を開始することは：
- (a) 効果がない。
- (b) 有益である。しかしながら，ランダム化比較試験ではないので，結論はつけられない。
- (c) 有益である。この大規模ランダム化比較試験は，抗レトロウイルス薬療法を開始する最適の時期を明確に示している。
- (d) 害になる。

(19) IDEAL試験が示したことは，適切な臨床マネジメントにより進行性慢性腎臓病患者は：
　(a) 透析導入が必要となる臨床徴候・症状が現れるまで，もしくは糸球体濾過量(glomerular filtration rate：GFR)が7.0 mL/分未満になるまで，透析導入を安全に遅らせることができる。
　(b) GFRが15.0 mL/分未満になった時に，透析を導入すべきである。
　(c) 透析が必要とされる臨床徴候・症状が現れたとしても，GFRが7.0 mL/分未満になるまでは，透析導入を安全に遅らせることができる。
　(d) できる限り，腹膜透析ではなく血液透析を受けるべきである。

(20) 早期目標指向型治療(Early Goal-directed therapy)の試験が示したことは：
　(a) 重症敗血症または敗血症性ショックの患者は，救急室に運ばれてすぐ(もし，これが難しければICUにおいて)に，積極的な循環動態のモニタリングとサポートにより，6時間もしくは循環動態が安定するまで管理すべきである。
　(b) 敗血症患者に対する積極的な循環動態のモニタリングとサポートは，患者が救急室に運ばれてから数時間は特に重要となる。
　(c) 重症敗血症または敗血症性ショックの患者に対する積極的な循環動態管理は効果がなく，おそらく害になる。
　(d) 重症敗血症または敗血症性ショックの患者はヘモグロビンを＞10.0 g/dLに保つために輸血を必要とする。

(21) TRICC試験が示したことは，重症患者の大部分にとって：
　(a) Hb＜7.0 g/dLに下がるまで赤血球輸血開始を待つほうが，Hb＜10.0 g/dLまで待つよりもアウトカムが悪くなる。
　(b) Hb＜7.0 g/dLに下がるまで赤血球輸血開始を待つことは，Hb＜10.0 g/dLまで待つことと少なくとも同等か，好ましいようである。
　(c) Hb＜6.0 g/dLに下がるまで赤血球輸血開始を待つことは，Hb＜10.0 g/dLまで待つことと少なくとも同等か，好ましいようである。
　(d) 赤血球輸血は全く必要ない。

(22) 重症患者への肺動脈カテーテルの試験が示したことは：
　(a) 肺動脈カテーテル留置は，カテーテルを留置しない標準的な治療に比べアウトカム改善をもたらさなかった。
　(b) 肺動脈カテーテル留置はICU入室期間や入院期間の短縮をもたらした。
　(c) 肺動脈カテーテル留置はカテーテルを留置しない標準的な治療よりも優れていた。
　(d) 多くの医師は，肺動脈カテーテルを留置しないことは非倫理的だと感じて

いる。このため，この試験は早期に打ち切られた。

(23) DIAMOND 試験が示したことは：
(a) ディスペプシア（胃腸症）を新たに発症した患者に対して，制酸薬から H_2 受容体拮抗薬，さらにプロトンポンプ阻害薬へのステップアップ療法はプロトンポンプ阻害薬から H_2 受容体拮抗薬，さらに制酸薬へとステップダウンする治療法と同等であった。ステップアップ療法のほうが費用対効果はより高かった。
(b) ディスペプシアを新たに発症した患者に対して，制酸薬から H_2 受容体拮抗薬，さらにプロトンポンプ阻害薬へのステップアップ療法はプロトンポンプ阻害薬から H_2 受容体拮抗薬，さらに制酸薬へとステップダウンする治療法よりも優れていた。しかしながら，ステップダウン療法のほうが費用対効果はより高かった。
(c) ディスペプシアを新たに発症した患者に対して，プロトンポンプ阻害薬から H_2 受容体拮抗薬，さらに制酸薬へとステップダウンする治療法は，制酸薬から H_2 受容体拮抗薬，さらにプロトンポンプ阻害薬へとステップアップする治療法よりも優れていた。ステップダウン療法のほうが費用効率もより高かった。
(d) ディスペプシアを新たに発症したすべての患者は治療開始の前にピロリ菌検査を受けるべきである。

(24) 非がん性慢性疼痛へのオピオイド使用を評価する試験が示したことは，経口モルヒネ徐放剤は 11 週間治療することにより：
(a) 心理的・機能的なアウトカムの改善はもたらさない。
(b) 疼痛のわずかな減少をもたらすが，心理的・機能的なアウトカムの明らかな改善はもたらさない。モルヒネ群では消化器症状とめまいの発生率が低かった。
(c) 薬物依存の発生率が高かった。
(d) 疼痛のわずかな減少をもたらすが，心理的・機能的なアウトカムの明らかな改善はもたらさない。モルヒネ群では消化器症状とめまいの発生率が高かった。

(25) POISE 試験が示したことは，β遮断薬を飲んでいない患者における周術期のメトプロロール徐放剤の投与開始は：
(a) 心筋梗塞や脳卒中のリスクと全死亡率を低くする。
(b) 心筋梗塞のリスクを低くするが，臨床的に意義のある徐脈と低血圧をもたらし，脳卒中のリスクと全死亡率を高くする。
(c) 脳卒中のリスクを低くするが，臨床的に意義のある徐脈と低血圧をもたら

し，心筋梗塞のリスクを高くする。
(d) 心筋梗塞や脳卒中のリスクと全死亡率を高くする。

(26) SYNTAX 試験が示したことは，三枝病変または左主冠動脈病変の患者では：
(a) 冠動脈バイパス術（coronary artery bypass grafting：CABG）と経皮的冠動脈インターベンション（percutaneous coronary intervention：PCI）は，メジャーな心血管と脳血管イベントの発生率が同等であったが，PCI のほうが脳卒中の発生率は低かったようである。
(b) CABG は PCI に比べメジャーな心血管と脳血管イベントの発生率が高かった。この差の多くは，CABG の患者のほうが再血行再建術を要する患者が多かったことから発生しているが，CABG では脳卒中の発生率が低いようだった。
(c) CABG は PCI に比べメジャーな心血管と脳血管イベントの発生率が低かった。この差の多くは，CABG の患者のほうが再血行再建術を要する患者が少なかったことから発生しているが，PCI では脳卒中の発生率が低いようだった。
(d) CABG と PCI は両者とも，最適な薬物療法に劣っている。

(27) ACST 試験が示したことは，無症候性頸動脈狭窄症の患者では：
(a) 薬物療法よりも手術のほうが明らかに好ましい。
(b) 頸動脈内膜摘除術には 3％の周術期リスクがあるが，術後数年が経過すると手術を受けた患者のほうが脳卒中の発生率が低い。
(c) 薬物療法は明らかに手術よりも好ましい。
(d) 頸動脈内膜摘除術の周術期リスクはごくわずかである。

(28) 変形性膝関節症に対する膝関節鏡視下手術の臨床試験が示したことは：
(a) 手術は，理学療法と個別化された運動療法，鎮痛薬によるマネジメントよりも優れている。
(b) キャッチングやロッキングなどの機械的症状のある患者にのみ，手術のベネフィットがある。
(c) 手術は，理学療法と個別化された運動療法，鎮痛薬によるマネジメントに比べ，有意なベネフィットはない。
(d) 手術介入を評価する臨床試験ほとんどが信頼できない。

(29) 慢性腰痛のある患者に対する MRC 脊椎固定術試験が示したことは：
(a) 手術による疼痛管理は非手術療法よりも劣る。慢性腰痛の患者は絶対に手術を受けるべきではない。
(b) 手術による疼痛管理は非手術療法よりもわずかに改善するかもしれない

が，患者の大部分は手術しなくてもかなり改善する．慢性腰痛のある患者に対する手術の適切な役割はまだ明らかになっていない．
- (c) 手術による疼痛管理は非手術療法よりも著しく良好であり，慢性腰痛のあるすべての患者は手術を受けるべきである．
- (d) 手術でも非手術療法でも，疼痛症状は時間とともに悪化する．

(30) 早期乳がんの女性に対する乳房切除術と乳房温存療法を比較した B-06 試験が示したことは，乳房全切除術は：
- (a) 乳房保存療法よりも生存率が良好であるが，美容的にはより問題がある．
- (b) 乳房保存療法と比べて無病生存率も全生存率も改善することはない．さらに，乳腺腫瘍摘出術後の乳房放射線照射は，乳腺腫瘍摘出術単独の場合と比べ，局所再発のリスクを低下させない．
- (c) 乳房保存療法と比べて生存率が低下する．
- (d) 乳房保存療法と比べて無病生存率も全生存率も改善することはない．乳腺腫瘍摘出術後の乳房放射線照射は，局所再発のリスクを低下させ，乳がん関連死亡率をわずかに低下させるが，ほかの原因による死亡率が上昇する分，乳がん関連死亡率の低下分が相殺されてしまう．

(31) スウェーデン肥満者(SOS)試験が示したことは：
- (a) 肥満治療手術は糖尿病の発生率を減らすが，死亡率には影響を及ぼさない．
- (b) 肥満治療手術は長期的な減量につながり，重度肥満者において，わずかではあるが全死亡率が低下することが確認される．
- (c) 肥満治療手術による致死的合併症率は 1％を超える．
- (d) 胃バイパス術(胃バンディング術や垂直バンディング胃形成術ではない)は長期的な減量につながり，重度肥満者において全死亡率が低下する．

(32) CMPPT 試験が示したことは，妊娠週数が 41 週以降の過期妊娠の女性において，陣痛誘発により：
- (a) 周産期死亡率と新生児罹患率は大幅かつ有意に低下する．
- (b) 周産期死亡率と新生児罹患率は大幅に上昇する．
- (c) 連続モニタリング群に比べ，帝王切開の手術率がわずかに上昇する．
- (d) 連続モニタリング群に比べ，帝王切開の手術率がわずかに低下する．

(33) 早期分娩の女性に対する出産前の糖質コルチコイド投与を評価した試験によると，出産前のベタメタゾンは：
- (a) 新生児の呼吸窮迫症候群と周産期死亡を予防するのに効果がない．
- (b) 新生児の呼吸窮迫症候群と周産期死亡を予防するのに効果がある．この治療は妊娠 32 週以前の早期分娩に対して，最低でも出産 24 時間前にベタ

メタゾンを投与された女性で最も効果がある。
- (c) 新生児の呼吸窮迫症候群と周産期死亡を予防するのに効果がある。この治療は妊娠32週以降の早期分娩において最も効果がある。
- (d) 新生児の呼吸窮迫症候群と周産期死亡を予防するのに効果がある。この治療は出産24時間以内にベタメタゾンを投与された場合に最も効果がある。

(34) 2歳未満の小児患者における急性中耳炎の迅速な抗菌薬治療群（アモキシシリン・クラブラン酸）とプラセボ群を比較した試験が示したことは：
- (a) 抗菌薬群のほうが症状改善が早期にみられ，治療終了時の臨床的治癒率もよかったが，副作用（下痢とおむつかぶれ）は多かった。
- (b) 治療効果には差がなかったが，抗菌薬関連副作用（下痢とおむつかぶれ）が多かった。
- (c) 抗菌薬群では症状改善が迅速で，副作用（下痢とおむつかぶれ）は少なかった。
- (d) 抗菌薬群では症状改善がゆっくりで，副作用（下痢とおむつかぶれ）が多かった。

(35) 中耳炎と持続性中耳滲出液の小児患者に対する早期鼓膜チューブ留置とチューブ留置を遅らせた治療を比較した試験が示したことは：
- (a) 早期チューブ留置を受けた子どものほうが，持続性中耳滲出液のある割合が少なく発達アウトカムがよかった。
- (b) 早期チューブ留置を受けた子どもは，持続性中耳滲出液のある割合は同じくらいで発達アウトカムは劣っていた。
- (c) 早期チューブ留置を受けた子どものほうが，持続性中耳滲出液のある割合が少なかったが，発達アウトカムは2群間で差がなかった。
- (d) この試験ではクロスオーバー（交差）の割合が多く，試験の結果は信頼できない。

(36) START試験が示したことは，毎日のブデソニド吸入は：
- (a) 最近発症した軽度持続性喘息のある小児と成人における重篤な喘息症状増悪には影響を及ぼさない。ブデソニドで治療された5～15歳までの小児は，3年間の研究期間で，わずかだがプラセボと比べて身長が低くなった。
- (b) 最近発症した軽度持続性喘息のある小児と成人における重篤な喘息症状増悪を減らした。ブデソニドで治療された5～15歳までの小児は，3年間の研究期間で，プラセボと比べて身長が低くなることはなかった。
- (c) 最近発症した軽度持続性喘息のある小児と成人における重篤な喘息症状増悪を減らした。ブデソニドで治療された5～15歳までの小児は，3年間の研究期間で，わずかだがプラセボと比べて身長が低くなった。

(d) 最近発症した軽度持続性喘息のある小児と成人における重篤な喘息症状増悪を増加させた。ブデソニドで治療された5〜15歳までの小児は，3年間の研究期間で，わずかだがプラセボと比べて身長が低くなった。

(37) MTA 試験が示したことは，注意欠陥多動性障害(attention-deficit / hyper-activity disorder：ADHD)をもつ小児に対して：
(a) 薬物療法による治療は行動療法単独よりも優れていた。しかしながら，薬物療法には副作用があるため，薬物療法を開始するかどうかは家族の希望を考慮すべきである。
(b) 薬物療法による治療は行動療法単独と同等の効果があった。
(c) 薬物療法単独ではなく，薬物療法と行動療法の組み合わせ療法は，コミュニティケアよりも優れていた。
(d) 行動療法は薬物療法よりも優れていた。

(38) デンマークにおいて，MMR(麻疹，ムンプス，風疹)ワクチン接種をした子どもとしなかった子どもを比較した大規模なコホート研究は：
(a) ワクチンと自閉症または自閉症スペクトラム障害との関連性を示すことはできなかった。さらに，ワクチン接種後にどの時点でも自閉症診断の集積(クラスタリング)は認められなかった。
(b) ワクチンと自閉症または自閉症スペクトラム障害との強い関連性を示した。ワクチン接種の6か月後に自閉症診断の集積が認められた。
(c) ワクチンと自閉症または自閉症スペクトラム障害との関連性を示すことはできなかったが，ワクチン接種の12か月後に自閉症診断の集積が認められた。
(d) ワクチン接種をした子どもとしなかった子どもの差を調整していなかったので，無効であった。

(39) 腰痛患者における腰椎のMRI検査を評価した試験が示したことは，(単純X線検査よりも)脊椎MRIは：
(a) 腰痛患者に安心感を与え，機能的改善のアウトカムをもたらした。
(b) 腰痛患者に安心感を与え，症状の早期改善をもたらすことで総医療費を減らす。
(c) 臨床的に重要な脊椎の解剖学的異常と偶発的所見とを区別し，手術すべき患者を正確に特定するのに非常に効果的である。
(d) 腰痛患者に安心感を与えるが，機能的改善のアウトカムをもたらさない。さらに，MRIで撮像しなければ発見されなかったであろう解剖学的異常をみつけてしまい，本当に必要かどうかわからない手術を行う可能性がある。

(40) DIAD 試験が示したことは：
  (a) 冠動脈疾患の症状のない無症候性糖尿病患者には，負荷試験によるスクリーニングは役に立たない。
  (b) 冠動脈疾患の症状のない無症候性糖尿病患者にはルーチンの冠動脈造影を行うべきである。
  (c) 冠動脈疾患の症状のない無症候性糖尿病患者において，負荷試験によるスクリーニングが陽性だった場合には，必ず冠動脈造影を行う必要がある。
  (d) 冠動脈疾患の症状のない無症候性糖尿病患者には，明らかに負荷試験によるスクリーニングのベネフィットがある。

(41) Christopher 試験が示したことは：
  (a) 臨床的基準〔修正版 Wells スコア (modified Wells criteria)〕，D-ダイマーと CT によるシンプルなプロトコルにより，臨床的に急性肺塞栓症が疑われる患者を安全かつ効率的に除外することができる。
  (b) 臨床的基準 (修正版 Wells スコア)，D-ダイマーと CT によるシンプルなプロトコルは，抗凝固療法を必要とする肺塞栓症の患者を同定するのに役に立たない。
  (c) 換気／血流シンチグラフィーは CT よりも肺塞栓症の診断に役に立つ。
  (d) 肺塞栓症の疑いのある患者はすべて，CT で評価しなければならない。

(42) 臨床的に重要な頭部外傷のリスクが非常に低い小児を同定する推測ルールを作成し評価することを目的とした臨床研究が示したことは：
  (a) 6 つの推測因子のどれにも当てはまらない小児は外傷性脳損傷 (clinically important traumatic brain injuries : ci-TBI) のリスクが非常に低い (<0.05%) ため，たいてい頭部 CT 検査は必要ない。
  (b) 6 つの推測因子のどれにも当てはまらない小児でも外傷性脳損傷 (ci-TBI) のリスクがかなりあるため，CT 検査が必要である。
  (c) 推測ルールに従い管理された小児は，通常のケアに従い管理された小児よりもアウトカムがよい。
  (d) 推測ルールに従い管理された小児は，通常のケアに従い管理された小児と同等のアウトカムである。

(43) ECASS III 試験が示したことは，急性虚血性脳卒中患者において，アルテプラーゼを用いた血栓溶解療法は：
  (a) 発症後 4.5 時間 (もしくは 6 時間) までならば有効であるが，いちばんよいアウトカムが出たのは 1.5 時間以内に治療を受けた患者である。
  (b) 発症後 3〜4.5 時間では無効である。
  (c) 発症後 3 時間以内よりも発症後 3〜4.5 時間のほうがより有効である。

(d) 発症後6時間までならば有効であるが，いちばんよいアウトカムが出たのは1.5時間以内に治療を受けた患者である．

(44) プライマリ・ケア医によるうつ病の治療を評価した試験が示したことは：
(a) 精神療法による初期治療は薬物療法（ノルトリプチリン）による初期治療よりも優れている．
(b) 初期治療として薬物療法（ノルトリプチリン）でも精神療法でも同等の有効性を認めるが，症状の改善は薬物療法のほうがわずかに早かった．
(c) 薬物療法による初期治療（ノルトリプチリン）は精神療法による初期治療よりも優れている．
(d) 精神療法と薬物療法（ノルトリプチリン）はいずれも有効ではなかった．

(45) 高齢者の不眠症に対する治療を比較している試験によると，認知行動療法，薬物療法，認知行動療法と薬物療法の組み合わせ療法は：
(a) すべて，短期的にも長期的にも同等に有効である．
(b) すべてプラセボと比較して不眠症の症状を改善する．しかしながら，長期的には，薬物療法のアウトカムがいちばんよいようだ．
(c) プラセボと比較して不眠症の症状を改善しない．
(d) すべてプラセボと比較して不眠症の症状を改善する．しかしながら，長期的には，認知行動療法のアウトカムがいちばんよいようだ．

(46) グループヘルスによるメディカルホームのデモンストレーションが示したことは：
(a) プライマリ・ケアに対する投資により医療ケアの質が改善し，コストを削減できるかもしれない．
(b) メディカルホーム・モデルは他のプライマリ・ケア・モデルと比較してすべての実際の臨床現場において優れている．
(c) 慢性疾患患者に焦点を合わせることにより，医療費を大幅に削減できる．
(d) メディカルホーム・モデルは医療の質を改善する可能性があるが，スタッフの満足度の低下をもたらす可能性がある．

(47) プロジェクトREDが示したことは，退院時の医療連携は：
(a) 退院後の救急受診や再入院を大幅に減らすことができる．
(b) 退院後の救急受診や再入院に何の影響も及ぼさない．
(c) 退院後に患者がプライマリ・ケアの主治医を経過観察のために受診する機会を増やすだろうが，救急受診や再入院に何の影響も及ぼさない．
(d) 退院後に患者がプライマリ・ケアの主治医を経過観察のために受診する機会を減らす．

(48) キーストーン・ICU プロジェクトが示したことは，ICU のスタッフによる 5 つの簡単な感染制御法などの安全介入の導入が：
(a) ICU スタッフに非常に不評であった。
(b) カテーテル関連血流感染に何の効果もなかった。
(c) カテーテル関連血流感染が著明な増加をもたらした。
(d) カテーテル関連血流感染が著明な減少をもたらした。

(49) 非小細胞肺がん (non-small-cell lung cancer：NSCLC) 患者における早期緩和医療試験が示したことは，NSCLC 診断の直後の緩和医療コンサルテーションは：
(a) 生活の質(QOL)や抑うつ症状は改善されるが，生存期間は短くなった。
(b) 生活の質や抑うつ症状の改善のみならず，生存期間延長も認められた。
(c) 生活の質や抑うつ症状改善に効果的ではなく，生存期間は短くなった。
(d) 生活の質や抑うつ症状改善に効果的ではないが，生存期間延長が認められた。

(50) バルチモアの結核患者に対する直接服薬確認療法(directly observed therapy：DOT) プログラムの試験が示したことは，地域密着型の DOT プログラムを街全体で導入したところ：
(a) 結核発生率は大きく低下した。同時期のコントロール群の他の都市では，発生率が若干上昇した。
(b) 結核発生率は変わらなかった。同時期のコントロール群の他の都市でも，発生率は変わらなかった。
(c) 結核発生率は大きく上昇した。同時期のコントロール群の他の都市では，発生率が低下した。
(d) 結核発生率は大きく低下した。同時期のコントロール群の他の都市でも，発生率が大きく低下しているので，結果を評価することは難しい。

解答

(1) d	(18) b	(35) c
(2) c	(19) a	(36) c
(3) d	(20) a	(37) a
(4) d	(21) b	(38) a
(5) a	(22) a	(39) d
(6) a	(23) a	(40) a
(7) b	(24) d	(41) a
(8) b	(25) b	(42) a
(9) c	(26) c	(43) a
(10) c	(27) b	(44) b
(11) b	(28) c	(45) d
(12) c	(29) b	(46) a
(13) d	(30) d	(47) a
(14) c	(31) b	(48) d
(15) b	(32) d	(49) b
(16) b	(33) b	(50) a
(17) d	(34) a	

索引

和文索引

あ
アスピリン　12, 15
アセトアミノフェン　114, 136
アトキンスダイエット　9
アフリカ系米国人　80
アミオダロン　126
アムロジピン　43, 44
アモキシシリン　169
アモキシシリン・クラブラン酸　166, 169
アルテプラーゼ　218
アンジオテンシン変換酵素（ACE）阻害薬　43, 60, 73, 80, 126
安静時心拍数　56
安定冠動脈疾患　65

い
育児ストレスインデックス（PSI／SF）　172
胃腸症　108
一過性脳虚血（TIA）　130
胃バイパス術　151
胃バンディング術　151
医療資源　238, 251
医療政策研究所のガイドライン　226
医療費　238
インスリン　71

う
ウェイトウォッチャー　10
ウェザビー・ヘルスケア蘇生学研究助成金　94
うつ病の初期治療　223

え
英国医学研究審議会（MRC）　70, 130, 139
エストロゲン　19
　——，結合型ウマ　18
　——‐プロゲスチン　17

炎症性関節炎　135

お
欧州連合（EU）　22
オキシトシン　157
オーニッシュ低脂肪食　10
オピオイド　113
オランダ心臓財団　56
オランダ保健研究開発機構（ZonMW）　108

か
外傷性脳損傷　212
過期妊娠　156
カテーテル関連血流感染　245
　——，集中治療室における　245
カナダ医学研究審議会　99, 113, 156
カナダ多施設過期妊娠試験（CMPPT）　156
　——の主要結果のまとめ　158
カナダ保健研究所　65, 135
カルシウム拮抗薬　43
カルベジロール　62
換気／血流シンチグラフィー（V̇/Q̇ スキャン）　207
冠血流予備量比（FFR）　67
関節鏡視下
　——洗浄　137
　——デブリードマン　137
冠動脈血行再建術　201
冠動脈疾患　18
　——スクリーニング　200
冠動脈バイパス術（CABG）　67, 125

き
気管支拡張薬　178
キーストーン・ICU プロジェクト　245
　——の主要結果のまとめ　247
喫煙　42
急性虚血性脳卒中　218
急性呼吸促迫症候群（ARDS）　104
急性肺塞栓症　204

吸入ステロイド薬　176
強化リハビリテーションプログラム　139
金属ステント(BMS)　67

く

空腹時血糖　70
駆出分画率低下　38, 80
クラスタリング(集積)　188
グリセミック指数(GI)　7
グルコサミン　136
グループヘルス　236
　── 協同組合　236
　──・パーマネンテ・メディカル・グループ　236
クロルヘキシジン　246

け

経口モルヒネ投与　113
経直腸超音波(検査)　23
　── ガイド下　23
頸動脈内膜摘除術(CEA)　130
軽度持続性喘息　176
経皮的冠動脈インターベンション(PCI)　65, 125
結核治療　254
結合型ウマエストロゲン　18
血行再建術　67
血小板数　104
血清クレアチニン　70
血栓溶解　218
血糖管理
　── での強化療法　76
　── での保守的標準療法　76

こ

高感度C反応性タンパク(CRP)　47
高血圧　42
抗血小板薬　126
高血糖治療　70
高脂肪食　7
高タンパク食　7
行動療法　229
高比重リポタンパク(HDL)　42, 66
肛門がん　35
肛門上皮内腫瘍　35

高齢者の不眠症　229
抗レトロウイルス薬療法(ART)　84
股関節部骨折　18
呼吸窮迫症候群(RDS), 新生児の　161
国際抗ウイルス学会米国委員会(IAS-USA)が発表した2012年のガイドライン　87
国際腹膜透析学会(ISPD)　90
コクラン
　── 共同計画　27
　── レビュー　27
骨折の予防　17
コデイン　113
子どもの行動チェックリスト(CBCL)　172
混在型睡眠障害　231
コンピュータ断層撮影(CT)　204
　──, 頭部　210

さ

サイアザイド系利尿薬　42, 43
左室肥大　42
左主冠動脈病変　125
酸化アルミニウム　109
三枝病変　125

し

子宮頸がん, 侵襲性　33
子宮頸部上皮内腫瘍(CIN)　32, 33
糸球体濾過量(GFR)　90
子宮摘出術　17
持続性心房細動　56
持続性中耳炎　171
膝関節鏡視下手術　135
膝関節の大きな外傷　135
自閉症　187
死亡　18
シャトルウォーキングテスト　140
収縮性心不全　60
　── 治療　60
周術期
　── β遮断薬　120
　── 周術期のメトプロロール投与　120
重症患者
　── への赤血球輸血　99
　── への肺動脈カテーテル　104
重症冠動脈疾患　125

修正版 Wells スコア　204, 205
集積（クラスタリング）　188
集中治療室におけるカテーテル関連血流感染　245
出血性ショック　104
出血リスク　15
出生前連続モニタリング　156
受容言語　172
症候性慢性心不全　60
硝酸イソソルビド　80
小児急性中耳炎　166
小児持続性中耳炎　171
上皮内腺がん（AIS）　32, 33
上部消化管出血　12
食事療法　6, 70
ショック　104
　——, 出血性　104
　——, 心原性　104
徐放性メトプロロール　60
徐脈　120
心筋梗塞　12, 38, 42, 120, 150
　—— 後の抗不整脈薬　38
　——, 致死性　18
　——, 非致死性　18, 43
心血管イベント　15
心血管死　201
心血管疾患　15, 17
　—— の一次予防　12
心血管リスク因子　42
心原性ショック　104
人工呼吸器関連肺炎　248
心疾患, 致死性冠動脈性　43
心室期外
　—— 収縮　41
　—— 脱分極　38
心室頻拍　38
心室不整脈　38
侵襲性子宮頸がん　33
侵襲性乳がん　18, 145
陣痛誘発　158
心肺蘇生　251
心拍数　120
　—— 調節　51
心不全　60, 201
　—— 試験　80
　——, 症候性慢性　60
　——, 慢性収縮性　60
心房細動　56
　—— のレートコントロール　56
診療の質　238

す

水酸化マグネシウム　109
垂直バンディング胃形成術　151
睡眠維持障害　231
睡眠障害指数　231
スウェーデン研究評議会　150
スウェーデン肥満者（SOS）試験　150, 152
スタチン　126
ステント留置　125
スルホニル尿素薬　71

せ

生活習慣改善　2
　—— 強化プログラム　3
生活の質（QOL）
　—— スケール（Short Form-36）　136
　—— スコア　92
制酸薬　108
精神症状評価尺度（SCL-90）　116
精神療法　223
脊椎固定術　139
積極的な監視　25
喘息　120
選択的セロトニン再取り込み阻害薬（SSRI）　226
前立腺
　—— 生検　23
　—— 特異抗原（PSA）　22
前立腺がん　24
　—— スクリーニング　22

そ

早期緩和医療　250
早期鼓膜チューブ留置　171
早期重症敗血症（EGDT）　94, 98
早期分娩　161
早産リスク　161
ゾルピデム　232
ゾーンダイエット　9, 10

た

退院時の医療連携　241
大うつ病の診断基準, DSM-Ⅲ-R の　223
単胎妊娠　156

ち

致死性冠動脈性心疾患　43
致死性心筋梗塞　18
チメロサール　189
注意欠陥多動性障害(ADHD)　181
　—— 混合型, DSM-Ⅳ の　181
　—— の小児の集学的治療　181
中耳滲出液　171
中心静脈圧(CVP)　95
中心静脈血酸素飽和度($ScvO_2$)　95
中性脂肪　66
直接服薬確認療法(DOT)　254
直腸診　23

て

帝王切開　1556
低カロリーウェイトウォッチャーダイエット
　9, 10
低血圧　120
低脂肪食　6, 7
ディスペプシア(胃腸症)　108
　—— へのステップアップ療法　108
　—— へのステップダウン療法　108
低炭水化物食　6
低タンパク食　6
低比重リポタンパク(LDL)　66
低リスク頭部外傷の小児　210
デキストロアンフェタミン　182
転移性非小細胞肺がん(NSCLC)　250
デンマーク国立研究財団　187
デンマーク国家健康委員会　188

と

糖質コルチコイド投与　161
透析導入　90
洞調律維持　51
糖尿病　2
　——, 2 型　2, 42, 70, 76
　—— 関連微小血管障害　4

　—— 発症予防プログラム　4
　—— 予防プログラム　2
頭部 CT 検査　210
頭部外傷
　—— 推測ルール　211
　—— の小児, 低リスク　210
動脈硬化　42
ドキサゾシン　44
鈍的頭部外傷　210

に

乳がん
　—— 関連死亡率　147
　——, 侵襲性　18
　—— スクリーニング　27
　—— スクリーニングガイドライン　30
乳腺腫瘍摘出術　145
乳房
　—— 温存療法　147
　—— 切除術　145
　—— 全切除術　147
入眠障害　231
ニュージーランド医学研究審議会　161
ニューヨーク心臓協会(NYHA)　60
　—— の(心機能分類)クラス　60, 80
認知行動療法　230
認知能力　172

の

脳卒中　18, 42, 130, 150, 201, 218
ノルトリプチリン　223
ノンストレストテスト　157

は

敗血症　94
　—— 性ショックの患者における輸血基準
　　103
　—— の早期目標指向型治療　94
肺塞栓症　18
パクリタキセル溶出性 TAXUS ステント　127
パフォーマンスステータス(PS)　250
半月板断裂　135

ひ

ヒアルロン酸　136

非がん性慢性疼痛　113
非小細胞肺がんに対する早期緩和医療　250
非心臓手術　120
非ステロイド性抗炎症薬(NSAIDs)　113, 136
ビソプロロール　62
非致死性心筋梗塞　18, 43, 201
ヒトパピローマウイルス(HPV)　32
　── -6　32
　── -11　32
　── -16　32
　── -18　32
　──ワクチン　32, 35
ヒドララジン　80
ヒドロクロロチアジド　44
ピーボディ絵画語彙検査(PPVT)　172
肥満
　──関連合併症　10
　──外科手術　10
　──治療手術　150
ピロリ菌検査　111

ふ

不安定狭心症　201
副腎皮質ステロイド　176
不整脈, 心室　38
ブデソニド　176
プライマリ・ケア　236
フレカイニド　38
プロゲスチン　19
プロジェクト RED(Reengineered Discharge)　241
プロスタグランジン　157
プロトンポンプ阻害薬　108

へ

平均動脈圧(MAP)　95
閉経後
　──女性　17
　──ホルモン療法　17
米国医療研究・品質調査機構(AHRQ)　84, 171, 194, 241, 245
　──の以前のガイドライン　174
米国インディアン医療サービス局(IHS)　2
米国家庭医学会(AAFP)　169, 174
米国がん協会(ACS)　30

米国教育省　181
米国胸部学会　256
米国高血圧合同委員会(JNC)　48
米国国立アレルギー感染病研究所　166
米国国立衛生研究所(NIH)　2, 12, 70, 84, 153, 200, 241
　──のガイドライン　163
米国国立がん研究所(NCI)　12, 145
米国国立関節炎・骨格筋・皮膚疾患研究所(NIAMS)　194
米国国立小児保健発達研究所　171
米国国立心肺血液研究所(NHLBI)　6, 12, 17, 38, 42, 51, 76, 241
　──の General Clinical Research Center Program　6
米国国立精神衛生研究所　181, 223, 229
米国産科婦人科学会(ACOG)　36
米国疾病管理予防センター(CDC)　2, 187
米国耳鼻咽喉科・頭頸部外科学会(AAO-HNS)　174
米国自閉症研究支援連合(NAAR)　187
米国消化器病学会　111
米国小児科学会(AAP)　169, 174
　──／米国家庭医学会(AAFP)のガイドライン　169
　──による小児 ADHD に関するガイドライン　184
米国心臓協会(AHA)　15
　──／米国脳卒中協会による 2011 年のガイドライン　132
米国腎臓財団(NKF)のガイドライン　92
米国心臓病学会／米国心臓協会(ACC／AHA)　202
米国退役軍人省(VA)　65
米国退役軍人省糖尿病試験(VADT)　78
米国疼痛学会　142
米国糖尿病学会　2
　──のガイドライン　202
米国東海岸がん臨床試験グループ(ECOG)　250
米国保健研究局　210
米国保健社会福祉者(HHS)　145
米国予防医学専門委員会(USPSTF)　15, 25, 30, 132
米国臨床試験センター　2

米国臨床腫瘍学会　250
　　── の Career Development Award　250
併用ホルモン療法　17
ペインスケール　114
ベタメタゾン　162
ヘモグロビン(Hb)　99
　　── A1c　70, 76
変形性膝関節症　135
　　── の症状スケール(WOMAC)　136
ヘンリーフォード・ヘルスシステム研究資金　94

ほ

房室ブロック　120
放射線療法　25
ホルモン併用療法　18, 19

ま

マクマスター全般改善度評価(OTE)質問票　61
麻疹, ムンプス, 風疹(MMR)のワクチン　187
慢性収縮性心不全　60
慢性腎臓病　90
慢性腰痛　139
マンモグラフィー　27

み・む

ミネソタ心不全質問票(MLHFQ)　61, 82

無症候性頸動脈狭窄症　130
無症状の糖尿病患者　200

め・も

メタボリック症候群　7
メチルフェニデート　182
メディカルホーム　236
　　──・モデル　236
メトプロロール　61, 121
　　──, 徐放性　60
メトホルミン　2, 71
メドロキシプロゲステロン酢酸エステル　18

燃え尽き度　238
モルヒネ徐放剤　114

や・よ

薬剤溶出性ステント(DES)　67
薬物療法　223, 229

腰痛の MRI 検査　194

り

リシノプリル　43
リズムコントロール　51, 52
利尿薬　60
　　──, サイアザイド系　42, 43
臨床的に重要な外傷性脳損傷(ci-TBIs)　210

れ・ろ・わ

レスキュー薬　114
レートコントロール　51, 52, 56

ロスバスタチン　48

ワルファリン　126

数字

2 型糖尿病　2, 42, 70, 76

ギリシャ文字

β 遮断薬　60, 73, 80, 120
　　──, 周術期　120

欧文索引

A

ACAS(Asymptomatic Carotid Atherosclerosis Study)試験　132
ACCOMPLISH(Avoiding Cardiovascular events through Combination therapy in Patients Living with Systolic Hypertension)試験　44
ACCORD(Action to Control Cardiovascular Risk in Diabetes)試験　76
　　── の主要結果のまとめ　77
ACST(Asymptomatic Carotid Surgery Trial)試験　130
　　── の主要結果のまとめ　132
active surveillance　25
acute respiratory distress syndrome(ARDS)　104
adenocarcinoma in situ(AIS)　32, 33
ADVANCE(Action in Diabetes and Vascular Disease: Preterax and Diamicron Modified-Release Controlled Evaluation)試験　78
AFFIRM(Atrial Fibrillation Follow-up Investigation of Rhythm Management)試験　51
　　── の主要結果のまとめ　53
Agency for Health Care Policy and Research のガイドライン　226
Agency for Healthcare Research and Quality(AHRQ)　84, 171, 194, 241, 245
　　── の以前のガイドライン　174
A-HeFT(African-American Heart Failure)試験　80
　　── の主要結果のまとめ　82
ALLHAT(Antihypertensive and Lipidlowering Treatment to Prevent Heart Attack Trial)試験　42
American Academy of Family Practice(AAFP)　169, 174
American Academy of Otolaryngology-Head and Neck Surgery(AAO-HNS)　174
American Academy of Pediatrics(AAP)　169, 174
　　── による小児 ADHD に関するガイドライン　184
　　──/American Academy of Family Practice(AAFP)のガイドライン　169
American Cancer Society(ACS)　30
American College of Cardiology/American Heart Association(ACC/AHA)　202
American College of Obstetricians and Gynecologists(ACOG)　36
American Diabetes Association　2
　　── のガイドライン　202
American Gastroenterological Association　111
American Heart Association(AHA)　15
　　──/American Stroke Association による 2011 年のガイドライン　132
American Pain Society　142
American Society of Clinical Oncology　250
　　── の Career Development Award　250
American Thoracic Society　256
angiotensin-converting enzyme(ACE)阻害薬　43, 60, 73, 80, 126
antiretroviral therapy(ART)　84
Apgar スコア　157, 162
ARISE(Australasian Resuscitation in Sepsis Evaluation)試験　98
Assessment of Quality of Life instrument(AQoL3)　92
Astellas Pharma 社　200
AstraZeneca 社　47, 60, 120, 150
attention-deficit/hyperactivity disorder(ADHD)　181
　　── 混合型, DSM-IV の　181

B

B-06 試験　145
　　── の主要結果のまとめ　147
bare metal stent(BMS)　67
BARI-2D(Bypass Angioplasty Revascularization Investigation 2 Diabetes)試験　67
bariatric surgery　150
Barry Sears　10
Barthel Index　219
Bayer 社　99
Beckman Coulter 社　22
benztropine　114
body mass index(BMI)　150, 153

Boehringer Ingelheim 社　218
Boston Scientific 社　125
Bristol-Myers Squibb 社　2
Bristol Myers-Squibb Medical Imaging 社　200

C

CAMIAT（Canadian Amiodarone Myocardial Infarction Arrhythmia Trial Investigators）試験　40
Canadian Institutes of Health Research　65, 135
Canadian 試験　27
carotid endarterectomy（CEA）　130
CAST（Cardiac Arrhythmia Suppression Trial）試験　38
　—— Ⅰ の主要結果のまとめ　40
　—— Ⅱ の主要結果のまとめ　40
CD（cluster of differentiation）4 値　84, 85
Cederroth 社　150
Centers for Disease Control and Prevention（CDC）　2, 187
central venous oxygen saturation（ScvO$_2$）　95
central venous pressure（CVP）　95
cervical intraepithelial neoplasia（CIN）　32, 33
Child Behavior Checklist（CBCL）　172
chlorthalidone　43
Christopher 試験　204
　—— の主要結果のまとめ　207
clinically important traumatic brain injuries（ci-TBIs）　210
CMPPT（Canadian Multicenter Post–Term Pregnancy Trial）試験　156
　—— の主要結果のまとめ　158
COMET（Carvedilol or Metoprolol European Trial）試験　62
computed tomography（CT）　204
　—— 検査, 頭部　210
coronary artery bypass grafting（CABG）　125
COURAGE（Clinical Outcomes Utilizing Revascularization and Aggressive Drug Evaluation）試験　65
　—— の主要結果のまとめ　67

C-reactive protein（CRP）　47

D

D-ダイマー　204
Danish National Board of Health　188
Danish National Research Foundation　187
DCCT（Diabetes Control and Complications Trial）試験　74
Department of Education　181
Department of Health and Human Services（HHS）　145
Detection of Ischemia in Asymptomatic Diabetics（DIAD）の主要結果のまとめ　202
Deyo-Diehl の患者満足度質問票　195
Diabetes Prevention Program　4
DIAD（Detection of Ischemia in Asymptomatic Diabetics）試験　200
DIAMOND（Dutch Study on Initial Management of Newly Diagnosed Dyspepsia）試験　108
　—— の主要結果のまとめ　110
directly observed therapy（DOT）　254
drug-eluting stent（DES）　67
DSM（Diagnostic and Statistical Manual of Mental Disorders）-Ⅳ の ADHD 混合型　181

E

early goal-directed therapy（EGDT）　94, 98
Eastern Cooperative Oncology Group（ECOG）　250
ECASS（European Cooperative Acute Stroke Study）Ⅲ 試験　218
　—— の主要結果のまとめ　220
ECST（European Carotid Study Trial）試験　132
EMIAT（European Myocardial Infarct Amiodarone Trial Investigators）試験　40
ENABLE（Educate Nurture Advise Before Life Ends）Ⅱ 試験　252
encainide　38
Europe Against Cancer　22
European Randomized Study of Screening for Prostate Cancer（ERSPC）　22
European Union（EU）　22

F

fractional flow reserve(FFR) 67
Functional Assessment of Cancer Therapy -Lung(FACT-L) 251
FUTURE(Females United to Unilaterally Reduce Endo / Ectocervical Disease)
—— Ⅰ試験 35
—— Ⅱ試験 32
—— Ⅱ試験の主要結果のまとめ 34

G

gastric banding 151
General Clinical Research Center Program 2
Glasgow Outcome Scale 219
global disability scale 219
glomerular filtration rate(GFR) 90
glycemic index(GI) 7
Göteborg 試験 28
Group Health Cooperative 236
Group Health Permanente medical group 236

H

H_2 受容体拮抗薬 108
Hamilton Rating Scale-Depression(HRS-D) 223
Healthcare Effectiveness Information Set (HEDIS) 238
Health Insurance Plan 試験 27
hemoglobin(Hb) 99
—— A1c 70, 76
Henry Ford Health Systems Funds for Research 94
HERS(Heart and Estrogen / Progestin Replacement Study)試験 19
high-density lipoprotein(HDL) 42, 66
Hoffmann-La Roche 社 150
Hospital Anxiety and Depression scale 251
HPTN(HIV Prevention Trials Network)052 試験 87
human immunodeficiency virus(HIV)感染 84
human pappilomavirus(HPV) 32
—— -6 32
—— -11 32
—— -16 32
—— -18 32
—— ワクチン 32, 35

I

IDEAL(Initiating Dialysis Early and Late)試験 90
—— の主要結果のまとめ 92
Indian Health Service(IHS) 2
International Antiviral Society-USA Panel (IAS-USA)が発表した 2012 年のガイドライン 87

J

Joint National Committee on Prevention, Detection, Evaluation, and Treatment of High Blood Pressure(JNC) 48
JUPITER(Justification for the Use of Statins in Prevention: an Intervention Trial Evaluating Rosuvastatin)試験 47
—— の主要結果のまとめ 49

L・M

low-density lipoprotein(LDL) 66

magnetic resonance imaging(MRI)検査, 腰痛の 194
Malmö 試験 27
McCarthy Scales of Children's Abilities (MSCA：McCarthy 知能発達検査) 172
McMaster Overall Treatment Evaluation (OTE)質問票 61
mean arterial pressure(MAP) 95
measles, mumps, rubella(MMR)のワクチン 187
Medical Outcomes Study 36-Item Short Form Survey(SF-36) 195
Medical Research Council of Canada 99, 113, 156
Medical Research Council of New Zealand 161
Medical Research Council of the United Kingdom(MRC) 70, 130, 139

─── 脊椎固定術試験　139
Merck 社　32
MERIT-HF(Metoprolol CR / XL Randomised Intervention Trial in Congestive Heart Failure)試験　60
　───の主要結果のまとめ　62
Minnesota Living with Heart Failure Questionnaire(MLHFQ)　61, 82
modified Rankin scale　219, 220
modified Wells criteria　204, 205
MS Contin®　114
MTA(Multimodal Treatment Study of Children with Attention Deficit / Hyperactivity Disorder)試験　181
　───の主要結果のまとめ　183
Multidimensional Anxiety Scale for Children(MASC)　183

N

NA-ACCORD(North American AIDS Cohort Collaboration on Research and Design)試験　84
NASCET(North American Symptomatic Carotid Endarterectomy Trial)試験　132
National Alliance for Autism Research(NAAR)　187
National Asthma Education and Prevention Program ガイドライン　177
National Cancer Institute(NCI)　12, 145
National Heart, Lung, and Blood Institute(NHLBI)　6, 12, 17, 38, 42, 51, 76, 241
　───の General Clinical Research Center Program　6
National Institute for Child Health and Human Development　171
National Institute of Allergy and Infectious Diseases　166
National Institute of Arthritis and Musculoskeletal and Skin Diseases(NIAMS)　194
National Institute of Mental Health　181, 223, 229
National Institutes of Health(NIH)　2, 12, 70, 84, 153, 200, 241
　───のガイドライン　163
National Institutes of Health Stroke Scale　219
National Kidney Foundation(NKF)のガイドライン　92
Netherlands Heart Foundation　56
Netherlands Organization for Health and Research Development(ZonMW)　108
New York Heart Association(NYHA)　60
　───の(心機能分類)クラス　60, 80
NitroMed 社　80
nonprofit International Society for Peritoneal Dialysis(ISPD)　90
non-small-cell lung cancer(NSCLC)　250
nonsteroidal anti-inflammatory drugs(NSAIDs)　113, 136

O・P

Ornish diet　10
Oswestry low back pain disability index　140

pantoprazole　109
Pap(Papanicolaou)テスト　33
Parenting Stress Index Short Form(PSI / SF)　172
Parke-Davis　2
Patient Health Questionnaire-9(PHQ-9)　251
Patient Satisfaction Questionnaire　195
Patricia 試験　35
Peabody Picture Vocabulary Test(PPVT)　172
Pediatric Emergency Care Applied Research Network(PECARN)　210
percutaneous coronary intervention(PCI)　65, 125
performance status(PS)　250
Physician's Health Study　12
　───の主な所見　14
PIOPED(Prospective Investigation of Pulmonary Embolism Diagnosis)
　───Ⅰ試験　207
　───Ⅱ試験　207
POISE(Perioperative Ischemic Evaluation)試験　120
　───の主要結果のまとめ　122
ProCESS　98

prostate-specific antigen(PSA) 22
Purdue Frederick 社 113

Q・R

quality of life(QOL)スコア 92
—— スケール(Short Form-36) 136

RACE(Rate Control versus Electrical cardioversion for persistent atrial fibrillation)II 試験 56
—— II の主要結果のまとめ 58
respiratory distress syndrome(RDS), 新生児の 161
Robert Atkins 10
Roland-Morris 質問票 23 項目修正版 195
Roland-Morris Back Pain Disability Scale 195
Rowan Chlebowski 18

S

selective serotonin reuptake inhibitor(SSRI) 226
Short Form-36(SF-36) 136, 140
sickness impact profile(SIP) 116
Sleep Impairment Index 231
SMART(Strategies for Management of Antiretroviral Therapy)試験 87
Social Skills Rating System(SSRS) 183
SOS(Swedish Obese Subjects Study)試験 150, 152
START(Inhaled Steroid Treatment As Regular Therapy in Early Asthma)試験 176
STICH(Surgical Treatment for Ischemic Heart Failure)試験 67
Stockholm 試験 28
Swanson, Nolan and Pelham questionnaire (SNAP) 183
Swedish Research Council 150
Symptom Checklist-90(SCL-90) 116
SYNTAX(Synergy between Percutaneous Coronary Intervention with Taxus and Cardiac Surgery)
—— 試験 125
—— スコア 127
—— の主要結果のまとめ 127

systemic inflammatory response syndrome (SIRS) 94
—— の基準 94

T

temazepam 230
transient cerebral ischemia(TIA) 130
TRICC(Transfusion Requirements in Critical Care)試験 99
—— の主要結果のまとめ 101
TRISS(Transfusion Requirements in Septic Shock) 103
Two-County 試験 27, 29

U

UKPDS(United Kingdom Prospective Diabetes Study)試験 70
—— の主要結果のまとめ 72
United Kingdom age 試験 28
United States Department of Veterans Affairs 65
United States Health Resources and Services Administration 210
United States Preventive Services Task Force(USPSTF) 15, 25, 30, 132

V

VA(Veteran's Affairs)研究 132
VADT(Veteran's Affairs Diabetes Trial)試験 78
V-HeFT(Vasodilator Heart Failure Trial)
—— I 試験 82
—— II 試験 82

W

Weatherby Healthcare Resuscitation Fellowship 94
Wechsler Individual Achievement Test (WIAT) 183
Weight Watcher diet 10
Western Ontario and McMaster Universities Osteoarthritis Index(WOMAC) 136
Women's Health Initiative(WHI) 17
Women's Health Study 12
—— の主な所見 14

■表紙・扉装丁・イラスト：ソルティフロッグ デザインスタジオ(サトウヒロシ)

医師として知らなければ恥ずかしい 50 の臨床研究

定価：本体 3,500 円＋税

2015 年 11 月 25 日発行　第 1 版第 1 刷 ©
2016 年 1 月 21 日発行　第 1 版第 2 刷

編　者　マイケル ホックマン

訳　者　谷口　俊文
　　　　たにぐち　としぶみ

発行者　株式会社 メディカル・サイエンス・インターナショナル
　　代表取締役　若松　博
　　東京都文京区本郷 1-28-36
　　郵便番号 113-0033　電話(03)5804-6050　　　　印刷：日本制作センター

ISBN 978-4-89592-833-5　C 3047

本書の複製権・翻訳権・上映権・譲渡権・公衆送信権（送信可能化権を含む）は（株）メディカル・サイエンス・インターナショナルが保有します。
本書を無断で複製する行為（複写，スキャン，デジタルデータ化など）は，「私的使用のための複製」など著作権法上の限られた例外を除き禁じられています．大学，病院，診療所，企業などにおいて，業務上使用する目的（診療，研究活動を含む）で上記の行為を行うことは，その使用範囲が内部的であっても，私的使用には該当せず，違法です．また私的使用に該当する場合であっても，代行業者等の第三者に依頼して上記の行為を行うことは違法となります．

JCOPY 〈(社)出版者著作権管理機構　委託出版物〉
本書の無断複写は著作権法上での例外を除き禁じられています．
複写される場合は，そのつど事前に，(社)出版者著作権管理機構
（電話 03-3513-6969，FAX 03-3513-6979，info@jcopy.or.jp）
の許諾を得てください．